Leben Sie sich schlank!

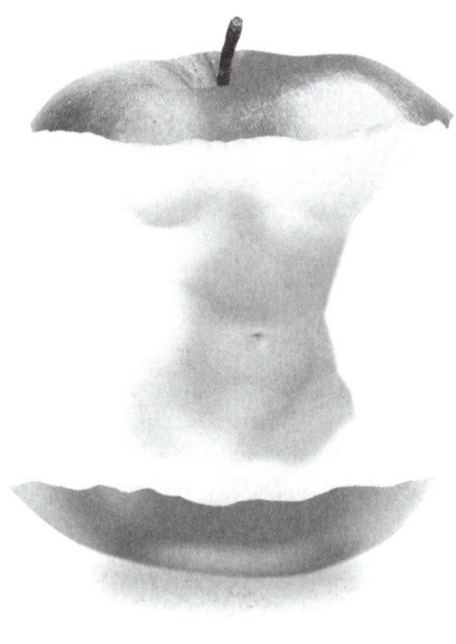

Erfolgreiche Strategien für Singles, 50 plus, Familienmanager, Mütter, Berufstätige

Verein für Konsumenteninformation

Herausgeber
Verein für Konsumenteninformation (VKI)
Mariahilfer Straße 81
A-1060 Wien
Telefon: (01) 588 770
Telefax: (01) 588 77 73
E-Mail: konsument@vki.or.at
Internet: www.konsument.at

Geschäftsführung
Dr. Claudia Feichtinger
Dr. Martin Prohaska

Autorinnen
Mag. Angela Mörixbauer
Dr. Ulrike Müller-Kaspar
Barbara Stöckl

Lektorat
Dr. Elisabeth Spanlang

Fachberatung
Mag. Birgit Beck

Produktion
Josef Wolf
Kurt Paulitsch (DTP)

Grafische Gestaltung, Illustrationen und Umschlag
Erwin Haberl

Druck
Typo Druck Sares GmbH
1190 Wien

Einzelbestellung
Verein für Konsumenteninformation
Mariahilfer Straße 81
A-1060 Wien
Telefon: (01) 588 774
Telefax: (01) 588 77 72
E-Mail: hpitsch@vki.or.at

Stand
September 2003

ISBN 3-902273-18-6
€ 22,–

LIEBE LESERIN, LIEBER LESER!

Egal, welche Jahreszeit gerade herrscht: Die Auslagen der Buchhandlungen sind voll mit Diät- und Fitnessbüchern. Gleichzeitig verkünden Tages- und Frauenzeitungen regelmäßig die besten Tipps und Tricks zum Abnehmen. Angesichts dieser Situation sollten wir eigentlich ein Volk der Schlanken und Fitten sein und das Wort Winterspeck ebenso wenig kennen wie das Wort Fettsucht (Adipositas).

Das Gegenteil ist der Fall. Die Zahl der Menschen mit Übergewicht steigt, die Zahl der Menschen mit Essstörungen ebenso, und das einzige, was für die meisten Abnehmbereiten bei Frühjahrs- und anderen Kuren herauskommt, ist der berühmte Jo-Jo-Effekt: fünf Kilos runter, sieben wieder rauf. Das muss nicht so sein.

In den letzten Jahren hat die Ernährungswissenschaft große Fortschritte gemacht. Galt das Abnehmen früher als „eine reine Frage der Disziplin“ – und dem entsprechend jeder, der sein Gewicht nicht dauerhaft in den Griff bekam, als undisziplinierter Versager –, so wird es heute als ein komplexer Veränderungsprozess verstanden, der unsere Essgewohnheiten, Bewegungsgewohnheiten und unser gesamtes Wertesystem umfasst. Statt Crashkuren nach dem Motto „Fünf Kilo in 14 Tagen“ empfehlen Fachleute heute, nicht mehr als ein halbes bis ein Kilo pro Woche abzunehmen.

Stand früher der vorübergehende Verzicht im Vordergrund – der unweigerlich mit der Freude einherging, nach der Diät endlich all das wieder essen zu können, was man hatte entbehren müssen –, so ist die ideale „Diät“ jetzt eine langfristige Ernährungs-, ja Lebensumstellung, in der der Satz „Ich darf dieses oder jenes nicht essen“ durch den Satz „Ich möchte stattdessen lieber dieses oder jenes essen“ abgelöst wird.

Immer weniger geht es ums Essen allein. Eine gesunde Lebensweise schließt Freude an der Bewegung ein, und Liköre und Pralinees als Verlegenheitsgeschenk werden immer mehr von Gutscheinen für Wellness-Ressorts, Fitnesscenter und Sportgeschäfte abgelöst. Bewegte, bunte Zeiten sind es, die heute jedem bevorstehen, der sich daranmacht, seinen Körper in Schwung zu versetzen. Lassen Sie sich auf das Experiment ein! Dieses Buch hilft Ihnen dabei.

So lesen Sie dieses Buch

Angesichts der Fülle an Diät- und Schlankheitsratgebern stellt sich die Frage: Warum gibt gerade der Verein für Konsumenteninformation (VKI) ein Buch übers Abnehmen heraus? Die Antwort ist ebenso einfach wie ernüchternd. Beim letzten großen „Konsument"-Test von 80 Diäten im Vergleich hat sich gezeigt, dass längst überholte Konzepte immer noch in rauen Mengen in vielen Büchern herumgeistern und dass so manche unsinnige, ja gesundheitsschädliche Anleitung zum Abnehmen zu den meistverkauften Diätratgebern gehört – und dass der Konsument Gefahr läuft, angesichts der Fülle des Angebots mit immer ähnlicher werdenden Titeln und Aufmachungen den Überblick zu verlieren.

Keine Diät

Was dieses Buch will, ist leicht erklärt: Es ist keine konkrete Anleitung für eine Diät, nach der Sie kochen und Sport treiben können. Stattdessen finden Sie hier eine Zusammenstellung von all dem, was wir tatsächlich empfehlen – und warum: Verhaltensänderungen, Ernährungsweisen, Bewegung, neue Vorlieben – ein umfassendes Programm zur Selbstveränderung. Praktisch und zum Mitarbeiten. Und ohne erhobenen Zeigefinger. Denn wer ein Gewichtsproblem hat, hat in seinem Leben vielleicht schon viel zu viele erhobene Zeigefinger erlebt.

In unserem Ratgeber „Leben Sie sich schlank" finden Sie zum einen amüsante Schilderungen von Barbara Stöckl, die uns verrät, wie sie es geschafft hat, so manches Kilo zu verlieren.

Sie finden daneben aber auch viele verschiedene Textkästen. Einige berichten von Menschen „wie du und ich", denen es gelungen ist, ihr Leben erfolgreich umzukrempeln.

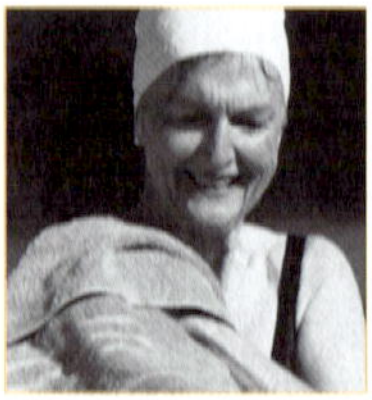

Da ist **Erna K.**, die Pensionistin, die nichts wegwerfen konnte und auch keine Lust mehr hatte, für sich allein zu kochen. Um wieder auf Touren zu kommen, beschloss Sie, mehr Bewegung in ihren Alltag einzubauen.

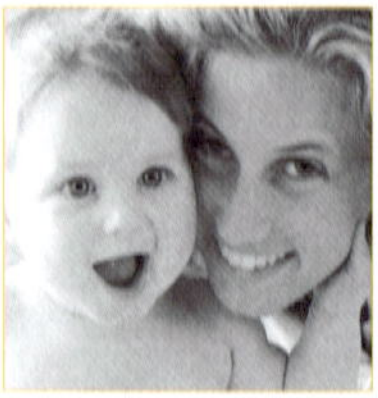

Da ist **Karin S.**, die junge Mutter, die vor lauter Fürsorge für ihr Kind völlig auf sich selbst vergaß und deren Körper allmählich aus den Fugen zu geraten drohte.

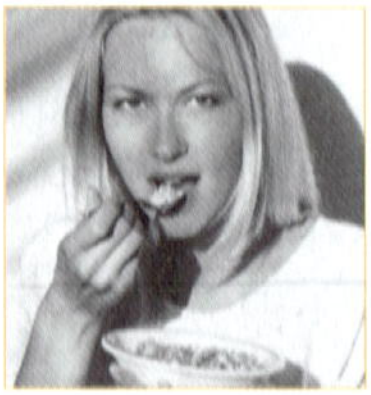

Da ist **Sabine M.**, die sich von fremden Schönheitsidealen leiten ließ und so unzufrieden mit ihrem Körper war, dass sie Gefahr lief, in die Magersucht abzurutschen.

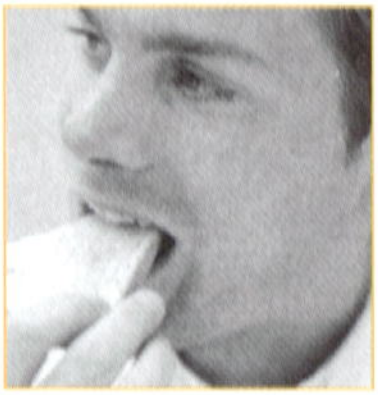

Da ist **Gerhard A.**, dem es in der Kantine und bei seiner Frau einfach viel zu gut schmeckte und der erst lernen musste, dass (Selbst-)Veränderungsprozesse nicht auf Knopfdruck funktionieren.

Viel Information

Andere Kästen enthalten Wissenswertes zum Thema Ernährung, Bewegung und Verhaltensänderung. Sie wurden von unseren Fachleuten zusammengestellt. Wenn Sie es nicht so genau wissen wollen, überspringen Sie diese Passagen einfach. Wenn Sie aber genauer wissen wollen, was hinter so manchen Schlagworten aus Diätratgebern steckt, finden Sie hier die Antwort.

Daneben gibt es noch Kästen mit Tipps, die die Sache mit dem Abnehmen kurz und knapp auf den Punkt bringen. Leitsätze, die Sie in Ihrem neuen Leben beherzigen sollten. Außerdem: Arbeitsaufgaben, die wir Ihnen ans Herz legen – sie können Ihnen bei Ihrem Veränderungsprozess wertvolle Hilfen sein. Und bei welchen Beratungsstellen Sie sich in ganz Österreich Hilfe holen können, wenn Sie fachmännische Unterstützung brauchen.

Dann gibt es da noch den eigentlichen Text. Er enthält vor allem Anregungen, wie Sie Ihr Leben umkrempeln können, damit Ihr nächster Versuch abzuspecken auch Ihr letzter wird. Hinter allem steckt die Überzeugung, dass das möglich ist – sofern Sie wirklich ehrlich zu sich selbst sind, sofern Sie sich bewusst werden, welche Aufgaben Ihr Speck für Sie erfüllt und warum Sie bisher mehr und anderes gegessen haben, als Sie eigentlich wollten, und sofern Sie bereit sind, Ihr Leben grundsätzlich zu verändern. Wenn Sie mit der richtigen Einstellung, viel Geduld und mindestens ebenso viel Selbstliebe an die Sache herangehen, steht Ihrem Erfolg eigentlich nichts im Wege.

Viel Spaß beim Lesen und viel Erfolg beim Start
in Ihr neues Leben nach dem Speck!

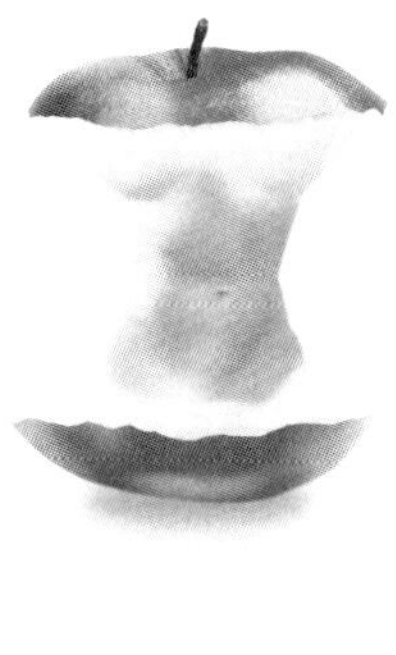

63 Die Durchführung

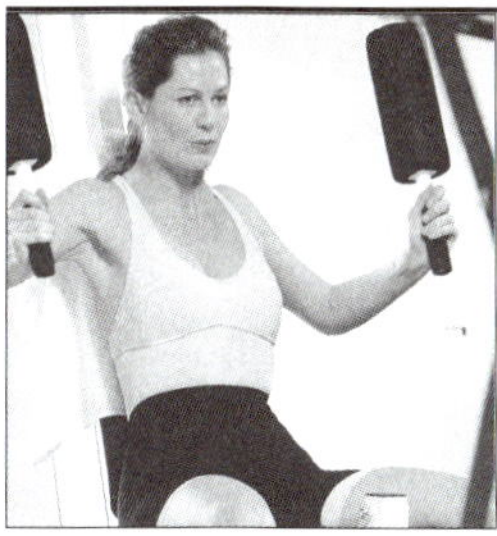

185 Service

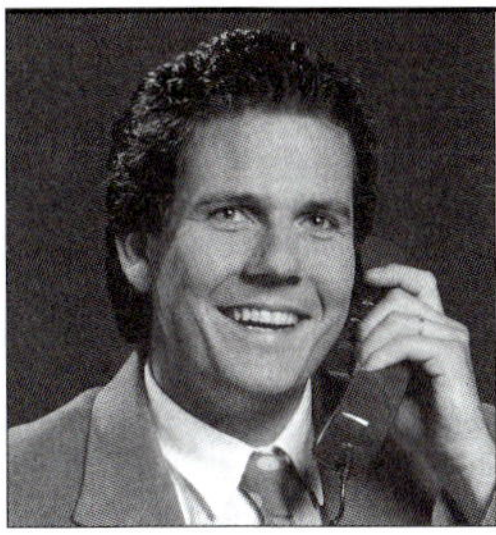

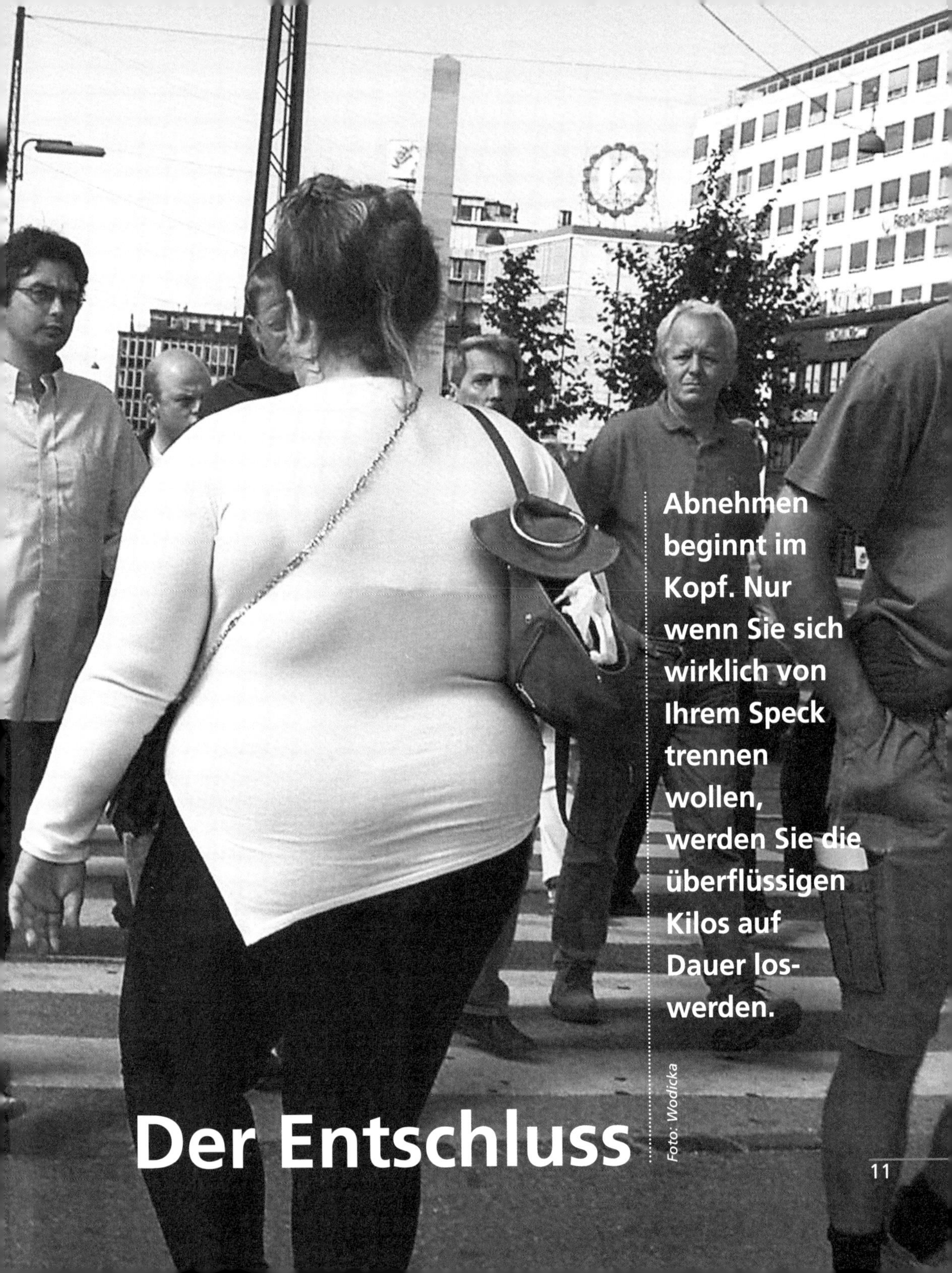

Der Entschluss

Abnehmen beginnt im Kopf. Nur wenn Sie sich wirklich von Ihrem Speck trennen wollen, werden Sie die überflüssigen Kilos auf Dauer loswerden.

Foto: Wodicka

Die Diätlüge

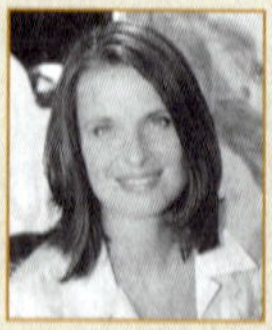

Am beliebtesten ist – auch bei mir – die „Morgendiät". Dieses Diätgeheimnis ist Ihnen bestimmt vertraut: ... MORGEN, da beginne ich mit der Diät!

Boulevardmagazine, Frauenzeitschriften, Bücher und Broschüren – alle sind sie voll mit den neuesten Diättrends. Die „Sommer-Diät" für die Bikini-Figur verspricht uns, dass die Kilos in nur fünf Tagen purzeln. Die „Trennkost-Diät" verlangt von uns doch allen Ernstes, dass es zum mageren Putenfilet keine Petersilienkartoffeln mehr geben soll! Die „Blutgruppen-Diät" war mir schon immer zu kompliziert, denn die Lebensmittel, die meiner Blutgruppe zugeordnet wurden, mag ich nicht. Die „Kreta-Diät" klingt da schon sympathischer, die „Vollmond-Diät" ist mehr was für Esoterikfreaks, die „Atkins-Diät" für das Raubtier im Menschen, die „Pasta-Diät" – bis einem die Spaghetti bei den Ohren rauswachsen, die „Ananas-Diät" für Liebhaber exotischer Früchte, die „F. X. Mayr Kur" lässt einen zur Entschlackung nur Semmeln essen und Milch trinken, dann gibt es da noch all diese Ballaststoffe und Spezialdrinks, die im Magen aufquellen sollen, auf dass man nie wieder ein Hungergefühl verspürt... Kurzum: Wir kennen sie alle! Und, Hand aufs Herz, wir wissen doch auch alle, was wir davon zu halten haben, oder? Ich kann mich an meine allererste Diät ehrlich gesagt

Fett statt fit

Gewichtszunahme: Nur gelegentlich erwünscht.

Kennen Sie das: Die Lieblingshose zwickt? Sich zu bücken fällt Ihnen mit einem Male schwer? Nach dem Treppensteigen keuchen Sie wie nach einer Bergbesteigung? Ihr Spiegelbild zeigt hängende Wangen? Die Waage verkündet Schreckliches oder ist zweifellos kaputt? Der Sitz im Flugzeug ist noch enger als im vorigen Jahr? Ihr Arzt macht Ihnen Vorhaltungen? Diese Symptome lassen nur einen Schluss zu: Sie sind dicker geworden.

Darauf können Sie auf drei Arten reagieren. Sie können sich darüber freuen. Weil Sie vorher ohnehin zu dünn waren. Weil Ihr Partner oder Ihr soziales Umfeld „Fat is beautiful" predigt. Weil Sie sich mollig einfach wohler fühlen. Das ist Ihr gutes

gar nicht mehr erinnern, aber irgendwie, scheinbar über Nacht, ist man dann dabei, beim Club der Diätinteressierten. Jedes neue Diätgeheimnis wird zunächst gehütet wie ein Schatz, um es einmal selbst auszuprobieren und es erst danach Kollegen und Freunden weiterzugeben. War ja doch nix…

Bei uns molligen Zeitgenossen haben diese zahlreichen Diätversuche ja fast schon einen gewissen Unterhaltungscharakter: Wir würden ja sooooo gerne, aber wenn's nicht geht, macht's auch nichts! Worüber würden wir uns denn morgens in der Büro-Küche mit den Kolleginnen unterhalten, wenn es nicht irgendeine neue, diesmal ultimativ wirksame Diätmethode gäbe? Wichtig scheint mir allerdings, dass das Augenzwinkern immer mit dabei ist! Die Kilo zu viel sollten niemals zum tatsächlichen Stress werden, zum psychischen Druck, irgendwem, irgendwie gefallen zu müssen! Wenn das Übergewicht gesundheitsgefährdende Ausmaße angenommen hat, sieht die Sache allerdings schon etwas anders aus! Dann ist es ein Gebot der Vernunft und der Verantwortung, rechtzeitig auf die Essbremse zu steigen, bevor Herzerkrankungen, Kreuzschmerzen, Gicht oder Diabetes rufen!

Aber für die breite Masse der „5 bis 10 Kilo zu viel"-Damen bleiben die zahlreichen Abnehmversuche auch ein willkommenes Unterhaltungselement! Für „Look of the Year"-Wettbewerbe sind wir ohnehin zu alt, also muss es ja auch nicht unbedingt Kleidergröße 36 oder 38 sein.

Ach so, warum es nicht klappt mit den Diäten … tun Sie nicht so, als wüssten Sie das nicht schon längst! Sie gehören doch zum Club der Eingeweihten, die wissen, dass „Jo-Jo" kein Kinderspiel, auch kein Com- ➜

Recht. (Allerdings: Warum lesen Sie dann dieses Buch?) Ihre Gewichtszunahme kann Sie auch kalt lassen. Auch das ist Ihr gutes Recht. (Aber auch dann werden Sie dieses Buch vermutlich nicht lesen.)

Übergewicht als Last.

Nein, Sie, unser Leser, unsere Leserin, stören sich an Ihrem Speck. Sie mögen Ihre Lieblingshose und wollen Sie auch weiterhin tragen. Sie bücken sich gern, wenn Sie mit Ihren Kindern oder Ihrem Enkel auf dem Boden spielen. Sie möchten auch weiterhin in Ihrer Wohnung im dritten Stock ohne Lift wohnen bleiben. Sie denken bei hängenden Wangen an Hamsterbäckchen und nicht an rund und rosig. Sie wollen nächstes Jahr wieder eine Flugreise unternehmen. Sie glauben Ihrer

→ putervirus ist! Alle Diäten funktionieren, irgendwie. Mit der nötigen Konsequenz und Hartnäckigkeit verliert man natürlich ein paar Kilo, wenn man einige Tage nur Ananas zu sich nimmt! Aber wollen Sie sich den Rest Ihres Lebens so ernähren?! Eben, und kaum stellen Sie Ihre Ernährung wieder um auf „normal", kennt sich der Körper gar nicht mehr aus, ist er doch die Diätnahrung gewöhnt – und schon schnellt der Zeiger auf der Waage nach oben! Aber wie!

Das ist also das Gemeine an allen sensationellen Diätmethoden: Die Versprechen, dabei Kilo zu verlieren, stimmen unter gewissen Umständen. Aber die ganze Wahrheit, dass nach Abschluss der Diät sich die Kilo wieder hartnäckig an den Hüften und sonstwo festsetzen, diese Wahrheit wird nicht verkündet. Genau genommen eignet sich eine Diät also niemals zum Abnehmen. Ich habe allerdings die Erfahrung gemacht, dass ein paar Tage Diät als „Einstieg" für eine Ernährungsumstellung sehr wohl geeignet sind. Man macht sich Gedanken darüber, was man essen soll, und alleine das kann schon ein wichtiger Schritt sein. Aber für eine richtige Ernährungsumstellung nutzt eine Diät nichts. Geben Sie sich also nicht der großen „Diätlüge" hin!

Besonders gemein stechen aber auch immer wieder ganzseitige Inserate ins Auge, die allerlei Wundermittel anpreisen, die es uns „jetzt endlich" ermöglichen, ohne Anstrengung schlank zu werden. Das Gute daran: Sie müssen an Ihrem Leben nichts verändern, Sie dürfen schlemmen wie bisher, täglich mehrere Portionen Cremetorte essen, auch Bewegung ist nicht nötig, Sie müssen nur die neuesten Algenprodukte, Schlankpillen, Diätpflaster, Schlankseifen, Abnehmbäder, Wundersohlen, Wickelbandagen, Fett-weg-Kapseln jetzt und gleich via Hotline bestellen – und alles wird gut! Allen diesen Methoden liegt eine

Eine Einnahmen-Ausgaben-Rechnung ist meist zu wenig.

Waage und auch Ihrem Arzt. Sie haben noch viel vor in Ihrem Leben und wollen dabei möglichst beweglich sein. Das ist Ihr gutes Recht.

Abnehmen, aber wie?

Sie ziehen die Konsequenz und fassen einen heroischen Entschluss. Er lautet: „Ich möchte abnehmen." Das ist für manche Menschen eine ganz rationale Einnahmen-Ausgaben-Rechnung.

- Was esse ich derzeit an einem Tag?
- Wieviel Energie verbrauche ich an einem Tag?
- Wie groß ist der Überschuss des Inputs?

Gemeinsamkeit zu Grunde: unser tiefer Glaube, vor allem aber die inständige Hoffnung, dass es solche Wunder geben möge! Mit jeder Methode, mit jedem Mittelchen wird diese Hoffnung aufs Neue genährt, denn wir wünschen uns doch alle so sehr, dass es das gibt. Auch wenn wir allzu gut wissen, dass dem nicht so ist. Die Firmen, die diese Produkte anbieten, leben wohl sehr gut von unserer Dummheit, und sie haben die Sicherheit, dass sich keine von uns beschweren wird, kaum jemand die bestellten Produkte zurückgibt – einfach aus Scham darüber, dabei ertappt zu werden, dass man daran geglaubt hat! Ich kann Sie trösten: Ich kenne keine diätwillige Frau, die nicht zumindest eines solcher Produkte schon ausprobiert hat, um es dann verstohlen zu entsorgen und sich mit den besten Freundinnen darüber zu amüsieren...

Also: Zum Amüsement sind diese Dinge vielleicht geeignet, doch sonst ist einfach nichts dahinter. Es ist schlichtweg schade ums Geld, denn allzu billig sind diese Dinge ja wirklich nicht. Das Bankkonto ist aber auch schon das einzige, was dabei abnimmt!

Es ist bedenklich genug, dass die zuständigen Behörden es immer noch nicht geschafft haben, zu verhindern, dass solche Firmen mit betrügerischen Methoden die Konsumenten an der Nase herumführen. Doch wenn's keiner mehr kauft, erübrigt sich dieses Problem!

Diätwunder gibt es schlichtweg keine, und die Diätlüge, die jedem von uns nach der Plage ein paar Kilo mehr beschert, die kennen wir doch auch schon allzu gut! Entweder Sie finden sich mit Ihrer Figur ab, so wie sie ist, auch wenn ein paar Kilo zu viel darauf sind, oder Sie gehen es richtig an. Ohne sich selbst zu belügen.

Sparen Sie täglich diese überschüssigen Kalorien ein oder verbrauchen Sie diese Menge an Kalorien täglich mehr, und Sie halten Ihr Gewicht. Sorgen Sie dafür, dass sich das Verhältnis ins Negative verkehrt, und Sie nehmen ab. Rein rechnerisch stimmt das. Und dennoch: Wenn alles so einfach wäre, bräuchten nicht gerade über das Abnehmen so viele Bücher geschrieben zu werden.

Abnehmen: Keine ganz einfache Sache.

Ob Sie mit diesem einfachen Rechenexempel auf Dauer Erfolg haben, hängt ganz von der Art Ihres Specks ab. Geht es um die klassischen zwei Kilo nach Weihnachten? Dann haben Sie die besten Aussichten. Überspringen Sie das Folgende und lesen Sie weiter *auf Seite 41*. Ist es bei Ihnen der Speck von vielen Jahren?

Dann müssen Sie klären:

- Woher kommt Ihr Speck? Ist er ein Kummerspeck? Frustspeck? Schutzpolster? Ist es vielleicht gestaute Wut? Ach, Mama kocht einfach so gut? Ich will meine Frau nicht enttäuschen? Ich bin daran gewöhnt, meinen Teller leer zu essen? Ich bin nach einer normalen Mahlzeit nicht satt und brauche erst mal ein Stück Brot? Ich esse eigentlich ständig, aber nie etwas Richtiges?
- Wozu haben Sie ihn gebraucht? Um mich dem Schönheitswettbewerb mit meiner attraktiven Schwester zu entziehen? Als Kältepolster beim Schwimmen? Ich weiß nicht – er hat sich langsam angesammelt? Das will ich gar nicht so genau wissen?
- Brauchen Sie ihn noch?
- Können Sie sich ein Leben ohne Ihren Speck vorstellen?

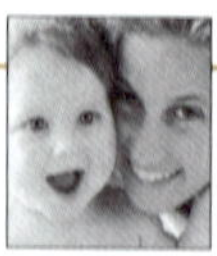

Mehr als nur Mutter

Karin S. stellte ihrer Ernährungsumstellung die Entscheidung voran, ohne schlechtes Gewissen auch noch etwas anderes sein zu dürfen als ausschließlich sorgende Mutter. Um sich diesen gesunden Egoismus gestatten zu können, half es ihr sich klar zu machen, dass etwas, was ihr selbst gut tut, letztendlich auch ihrem Kind wohl tun würde. Es hatte schließlich mehr von einer zufriedenen, ausgefüllten und ausgeglichenen Mutter. Erst als sie die Zeit, die sie sich selbst und ihren Bedürfnissen widmete, als ihr gutes Recht betrachten konnte, gelang es ihr, eine Ernährungsumstellung und ein sinnvolles Bewegungsprogramm konsequent in die Tat umzusetzen.

Seit der Geburt Ihres Kindes beschränkt sich die Aufmerksamkeit, die Sie Ihrem Körper und Ihrem Äußeren schenken, auf die beiden Katzenwäschen morgens und abends und auf das notdürftige Entfernen der Spuckflecken von Ihrer Kleidung? Der kritische Blick, den Sie dabei in den Spiegel werfen, zeigt nicht mehr das Abbild der Frau, die Sie vor der Schwangerschaft waren? Die Wahl Ihrer Kleidung folgt mittlerweile ausschließlich praktischen Überlegungen, zudem passen Ihnen Ihre schicken Kleider ohnehin nicht mehr? Und an den letzten Friseurbesuch können Sie sich nicht mal mehr erinnern?

Wenn Sie unzufrieden mit den Veränderungen Ihres Körpers sind und ernsthaft etwas dagegen unternehmen möchten, müssen Sie in einem ersten Schritt lernen, sich wieder bewusst als Frau und nicht nur als Mutter wahrzunehmen. Erst wenn Sie sich auch diese anderen Bereiche Ihres Lebens wieder zugestehen, werden konkrete Maßnahmen zur Gewichtsreduktion Erfolg haben können.

Speck hat viele Funktionen

Wenn Sie sich ein Leben ohne Ihren Speck kaum vorstellen können, weil Sie ihn aus irgendeinem Grund noch brauchen, hat es überhaupt keinen Sinn, dass Sie jetzt direkt anfangen, Ihren Fettpölsterchen zu Leibe zu rücken. Wenn Ihr Speck noch eine Funktion für Sie erfüllt, wird Ihr Körper, Ihr Unbewusstes, irgendetwas in Ihrem Leben unterschwellig dafür sorgen, dass er bald nach der Diät wieder zu Ihnen zurückkehrt. Dahin zu gelangen, dass Sie Ihren Speck wirklich nicht mehr brauchen, ist für manche eine Lebensaufgabe, es kann eine Therapie nötig machen – bei der es vordergründig gar nicht um Ihren Speck gehen muss.

Wer seinen Speck noch braucht, wird ihn auch nicht los.

Keine Sorge, dabei sind Sie in bester Gesellschaft. Das Feld der Funktionen, die Übergewicht für uns erfüllen kann, ist unendlich weit gesteckt. Nehmen Sie daher getrost Hilfe dabei in Anspruch, wenn Sie Ihrem Speck auf die Spur kommen wollen. Sprechen Sie mit FreundInnen darüber, wie sie Sie erleben – mit und ohne Speck. Fragen Sie Ihre Eltern, wann Sie begonnen haben, zuzunehmen. Schauen Sie in Ihr Fotoalbum: Wann waren Sie schlank, wann hatten Sie mehr Speck? Wie haben Sie sich damals gefühlt? Was hat den Unterschied ausgemacht? Sollten Sie allerdings vor einem finsteren Loch stehen oder einen blinden Fleck haben, wo es um Ihr Gewicht geht, nehmen Sie professionelle Hilfe in Anspruch.

Nehmen Sie diese Phase nicht auf die leichte Schulter. Der innere Abschied von Ihrem Speck ist ein wichtiger Teil der Vorbereitung Ihres künftigen Lebens. Ein Abschied ist immer etwas, das Zeit erfordert.

Der Abschied vom Übergewicht kann dauern.

Ihr Speck im Rückblick:

- Was war schön daran? Und was davon hatte mit Ihrem Speck zu tun?
- Was möchten Sie davon nicht missen? Was davon hatte mit Ihrem Speck zu tun?
- Woran möchten Sie am liebsten nie wieder erinnert werden? Was davon hatte mit Ihrem Speck zu tun?

Vielleicht werden Sie feststellen, dass das meiste in Ihrem Leben, was wichtig oder schön für Sie war, überhaupt nichts mit

Ihrem Speck zu tun hatte. Nehmen Sie diese Erfahrungen mit in Ihr „Leben nach dem Speck" und auch das Wissen: Ich muss Freude und Fröhlichkeit und Glücklichsein und Anerkennung nicht aufschieben, bis ich meinen Speck los bin. Ich muss nicht warten, bis ich schlank bin, um endlich das Leben zu leben, das ich mir erträume. Sie können dieses Leben jetzt leben. Egal ob mit oder ohne Ihren Speck. Fangen Sie sofort damit an. Machen Sie eine Liste von Dingen, auf die Sie sich in Ihrem Leben nach dem Speck freuen, und setzen Sie einen Punkt davon gleich heute um.

Glück und Anerkennung sind keine Frage einer schlanken Figur.

Wenn vieles in Ihrem Leben mit Ihrem Speck zu tun hatte, kann es sein, dass Ihnen etwas fehlt, wenn Ihr Speck weg ist. Stellen Sie sich die Frage: Worin unterscheidet sich mein Leben nach dem Speck von meinem bisherigen Leben?

Leben nach dem Speck:

- Nie wieder keuchen, wenn ich vor der Wohnungstür stehe.
- Nie wieder in den Übergrößenladen gehen (außer um mit der Verkäuferin zu plaudern).
- Nie wieder vor jedem Spiegel den Bauch einziehen.
- Nie wieder aus der Hose platzen.
- Nie wieder…

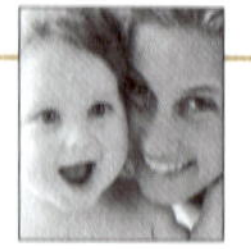

Abwechslung hilft

Sie können sich beim besten Willen nicht vorstellen, wie Sie zwischen Babybrei und Windelbergen auch nur fünf Minuten Zeit für sich und Ihren Körper finden sollen?
Dann stellen Sie sich doch einmal vor, was passieren wird, wenn Sie diese Zeit nicht finden.
Je länger Sie Ihre überflüssigen Kilos mit sich herumschleppen, desto hartnäckiger werden sie sich festsetzen – und vermutlich kommen auch noch welche hinzu. Karin S. entschied sich ein Jahr nach der Geburt ihres Kindes dafür, in ein Fitnessstudio zu gehen, in dem auch Gymnastik- und Tanzkurse angeboten wurden. Ein Bauchtanzkurs reizte sie ganz besonders. Zwei Abende in der Woche nahm sie sich dafür frei, ihr Mann passte währenddessen auf die Kleine auf. Nicht nur ihrer Figur tat die Bewegung gut, es war auch eine erholsame Erfahrung, nicht immer nur andere Mütter zu treffen beziehungsweise über etwas anderes plaudern zu können als über Erziehungsfragen und Kinderpflege. Die entspannenden Saunagänge nach dem Training trugen dazu bei, Abstand zu gewinnen und ein gutes Körpergefühl zu entwickeln.

Abschied von Übergrößen

Gönnen Sie sich ruhig einen Moment der Wehmut, etwa, wenn es um den Kontakt zu der netten Verkäuferin im Übergrößenladen geht (außerdem: Wer sagt, dass Sie ihre Kundin sein müssen, nur um sie zu treffen?).

Und feiern Sie Ihren letzten Tag mit dem Speck. Ausgiebig. Gehen Sie in ein Konzert oder machen Sie einen langen Spaziergang oder laden Sie Ihre liebsten FreundInnen ein oder … feiern Sie, wenn Ihnen danach zumute ist. Wenn Sie den Abschied von Ihrem bisherigen Leben allerdings lieber ganz im Stillen begehen und Ihre Freundinnen mit Ihrer neuen Figur lieber überraschen möchten, ist das auch in Ordnung. Schließlich trennen Sie sich ja nicht für Ihre Freundinnen von Ihrem Speck, sondern für sich. Nur: Extra noch etwas Speck draufladen, das sollten Sie jetzt nicht. Damit boykottieren Sie sich nur selbst.

Abschied von den Fettpölsterchen als Fest.

Und dann stellen Sie sich die Frage: „Bin ich bereit, jetzt mein neues Leben ohne überflüssigen Speck anzufangen?"

Und? Wie lautet Ihre Antwort? Ein freudiges JA? Dann los! Ran an den Speck! Wenn nicht, müssen Sie erst herausfinden, wozu Sie Ihren Speck noch brauchen, bevor Sie sich ans Abnehmen machen.

Welche Vorteile hat Ihr Speck für Sie?

Ihr Speck hat mit großer Wahrscheinlichkeit nicht nur Nachteile. Er bringt auch Vorteile mit sich. Vielleicht sind sie Ihnen bewusst, möglicherweise aber auch nicht.

Speck kann auch viele Vorteile haben.

Diese Fragen müssen Sie sich stellen:

- Wozu brauche ich meinen Speck?
- Wobei hilft er mir?
- Wovor bewahrt mich mein Speck?
- Welche Probleme löst mein Speck für mich?
- Wovon befreit mich mein Speck?

Solche Fragen mögen Ihnen provokativ erscheinen. Sie denken sich vielleicht: „So ein Schmarren! Ganz klar, dass meine

Fettwülste keine Vorteile haben, ich leide ja darunter!" Ihre Reaktion ist verständlich. Dennoch sollten Sie weiterlesen. Der eine oder andere Vorteil des Specks trifft bei genauerem Hinsehen möglicherweise auch auf Sie zu. Bevor Sie Ihr Übergewicht aufgeben, sollten Sie genau wissen, was Sie aufgeben.

Dazu einige Beispiele:

➲ Männliches Interesse. Ihr Speck bildet sozusagen eine Barriere und hält Ihnen die Männer „vom Leib". Er schafft Distanz zu Ihrer Umwelt, so dass Ihnen niemand zu nahe treten kann. Er hindert Sie daran, sich attraktiv zu fühlen, auszugehen und zu flirten. Wenn Sie bereits in einer Partnerschaft leben, haben Sie vielleicht unbewusst Angst, dass Sie auch noch anderen Männern gefallen könnten. Sie würden sich schlimmstenfalls sogar verführen lassen. Durch Ihren Speck haben Sie beim anderen Geschlecht aber weniger Chancen. So bleiben Ruhe und Sicherheit in Ihrem Beziehungsleben (zumindest in dieser Hinsicht).

Übergewicht als Schutzfunktion.

➲ Verletzungen und Kränkungen durch das andere Geschlecht. Sie lassen, wie oben beschrieben, erst gar niemanden an sich heran und verhindern eine körperliche Beziehung. Auf diese Art können Sie in Beziehungs- und Sexangelegenheiten nicht enttäuscht werden. Sie haben eine gute Ausrede, um dieses Risiko nicht eingehen zu müssen.

➲ Ihr Speck bewahrt Sie davor, eine andere Person zu enttäuschen. Möglicherweise ist Ihre Freundin, Ihre Mutter, Ihr Partner oder jemand anderer aus Ihrem nahen Umfeld ebenfalls übergewichtig und würde es als Niederlage empfinden, wenn Sie abnehmen und der- oder diejenige nicht. Diese Person könnte Ihnen vorwerfen, nicht „solidarisch" genug zu sein.

➲ Ihr Speck bewahrt Sie möglicherweise davor, anstrengenden Sport machen zu müssen. Weniger körperliche Leistungsfähigkeit schützt Sie so vor den exzessiven Bergtouren, die Ihr Partner am Wochenende so gerne macht.

➲ Ihr Speck schützt Sie vor falsch verstandener Aufmerksamkeit. Wenn Sie schlank wären, könnten Sie sich denken, dass Ihnen andere Männer oder Frauen nur wegen Ihres attraktiven Körpers Aufmerksamkeit entgegenbringen. So aber wissen Sie, dass die Zuneigung nicht von Äußerlichkeiten abhängt.

➲ Ihr Speck hilft Ihnen dabei, sich von anderen abzugrenzen. Gerade in Zeiten des Fitness- und Schlankheitswahns und extremer Schönheitsideale zeigen Sie den anderen: „Ihr könnt mich alle mal. Auf diesen Zug springe ich nicht auf!" Sie protestieren damit gegen diese Oberflächlichkeit.

➲ Der Vorteil Ihres Specks ist auch, dass Sie nichts verändern müssen. Sie können bequem so weiteressen. Sie müssen Ihr Bewegungspensum nicht erhöhen.

➲ Dicksein besetzen Sie möglicherweise mit vielen positiven Charaktereigenschaften: gemütlich, verständnisvoll, mütterlich, schützend, gewichtig oder Respekt einflößend, genießerisch.

Aufgabe:
Schreiben Sie auf, welche Vorteile Ihr Speck für Sie hat. Seien Sie ehrlich zu sich selbst. Wenn Sie fertig sind, hinterfragen Sie jeden einzelnen Punkt. Sind das für Sie tatsächlich Vorteile oder nur Ausreden, um einem ganz anderen Problem auszuweichen?

Speck als bequeme Ausrede.

Aufgabe:
Überlegen Sie sich andere Lösungsmöglichkeiten als das Dicksein. Zum Beispiel ein Seminar für autogenes Training zur Entspannung, ein Selbstverteidigungskurs zum Schutz vor unerwünschten Übergriffen, ein Gespräch mit einem Paartherapeuten, um Partnerschaftsprobleme zu klären oder einen Rhetorikkurs, um Ihr Auftreten gewichtiger zu gestalten. Wenn Sie Probleme haben, die Ihnen Angst machen, sollten Sie jedenfalls mit einem Fachmann oder einer Fachfrau darüber reden.

Welche Nachteile hat Ihr Speck für Sie?

Wenn Sie wissen, weshalb Sie etwas verändern möchten, ist Ihre Motivation größer, es zu tun. Wichtig ist, dass die Entscheidung abzunehmen, von Ihnen kommt und Sie nur für sich selbst abnehmen. Nicht weil es jemand anderer von Ihnen möchte.

Wahrscheinlich werden Ihnen als erstes die Gesundheitsrisiken einfallen: Erhöhtes Risiko für Herz-Kreislauf-Erkrankungen, Diabetes, Gelenkschäden usw. Dann kommen die

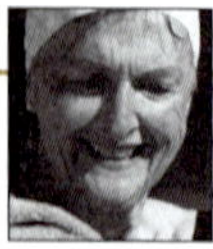

Die Last der Geschichte

Erna K. hatte einen Krieg miterlebt und erfahren, was es heißt, hungern zu müssen.
Seit dieser Zeit fühlte sie sich nur sicher, wenn sie genug Vorräte im Haus hatte. In ihrem Tiefkühlfach türmten sich Butterberge, im Keller hatte sie Regale voller Konserven.
Auch die Speckringe um Taille und Hüfte betrachtete sie als eine Art Depot für schlechtere Zeiten. Durch diese Erfahrung des Mangels war es ihr auch beinahe unmöglich, etwas Essbares wegzuwerfen. Teller und Töpfe leerte sie immer bis auf den letzten Rest, unabhängig davon, ob sie bereits satt war oder nicht. Wenn sie abnehmen wollte, musste sie diese Gewohnheit ablegen, das war ihr klar. Sie unternahm einige Versuche, die Reste eines halbleeren Tellers in den Müll zu kratzen. Die Überwindung, die sie das kostete, machte ihr aber schnell deutlich, dass sie sich in dieser Hinsicht wohl nicht mehr ändern würde. Sie ging also dazu über, nur noch kleine Portionen zuzubereiten, jeweils nur noch so viel, wie sie auch wirklich pro Mahlzeit essen würde. Übrig gebliebene Kartoffeln oder Reis bewahrte sie bis zum nächsten Tag im Kühlschrank auf und verwendete sie für ein neues Gericht. Ihre Vorratshaltung gab sie zwar nicht auf, aber sie änderte einige Dinge. Statt neuer Butter kaufte sie nun Olivenöl, Weißmehl wurde zumindest zur Hälfte durch Vollkornmehl ersetzt und die Würstchen in Gläsern durch Tiefkühlgemüse.

schlechteren Chancen im Beruf, das schlechte Vorbild für Ihre Kinder, die verstohlenen Blicke von Fremden im Bus, weil Sie mehr als einen Sitz benötigen. Vielleicht schämen Sie sich auch, wenn Ihnen jemand über den Rücken streichen möchte und dabei Ihre Speckröllchen spüren würde. Klassisch ist der Nachteil, dass Sie Schuhe nicht mehr im Stehen zubinden können. Viele Übergewichtige wollen auch nicht mehr in die Sauna gehen. Ganz zu schweigen von genussvollem Sex, weil Sie sich vor Ihrem Partner schämen. Und da gibt es sicherlich noch vieles mehr, das Sie an Ihrem Speck stört, oder?

Aufgabe:
Schreiben Sie auf, welche Nachteile Ihr Speck für Sie hat.

Essen und seine Funktionen

Essen dient nicht nur dazu, Ihren Hunger zu stillen. In unseren Breiten ist es sogar so, dass die wenigsten Menschen wirklich oft Hunger verspüren (müssen). Meist ist es eher Appetit, der für

Hunger gehalten wird. Abgesehen davon erfüllt Essen noch einige andere Funktionen. Diese können Ihnen bewusst sein oder auch nicht. Meist sind sie im Unbewussten verankert.

Das kann Essen (und Trinken) sein:
- Belohnung,
- Trost,
- Erziehungsmittel,
- Entspannungsmethode,
- Frustbekämpfung,
- Gewohnheit.

Beispiele:

➲ Sie haben einen anstrengenden Tag hinter sich und eine lange hinausgeschobene Aufgabe endlich erledigt. Jetzt haben Sie sich das leckere Backhenderl beim Wirt um die Ecke aber redlich verdient!

➲ Erst wenn der Vormittagsputz erledigt ist, gibt es die Tasse Kaffee und das übrig gebliebene Kuchenstück von gestern. Als Belohnung!

➲ Als Sie noch zur Schule gingen, gab es für jeden Einser in Rechnen eine Tafel Schokolade: „Die hast du dir verdient!"

➲ Ihre Kollegin klopft an Ihre Bürotür, um Sie zum Mittagessen abzuholen. Sie überlegen nicht, ob Sie gerade hungrig sind. Schließlich ist jeden Tag um 12 Uhr Mittagessen mit den Kolleginnen angesagt.

➲ „So eine Frechheit!! Der wird mich noch kennen lernen!" Ihr Vorgesetzter hat Sie soeben zu Unrecht gerügt und Ihnen vor dem Wochenende noch eine Zusatzaufgabe zu erledigen gegeben. Vor lauter Frust greifen Sie wieder und immer wieder in das Chips-Sackerl, das Sie in der Schreibtischlade liegen haben. Mit jedem Bissen und dem damit verbundenen Knackgeräusch wird – wenn schon nicht die Arbeit – zumindest Ihr Ärger wieder etwas weniger.

➲ Heute Abend besucht Sie seit langem wieder einmal Ihre beste Freundin. Endlich Zeit und Ruhe, um nach Herzenslust Frauenthemen zu besprechen, die neuesten Witze auszupacken und in Erinnerungen zu schwelgen. Ihr Partner ist auf Ge-

Essen aus Hunger ist nur eine von vielen Möglichkeiten.

schäftsreise und die Kinder schlafen bei den Großeltern. Eine Stunde vor dem vereinbarten Treffen sagt Ihre Freundin ab, weil ihr Jüngster gerade sein Mittagessen im Badezimmer der Kanalisation übergibt. Große Enttäuschung! Dabei hatten Sie schon alles vorbereitet: eine leckere kalte Platte mit feinem Schinken, guten Käsesorten, bunten Gemüsesticks mit verschiedenen Dips und guten Rotwein dazu.

Emotionen machen Appetit.

Über die kalte Platte kommt nun eine Folie und sie verschwindet im Kühlschrank. Vor lauter Enttäuschung und zur Frustbekämpfung fallen Sie vor dem Fernseher ins Sofa und über die Familienpackung Chips her. Und weil der Liebesfilm so traurig endet und Sie ganz mitgenommen sind, müssen Sie sich danach noch mit den Schokokeks und einigen (natürlich klitzekleinen) Gläschen Eierlikör trösten.

> **! Bevor Sie essen fragen Sie sich, ob Sie wirklich Hunger haben oder Sie etwas anderes treibt.**

Kommen Ihnen einige dieser Situationen bekannt vor? Können Sie sich in die eine oder andere Person hineinversetzen? In allen diesen Fällen war nicht Hunger der Auslöser für das Essen, sondern verschiedenste Emotionen.

Was der Unterschied zwischen Hunger und Appetit ist? Wie Sie richtigen Hunger erkennen? Ganz einfach, beantworten Sie folgende Frage: Würden Sie eine Karotte ausgraben und sie am liebsten jetzt, sofort, roh und nur grob geputzt essen? Oder lechzen Sie nach dem cremigen Rahmgeschnetzelten Ihrer Schwiegermutter? Genau... Das ist der Unterschied!

Aufgabe:

Jede Mahlzeit in einer anderen Stimmung.

Schreiben Sie einige Tage lang genau auf, wann und wie oft Sie essen. Zu jeder Mahlzeit notieren Sie Ihre Stimmung. Sind Sie gerade im Stress? Ist es 17 Uhr und damit „Tea-Time"? Hatten Sie gerade eine Auseinandersetzung mit Ihrem pubertierenden Sohn? Haben Sie endlich, nach monatelangem Verschieben, Ihren Kleiderkasten ausgemustert, den Sack mit Textilien soeben dem Altkleider-Container überlassen und sich den verdienten Hamburger am Nachhauseweg gekauft?

Versuchen Sie, alles sofort zu notieren, damit die Stimmungen noch frisch und authentisch sind. Analysieren oder verändern Sie nichts. Beobachten Sie nur. Nach einer Woche sehen Sie Ihre gesammelten Eindrücke nochmal durch. Möglicherweise können Sie immer wiederkehrende Verhaltensweisen entdecken. Das Erkennen und Bewusstmachen ist der erste Schritt zur Veränderung!

Verhaltensweisen erkennen und bewusst machen.

Konkurrenz zum Essen

Erst wenn Sie für sich persönlich erkannt haben, was die häufigsten emotionellen Auslöser fürs Essen sind, können Sie daran etwas ändern (falls Sie das überhaupt wollen). Wichtig ist, dass Sie eine Alternative haben. Lediglich zu sagen: „Ich weiß, ich würde jetzt essen, weil ich meinen Ärger hinunterschlucken möchte, aber ich erkenne die Situation und werde daher nicht in das Chips-Sackerl greifen", führt Sie nicht zum Ziel. Sie benötigen eine Alternative für die Chips. Es ist eine Tatsache, dass Sie Ärger verspüren. Versuchen Sie, diesen mit anderen Methoden als mit Essen zu bekämpfen. Genauso verfahren Sie mit anderen Situationen.

Aufgaben:
Schreiben Sie auf einen Zettel alle Ideen, die Ihnen zu den hier folgenden Fragen einfallen. Alles außer Essen und Trinken ist erlaubt (sofern Sie dabei keine Gefahr für andere Leute darstellen).

Alternativen zum Essen finden.

Was sind für Sie persönlich kleine Belohnungen?
Beispiele: Ein gutes Buch lesen. Die beste Freundin anrufen. Mit dem Freund ins Kino gehen. Mit der kleinen Tochter das neue Brettspiel ausprobieren. Ihre Lieblings-CD auflegen. Die Tageszeitung in Ruhe lesen. Im Garten nachsehen, welche Rosen neu blühen. Einen Blumenstrauß für sich selbst kaufen...

Ärger rauslassen statt Essen reinfuttern!

Wie können Sie Ihrem Ärger Luft machen, was entspannt Sie?
Beispiele: Bewusst 10-mal ganz tief ein- und ausatmen. Einen Volkshochschulkurs über autogenes Training oder eine andere Entspannungsmethode besuchen. Die Fäuste ballen und wieder loslassen. Mit dem Polster auf das Bett einschlagen. Eine Jogginggrunde einlegen... Oder auch: Das Chips-Sackerl in der Schreibtischlade gegen eine Plastikdose mit knackigen Karotten, Radieschen oder Kohlrabistückchen austauschen.

Was tröstet Sie?
Beispiele: In einem Telefonat mit jemandem, der Ihnen nahe steht, Ihre Sorgen von der Seele reden. Ihr Lieblingsstofftier, das Sie schon seit Kindertagen begleitet (und schon etwas zerzaust wirkt). Ein klärendes Gespräch mit der Person, die Sie gekränkt hat...

Change Management am eigenen Leibe

Wer seinem Speck zu Leibe rücken möchte, steht vor einem neuen Lebensabschnitt, in dem sich einiges gegenüber seinem bisherigen Leben verändern wird. Und hier ist schon der Haken: Mit Veränderungen umzugehen, fällt uns in der Regel alles andere als leicht. Davon können Macher in Unternehmen ein Liedlein singen. Es trägt den Titel „Change Management" – zu deutsch etwa: „Wie handhabe ich Veränderungen?"

Veränderungen machen Angst.

In Firmen sind die Fronten meist sehr klar: Auf der einen Seite sitzen alle Mitarbeiter, in deren Berufsalltag sich etwas ändern soll, und wehren sich nach Kräften gegen diese Veränderung. Auf der anderen Seite steht der Unternehmer oder der Unternehmensberater, der den Veränderungsprozess durchziehen will, und versucht, diesen Widerstand zu überwinden. Er ist gleichsam der böse Buhmann.

Wenn Sie Ihr Leben verändern wollen, sind die Fronten gar nicht so klar. Dann spielen sich die Rollen in Ihnen selbst ab. Da ist einerseits Ihr altes, bequemes Ich, das zugelassen hat, dass Ihr Körper immer mehr Speck mit sich herumtragen musste. (Bitte verstehen Sie das nicht falsch: Es ist als reine Beschreibung des Ergebnisses gemeint, ganz ohne jede Wertung. Wozu Sie Ihren Speck gebraucht haben, ist allein Ihre Sache und wird hier rückhaltlos respektiert.) In Ihnen steckt aber auch dieses neue Ich, das jetzt Ihr Leben bestimmt, das Leben nach dem Speck. Genauso wie die Firma, in der ein Veränderungsprozess stattfinden soll, können auch Sie sich eine Verhärtung der Fronten auf Dauer nicht leisten. Schauen Sie, dass Sie die beiden Teile Ihres Ich bald miteinander versöhnen. Sonst gewinnt das alte Ich eines Tages triumphierend die Oberhand. Das Ergebnis kennen Sie vermutlich aus der Vergangenheit. Jo-jo-Effekt sagt man in der Fachsprache dazu.

Veränderung – und dazu gehört auch die Selbstveränderung – ist kein Ereignis, das von heute auf morgen geschieht. Es ist ein langer Entwicklungsprozess. Die gute Nachricht: Den Weg durch Ihren Veränderungsprozess müssen Sie nicht neu erfinden. Bei einer Untersuchung von Menschen, die sich beziehungsweise ihr Leben nachhaltig verändert hatten, zeigte sich: Eine erfolgreiche Veränderung von Gewohnheiten verläuft immer wieder in den gleichen sechs Schritten.

Alte Gewohnheiten ablegen braucht Zeit.

1. Stufe: Abwehren

Wenn Sie dieses Buch lesen, haben Sie diese Stufe bereits geschafft. Denn solange Sie sich auf dieser Stufe befinden, sehen Sie keine Notwendigkeit, etwas zu verändern. „Ich bin so, wie ich bin und alle anderen sollen mich so akzeptieren!" Das Problembewusstsein ist noch nicht ausgebildet. Sie aber befinden sich bereits auf der nächsten Stufe.

2. Stufe: Problembewusstsein

In der zweiten Etappe erfolgt die Einsicht, dass ein Problem vorliegt, an dem etwas geändert werden soll. In Ihrem Fall heißt das: Sie haben Übergewicht und wollen abnehmen. Vom Handeln sind Sie noch weit entfernt. Sie lesen erst einmal alles zum Thema Abnehmen und Diäten, das Sie in die Hände bekommen. Vielleicht besuchen Sie in dieser Zeit sogar schon einen Vortrag über gesundes Essen und Abnehmen. Immer wieder fallen Ihnen Nachteile ein, die mit dem Abnehmen verbunden sind:

Sie können nicht mehr gemeinsam mit Freunden essen gehen; Sie müssen auf Ihr geliebtes Schnitzel am Sonntag verzichten; Sie müssen Sport treiben...

Ihr Wunsch, einige Kilos zu verlieren, ist groß, aber die Zeit für konkretes Abnehmen ist noch nicht reif. Immerhin: Sie liebäugeln bereits mit den Erfahrungen anderer oder mit den verschiedenen Möglichkeiten, wie Sie selbst möglicherweise das Thema Abnehmen angehen könnten. Einiges dazu fanden Sie in diesem ersten Kapitel dieses Buches.

3. Stufe: Zielsetzung

In dieser Phase beschäftigen Sie sich bereits mehr mit der Lösung als mit dem Problem selbst. Sie denken mehr an die „schlanke" Zukunft als an die „dicke" Vergangenheit. Und Sie wissen, welche konkreten Schritte Sie unternehmen wollen. Nun ist es wichtig, dass Sie Ihrem Ziel oberste Priorität einräumen. Denn jede Veränderung ist mit Anstrengung und Aufmerksamkeit verbunden, und ein klares Ziel vor Augen ist ein wichtiger Motivationsfaktor.

Ziele definieren und über Lösungen nachdenken.

Vielleicht beziehen Sie auch andere Menschen mit ein. Sie erzählen Freunden, dass Sie abnehmen möchten. Damit erhält Ihr Vorhaben mehr Verbindlichkeit. Allein der Entschluss, eine Veränderung einzuleiten, beflügelt.

Die Gefahr jetzt ist, dass Sie von Ihren immer konkreter werdenden Veränderungsplänen so begeistert sind, dass Sie in dieser Euphorie das Handeln vergessen. Wenn Sie sich in diesem Stadium zwischen Entschluss und Handeln am wohlsten fühlen, so ist das nur menschlich. Es ist die Phase der „Morgen-Diät", die mit dem Vorsatz: „Morgen fang' ich an!" Doch wenn Sie auf der dritten der insgesamt sechs Stufen stehen bleiben, wird Ihr Leben nach dem Speck ein schöner Wunschtraum bleiben.

4. Stufe: Durchführung

Stellen Sie sich vor, wie Sie Ihr Frühstück morgen zusammenstellen wollen. Spüren Sie, wie sich Ihre Beine anfühlen, wenn Sie in der Mittagspause zehn Minuten zügig um den Häuserblock gehen. Denken Sie daran, wie gut der Balsamico-Essig riecht, den Sie abends über Ihren Salat gießen. Stellen Sie sich vor, wie Sie den Inhalt Ihrer Naschlade an – schlanke – Freunde verschenken... Je öfter Sie die geplanten Veränderungen vor Ihrem geistigen Auge ablaufen lassen und je konkreter diese Vorstellungen sind, desto leichter fällt Ihnen das tatsächliche Handeln. Und das beherrscht diesen vierten Abschnitt Ihres Veränderungsprozesses. Sie brauchen dafür Phantasie und Neugier, Disziplin und Ausdauer, jede Menge Unterstützung und alle Tipps und Informationen, die Sie in diesem Buch in Kapitel 3 *(➜ Seite 63 ff.)* finden.

5. Stufe: Mit Rückschlägen fertig werden

Immer wieder werden Sie Rückfälle erleben. Aber trösten Sie sich: Nur wer bereits Fortschritte gemacht hat, kann überhaupt rückfällig werden! Die größten Gefahren für Sie sind nun:

Freunde und Verwandte: „Das eine Stück Torte wirst du wohl noch essen dürfen?" Bei manchen Menschen löst Ihr neues Verhalten möglicherweise Unverständnis aus. Auch Ihre Freunde sind jeder Veränderung abhold – was Ihre Beziehung zu ihnen angeht.

Rückfälle sind vorprogrammiert.

Überschätzung der eigenen Standhaftigkeit: Wenn Sie glauben, Sie könnten mit Ihren Freunden in den Eissalon gehen und nur ein Glas Soda trinken, während alle anderen Eisbecher mit Schlag löffeln, dann kann das sehr leicht daneben gehen. Doch auch in einer solchen Situation müssen Sie Ihr neues Leben nach dem Speck nicht gleich grundsätzlich in Frage stellen.

Stress: Wochenlang haben Sie abends nicht mehr unkontrolliert vor dem Fernseher genascht. Dann kam der Streit mit Ihrem Partner. Er ist wütend abgerauscht, und Sie sitzen nun alleine zu Hause. Und plündern den Kühlschrank, denn „jetzt ist schon alles egal".

Seien Sie auf Rückfälle vorbereitet und kalkulieren Sie sie ein. Sehen Sie sie nicht als persönliches Versagen. Fast alle, die letztlich Erfolg haben, benötigen dafür mehrere Anläufe. Den Erfolgreichen unterscheidet vom Erfolglosen, dass er bei Rückschlägen nicht gleich aufgibt. Er steht auf und macht weiter.

Was Ihnen in diesen Situationen helfen kann, finden Sie in Kapitel 4 dieses Buches. Es heißt nicht ohne Grund „Der Erfolg".

6. Stufe: Stabilisieren

Sie haben Ihre alten Gewohnheiten überwunden, und die Veränderungen sind zu neuen Gewohnheiten geworden? Sie halten Ihr neues Gewicht nun bereits seit mehreren Jahren, unbeschadet aller beruflichen, emotionalen und familiären Krisen? Herzlichen Glückwunsch!

Erfolgreiche Selbstveränderung braucht einige Anläufe.

Diese Stufe ist jene, an der die meisten Menschen scheitern. Ein Trost: Erfolgreiche Selbstveränderer haben im Durchschnitt fünf Anläufe hinter sich, ehe sie auf dieser Stufe bleiben – im Durchschnitt!!! Wie Sie es schaffen, Ihrem neuen Leben treu zu bleiben, Rückfällen vorzubeugen und was Ihnen dabei helfen kann, lesen Sie im Kapitel 5 dieses Buches. Es trägt den viel versprechenden Titel „Für immer schlank".

Die Zukunft beginnt jetzt

Nun kennen Sie also die sechs Stufen des Veränderungsprozesses, den auch Sie selbst durchlaufen werden – und zum Teil bereits durchlaufen haben. Denken Sie zurück an den Widerstand in der Firma, in der ein Manager verkündet, dass ab nun alles anders wird. Auf den gleichen Widerstand stoßen Sie auch mit der Absicht, Ihr Leben zu verändern. Er spielt sich vor allem in Ihrem Inneren ab, unausgesprochen, unterschwellig, aber nicht weniger machtvoll. Ihr altes Ich, das jahrelang die Oberhand hatte und erfolgreich Speck anhäufen konnte, wird nicht so leicht klein beigeben. Schon gar nicht unter Druck. Sie müssen es überzeugen und zur Mitarbeit gewinnen. Machen Sie es neugierig, locken Sie es mit all dem spannenden Neuen, das auf Sie zukommt. Denn Sie werden sich in eine neue Person verwandeln, die Sie selbst jetzt noch gar nicht kennen.

Stellen Sie sich Ihr Leben nach dem Speck vor.

Neugierig? Machen Sie eine Reise in die Zukunft. Drehen Sie das Telefon ab, setzen Sie sich entspannt hin, lassen Sie den Tag los, achten Sie einige Minuten lang nur auf Ihren Atem. Und dann gehen Sie auf Ihrer inneren Zeitskala ein Stück nach vorn. Stellen Sie sich vor, wie Sie in Ihrem Leben nach dem Speck gerade vom Schwimmen oder von einer Radtour oder Wanderung zurückkehren. Wie fühlt sich das an? Ihre Beine, Ihre Arme, Ihr ganzer Körper? Wie sind Ihre Augen – glänzen sie? Wie ist Ihr Gang – schwunglos oder federnd? Wie ist Ihre Haut – straff und elastisch? Sind Sie allein oder in Begleitung? Wie sprechen Sie – nörgelnd oder lebhaft? Wie sind Ihre Gedanken? Wie fühlen Sie sich? Wenn Ihnen dieses Bild gefällt, speichern Sie es. Zwicken Sie sich vielleicht in die rechte Seite. Wann immer Sie dieses Bild wieder abrufen wollen (weil Ihnen Ihr altes Ich einreden will, es habe alles keinen Sinn), kneifen Sie sich in dieselbe Stelle. Das hilft.

Um Missverständnissen vorzubeugen: Sie können dieses Leben nach dem Speck, in das Sie in Ihrer Zukunftsreise einen Blick getan haben, bereits heute leben. Jetzt sofort. Doch es wird sich zunächst noch anders anfühlen. Denn es ist ein Unterschied, ob Sie bei allem, was Sie tun, 10 Kilosäcke Zucker (oder wie viele auch immer es in Ihrem Fall sein mögen – dazu mehr im nächsten Kapitel) mit sich herumschleppen oder nicht. Aber Schwimmen und Radfahren und Wandern können Sie sofort. Na? Wie wär's?

Die Falle der Selbstüberschätzung

Niemand wird mühelos schlank.

Dieses Bild war ein Blick in Ihre Zukunft. Doch noch ist es nicht so weit. Sie sind bald zwar nicht mehr speckbeladen, träge und unentschlossen, aber auch noch nicht sofort mühelos schlank. Sie werden Altvertrautes, Gewohntes und Liebgewonnenes loslassen, vielleicht ohne zu wissen, was stattdessen kommt. Das kann eine Identitätskrise auslösen. Das kann Ihre Beziehung in den Grundfesten erschüttern. Das kann zu Veränderungen in Ihrem Freundeskreis führen (entweder Ihre Bekannten machen mit, oder Sie sehen einander in Zukunft viel seltener).

Wenn Sie ohnehin damit rechnen müssen, dass sich Ihr gesamtes Umfeld verändert, könntenSie in Versuchung geraten, diese Veränderung gleich mit in Angriff zu nehmen, Ihr Leben sozusagen „in einem Aufwaschen" komplett umzukrempeln. Experten raten davon ab. Sie machen sich das Leben unnötig schwer, wenn Sie mehrere Ziele gleichzeitig verfolgen. Konzentrieren Sie sich stets nur auf eine Aufgabe. Wenn Ihre Beziehung

Entschlacken tut gut

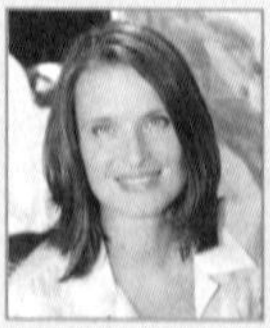

Ich kann mich noch gut erinnern an mein erstes Mal. An die erste F. X. Mayr Kur. Die kommt doch jedem einmal unter. Entschlacken klingt gut und richtig, und dabei abnehmen klingt noch besser. Alleine habe ich mich aufgemacht nach Neuberg an der Mürz. Hier soll es geschehen. Entschlacken, um Ballast von Körper und Seele zu streifen, in sich zu gehen, allen kulinarischen Verlockungen abzuschwören und das pure Leben zu genießen. Eigentlich wollen alle Kurgäste in erster Linie abnehmen, nur die Eingeweihten wissen, dass es darum überhaupt nicht geht!

Die Entschlackung beginnt schon zeitig in der Früh. Ein Glas Wasser mit Glaubersalz steht auf der Theke. Die Kurgäste tun schweigend, was ihnen geboten. Unerschrocken, als gäbe es kein Morgen, schütte ich das ganze Glas Wasser mit bitterstem Salzgeschmack in mich hinein. Mit der wilden Frische des Ozeans. Aber muss gleich der ganze Ozean um 6 Uhr früh in meinen Magen? Auf einen Schluck? Besonders Trickreiche fügen ein paar Tropfen Zitronensaft dazu und glauben, so ihren Geschmackssinn täuschen zu können. Das funktioniert genau einmal: das erste und das letzte Mal. So sehr kann kein Geschmackssinn verkommen sein, dass er nicht registriert, was man ihm hier zumutet. Aber es wirkt. Und wie es wirkt! Ich bleibe also auf meinem Zimmer, alles andere wäre nicht sehr sinnvoll, denn nur eine einzige Frage wird mein Leben für die nächsten Stunden bestimmen: Wo ist die Toilette? Das Salz zeigt seine Wirkung, reinigt, was es im Verdauungsapparat eines Menschen so zu reinigen gibt, lässt dabei auch keine Windung aus. So pendle ich zwischen Toilette und Bett. Leer und gereinigt vom Ballast der letzten Jahre trete ich nun zum Wassertreten an. Ein Kneippgang durch eiskaltes Wasser soll die müden Geister erwecken, die Durchblutung fördern, kurzum mich fit und frisch machen. Denn

dabei gleich mit ins Wanken gerät, seien Sie offen für das, was sich abspielt, für alle Neuerungen. Aber forcieren Sie diese Entwicklung im Moment nicht, wenn Sie nicht klar wissen, wie Sie sich entscheiden wollen. Warten Sie mit der nächsten einschneidenden Veränderung in Ihrem Leben nach Möglichkeit, bis Sie auf Stufe 6 des Veränderungsprozesses angekommen sind, in dessen Zentrum Ihr Körper steht.

danach gibt es Frühstück!!! Oder besser gesagt das, was F. X. Mayr unter einem Frühstück versteht. Ein paar Scheiben alte, harte Semmeln und eine Tasse Milch. Während alle, die die Bittersalz-Orgie schadlos hinter sich gebracht haben, nun an harten Semmeln kauen, und kauen, und kauen, und kauen ... darf gleichzeitig geträumt werden: vom opulenten Frühstücksbuffet mit frisch gepressten Fruchtsäften, saftigem Schinken, knusprigen Semmeln, gschmackigem Käse und einem Frühstücksei. So träumend sitzen alle da, schlürfen schluckweise die Milch und kauen. Das lange Kauen und Einspeicheln der Nahrung ist erstens eine gute Schule, um langsamer zu essen, den Wert eines einzigen Bissens bis zum Hinunterschlucken zu bemessen. Es ist aber zweitens auch reine Verzweiflung über das Wissen, dass es die nächsten zwei Wochen nichts anderes zu essen gibt!

Frisch gestärkt von der alten Semmel geht es dann wieder zurück aufs Zimmer, ins Bett. Der Leberwickel soll den Verdauungsorganen nun helfen, das Geschehene zu verarbeiten, Wärmeflasche und feuchte Tücher werden also umgeschnallt, solchermaßen ausgerüstet schläft man gerne ein weiteres Stündchen in der Hoffnung, dass so die Zeit bis zur nächsten alten Semmel schneller verfliegt.

Wenn Sie jetzt finden, dass das alles furchtbar grausam klingt und nur wahre Masochisten sich dieser Pein aussetzen, dann irren Sie. Es ist wohl gewöhnungsbedürftig, und Sie mögen mich für verrückt erklären, wenn ich Ihnen sage, dass es nach den ersten drei Tagen richtig gut tut!

Bis zum Mittagessen wird also geruht, gebadet, geturnt und vor allen Dingen: getrunken! So viel, wie während dieser zwei Kurwochen, habe ich wohl in meinem ganzen bisherigen Leben nicht getrunken! Tee, literweise, Teesorten, deren Existenz ich nicht einmal kannte! Zinnkraut-Tee, bekämpft Fettpolster. Mate-Tee, soll Appetitzügler sein. Blasentang-Tee, gegen über Jahre angesetzten Speck und Cellulite. Pfefferminz-Tee, wirkt generell appetithemmend. Yogi-Tee, regt den Darm an. Brennnessel-Tee, harntreibend, regt darüber hinaus den Stoffwechsel an. Kapha-Tee, Ayurveda-Kräuter entfachen das Verdauungsfeuer „Agni". Selleriesamen-Aufguss, →

Die Falle der falschen Erwartungen

Wenn ich erst schlank bin, dann…

- werde ich für andere viel attraktiver sein,
- werde ich den Traummann/die Traumfrau meines Leben finden,
- werde ich neue berufliche Chancen bekommen…

Ergänzen Sie selbst. Und vergessen Sie all das sofort wieder.

→ entwässert das Gewebe. Oolong-Tee, hemmt die Fett aufspaltenden Enzyme. Vanille-Tee. Tees mit Vanille-, Zimt- oder anderen süßen Aromen helfen bei plötzlichem Heißhunger auf Süßes. Dazu Wasser, in Krügen und Flaschen – Hauptsache, es rinnt die Kehle hinunter. Nicht nur die Leber wird ganz schön auf Trab gehalten, auch die Niere weiß einmal so richtig, was sie eigentlich zu tun hat!

Mittagessen, das bedeutet wieder harte Semmel und Milch. Nur fortgeschrittene Kurgäste, oder solche, die knapp vor der Abreise stehen, bekommen einen Teller Basensuppe, manchmal verirrt sich der eine oder andere Erdapfel auf deren Teller – was zur Folge hat, dass alle Kurgäste neidvoll zu diesen „Verrätern" blicken! Das mit dem Kauen hat man bald heraußen, jeder Bissen soll mindestens 40 Mal gekaut werden, bevor man ihn hinunterschluckt. Ich gestehe aber auch, dass Schnellesser wie ich einer bin, nur während dieser Kur das Kau-Zeremoniell eingehalten haben (hin und wieder geschummelt), zurück im Alltagsleben ist es – leider – allzu schnell vergessen! Da sitzen wir also, etwa acht Damen und zwei Herren – die Herren der Schöpfung sind beim Entschlacken einfach immer in der Minderzahl –, kauen schweigend vor uns hin, denken dabei an Blumenwiesen, Waldspaziergänge, Sonnenuntergänge, Sandstrände, an alles, was schön ist und keine Kalorien hat. Nach dem Essen wandern wir, bewaffnet mit einer Kanne Tee und einem Krug Wasser, wieder aufs Zimmer. Kauen, Trinken und Schlafen, das ist hier der Rhythmus. So viele Bücher wie während meiner Entschlackungskur hab ich nie wieder gelesen! Am Nachmittag steht ein Spaziergang auf dem Programm. Frische Luft tut gut, Sauerstoff hilft beim Abtransport der Schadstoffe. Also wandern wir durch den nahen Wald. Und wirklich, nach einer Woche Kur schärfen sich alle Sinne in unvorstellbarer Art und Weise! Gereinigt vom Alltagsmüll sieht, hört, schmeckt, fühlt man alles einfach besser! Vor allem das Riechen hat an Intensität und Qualität gewonnen! Sie haben vergessen, wie frisch gebackenes Brot riecht – dann gehen Sie während Ihrer Kur einmal an einer Bäckerei vorbei – Sie werden den Duft nie wieder vergessen! Wiesenblumen, Wald oder auch der Gestank von Autos – ein Spaziergang eröffnet Ihnen ein vollkommen neues Sinneserlebnis! Solchermaßen gedopt,

Mit Beliebtheit bei anderen, mit den Aussichten, einen neuen Partner zu finden, mit beruflichen oder gesellschaftlichen Angeboten hat Ihr Gewicht nicht viel zu tun. Andere nehmen Sie ohnehin so an, wie Sie sind. Sie nehmen für sich selbst ab, nicht für andere. Es mag zwar Komplimente regnen (und die tun fraglos auch sehr gut), aber die wahre Anerkennung Ihres Erfolges kann Ihnen nur ein einziger Mensch geben: Sie selbst.

lassen wir uns nun in ein warmes Heublumenbad fallen. Und anschließend eine Massage. Jetzt noch Sauna, Schwimmen und dann ist man ohnehin wieder richtig müde. Zuvor gibt es natürlich noch Abendessen. Das heißt, genau genommen, eine Tasse Tee. Sonst nichts. Nicht einmal was zum Kauen. Der Verdauungsapparat soll sich erholen, ganz und gar. So kommt es, dass das müde Kurvolk sich schließlich vor dem Fernsehapparat versammelt – um TV-Werbung zu sehen. Nie zuvor ist mir aufgefallen, dass in der Werbung hauptsächlich für Essbares geworben wird! Braten und Soßen, Fisch und Fleisch, Käse und Topfen, Süßes in allen Variationen – jedes Bild, jeder Slogan, jede Sekunde wird nun aufgesogen, als hätten wir zehn Jahre Hungersnot hinter uns. Fröhliche Menschen, die gut gelaunt, von flotter Musik untermalt, ständig essen, genießen, reinbeißen, knabbern, trinken, schlürfen, als hätte man just diese Werbespots als einzige Provokation für uns Semmeln kauende Geschöpfe geschalten! Wir knabbern, schlürfen, trinken, genießen und vor allem beißen mit – im Geiste. Deprimiert, oder doch auch motiviert, diesen Verlockungen widersagt zu haben, richten wir uns noch unseren Bittersalz-Trunk für den nächsten Morgen. Da geht es dann wieder von vorne los.

Zum festen Zeremoniell gehört selbstverständlich auch der Blick auf die Waage. Täglich einmal, besonders Ehrgeizige steigen bis zu fünfmal täglich auf die Waage. Natürlich verliert man bei dieser Tortur auch ein paar Kilo, doch so eine Entschlackungskur als Diät zu sehen ist dennoch ein fataler Fehler! Als Einstieg in neue Essgewohnheiten, das vielleicht. Bewusster leben, gesünder essen. Hat man zwei Wochen geschafft, geht es einem so richtig gut. Niemand, der nicht zwei Wochen lang Bittersalz getrunken und harte, alte Semmelscheiben verzweifelt gekaut hat, kann ermessen, wie nach diesen zwei Wochen ein einfacher Erdapfel schmeckt. Eine einzige Kartoffel, gekocht, geschält, ungewürzt. So liegt sie da, als Abschiedsgeschenk, und lächelt mich an, als wäre sie mindestens ein siebengängiges Menü! Irgendwie sieht sie auch so aus, riecht so, schmeckt so. Vielleicht sind wir aber auch alle während dieser zwei Wochen nur gänzlich verrückt geworden! Schon möglich, aber es fühlt sich gut an!

Machen Sie also Ihr Wohlbefinden um Himmels willen nicht vom Verhalten anderer abhängig. Und seien Sie zu sich selbst nicht strenger als Sie zu jedem Ihrer guten Freunde wären. Die Übergangsphase, die vor Ihnen liegt, verlangt von Ihnen liebevolle Geduld – mit sich selbst. Seien Sie in der nächsten Zeit sanft zu sich selbst, gehen Sie behutsam mit Ihrem neuen Ich um. Es lohnt sich. Ernsthaft. Sie sind es wert.

Crashdiäten und Wasserverlust

Ihr Körper besitzt ein großes Fettreservoir zur Energiegewinnung. Im Vergleich dazu aber nur eine kleine Kohlenhydratreserve. Fette können im Körper nicht in Kohlenhydrate umgewandelt werden. Umgekehrt funktioniert das grundsätzlich. Wenn Sie eine Fastenkur oder eine sehr einseitige Crashdiät beginnen, erhält Ihr Körper auf einmal sehr wenig Nährstoffe und vor allem auch zu wenig Kohlenhydrate. Er muss seinen Kohlenhydratspeicher (Glykogenspeicher) in der Leber anzapfen.
Mit jedem Gramm Glykogen, das aus dem Speicher „entlassen" wird, werden aber auch 4 Gramm Wasser frei. Dieses Wasser wird mit dem Harn ausgeschieden. Das ist der Grund, weshalb Sie vor allem in den ersten Tagen einer sehr strengen (Fasten-)Diät mehrere Kilos verlieren und oft auf die Toilette müssen. Der Großteil der Gewichtsabnahme ist also Wasser und nicht Fett!

Aus den Fehlern anderer lernen

Ein altes chinesisches Sprichwort sagt: „Jede Weltreise beginnt mit dem ersten Schritt". In Ihrem Fall geht es nicht um eine Weltreise, sondern um einen Weg durch das Gewirr der Ratschläge, Geheimtipps, Ernährungskonzepte, Diäten, Wundermittel und Fastenkuren. Ein Weg, auf dem so manche Sackgasse lauert und so manche Straße, die verlockend aussieht, jedoch unweigerlich in die Irre führt.

Die gute Nachricht: Sie brauchen nicht jede dieser Sackgassen zu durchwandern. Sie halten mit diesem Buch eine Art Stadtplan in der Hand, der Ihnen hilft, die Straßen zu erkennen, die Sie an Ihr Ziel bringen. Und in Ihrem Fall kann der erste Schritt auf diesem Weg eine Abkürzung sein: Sie lernen aus den Fehlern anderer und lassen alle Crashdiäten und Fastenkuren links liegen. Wenn Sie nun sagen: „Eh klar, was sonst?", überspringen Sie die nächsten Seiten und gehen zu Kapitel 2 *(➔ Seite 41 ff.)*. Wenn Sie wissen wollen, warum, lesen Sie hier weiter.

Die Verlockungen der Knopfdruckgesellschaft

Gewichtsverluste in beträchtlicher Höhe und das in kurzer Zeit, quasi auf Knopfdruck, das verspricht die Werbung mit schöner Regelmäßigkeit – und ganz zufällig meist im Frühjahr. Für jemanden, der sehr viel Speck zu verlieren hat, klingt dieses Versprechen fraglos verlockend. Und doch bedeutet es, dass Sie, wenn Sie ihm folgen, auf einen unglaublich steinigen Weg geführt werden, der Sie irgendwohin bringt, aber garantiert nicht in Ihr angestrebtes Leben nach dem Speck.

Crashdiäten bringen vielleicht die drei Zentimeter weniger auf der Taille, die Sie brauchen, um übernächstes Wochenende in Ihr Festtagsdirndl zu passen und auf der Hochzeit Ihrer Freundin gute Figur zu machen. Aber diese drei Zentimeter Taille sind nicht etwa weniger Speck, sondern weniger Wasser. Wenn es ganz schlecht kommt, sogar weniger Muskeln (➜ *Kasten Seite 57*). Speck, der sich im Laufe von Jahren angesammelt hat, kann gar nicht wie auf Knopfdruck verschwinden. Dazu braucht es sicher keine Crashdiät, sondern schlicht und einfach eine ganz andere Strategie.

Hungern macht high!

Das klassische „Fasten-Hoch" ist keine Einbildung. Es existiert wirklich. Eine bestimmte Ansammlung an Gehirnzellen (das so genannte serotonerge System) schüttet den ganzen Tag lang den Botenstoff Serotonin aus. Dieser Stoff wirkt harmonisierend auf das Zentrale Nervensystem, weil er die Erregbarkeit von nachgeschalteten Nervenzellen steuert. Bestimmte Transporter im Gehirn sammeln das Serotonin wieder ein und bringen es in die Zellen zurück, der Kreislauf beginnt wieder von neuem.

Beim Fasten allerdings verringert sich die Anzahl der Transporter schon nach einigen Tagen um etwa ein Drittel. Das bedeutet, ein großer Teil des vom serotonergen System ausgeschütteten Serotonins wird nicht mehr in die Zellen zurücktransportiert. Es wird also mehr Serotonin ausgeschüttet als eingesammelt. Der Serotoninspiegel im Gehirn steigt – und damit das Hochgefühl. Das erklärt auch, weshalb nach einigen Tagen des Fastens das Hungergefühl verschwindet und sich die Stimmung wieder stabilisiert. Manche Fastenerfahrene berichten in dieser Phase sogar von einer Euphorie oder einem rauschähnlichen Zustand.

Aber: Die beschriebenen Wirkungen treten nur dann auf, wenn Sie freiwillig der Nahrung entsagen! Werden Sie zum Hungern gezwungen oder ist es in Wirklichkeit nicht Ihre eigene, ganz persönliche Entscheidung zu hungern, werden Sie dieses Hoch nicht erleben.

Gesund und doch das Falsche

Fasten ist gesund. Das bestätigt allein schon das Beispiel der Bewohner jener Gegenden des Himalaja, in denen es jedes Jahr etwa zwei Monate lang nichts zu essen gibt. Sie fasten in dieser Zeit und werden dabei hundert Jahre alt. Fasten bedeutet eine Entlastung für den Darm ebenso wie für Bauchspeicheldrüse, Galle, Leber oder Niere.

Fasten macht high. Das bestätigt jeder, der es einmal versucht hat. Und man kann dabei auch sportliche Leistungen erbringen. Glücksgefühl vorprogrammiert, sozusagen.

Warum also nicht dem Speck durch hartnäckiges Fasten zu Leibe rücken? Die Antwort ist ebenso einfach wie verblüffend: Weil man durch Fasten zwar vorübergehend den Organismus entlastet, aber nicht abnimmt. Weil man dabei keinen Speck verliert – jedenfalls nicht auf Dauer und für immer. Das verhindert eine Programmierung unseres Körpers, die jahrtausendelang unser Überleben sicherte, als unsere heutige Überflussgesellschaft noch alles andere als realistisch war: das Steinzeitprogramm.

Wer fastet, verbraucht weniger Kalorien

Auch das Essen selbst und die damit verbundenen Verdauungsvorgänge verbrauchen Kalorien. Selbst die Aufnahme der zerlegten Nährstoffe in den Blutkreislauf oder Umbauvorgänge im Stoffwechsel benötigen Energie, damit sie ablaufen können. Dabei unterscheiden sich die Nährstoffe voneinander. Vom aufgenommenen Eiweiß geht ein größerer Teil für diesen Energieverbrauch verloren (18–25 Prozent) als von den Kohlenhydraten (4–7 Prozent) oder vom Fett (2–4 Prozent). Bei normaler Mischkost (die auch wir Ihnen empfehlen) macht dieser Teil im Durchschnitt etwa 10 Prozent Ihres gesamten Energieumsatzes aus.

Das Ganze hat aber auch einen Nachteil: Wenn Sie extrem wenig essen (z.B. beim Fasten oder bei Crashkuren) fällt natürlich auch dieser Teil des Energieumsatzes weg. Das bedeutet, Sie verbrauchen automatisch pro Tag um 1/10 weniger Kalorien. Ein zusätzliches Argument, das gegen Crashkuren oder Fasten um des Abnehmens willen spricht.

Das fatale Steinzeitprogramm

Sie wissen schon, was jetzt kommt: Die Angst der Steinzeitmenschen vor der Kälte des Winters und dem Hunger im Frühjahr. Sie programmiert den Körper auf ökonomischen Umgang mit Nahrungsressourcen, man könnte auch sagen: auf Vorratshaltung. Der Mechanismus: Sie entziehen dem Körper die gewohnte Nahrungszufuhr, und er reagiert reflexartig, in für die Steinzeit optimal geeigneter Weise: Er schaltet auf Sparflamme.

Das Dumme ist, dass er diesen Sparflamme-Modus auch dann beibehält, wenn Sie längst wieder „normal" essen – weil die Fünf-Tage-Super-Bikini-Diät vorbei ist oder weil die Waage fünf Kilo weniger zeigt oder weil Sie es einfach aufgegeben haben, sich von

1000 Kilokalorien am Tag zu ernähren und dabei Ihren Mann respektive Ihre Frau zu stehen. Und dann füllt Ihr Körper nicht nur die gerade geleerten Depots aus Wasser, Muskeln und vielleicht auch Speck wieder auf, sondern er baut vor. Und legt neue, zusätzliche an. Der berühmte Jo-Jo-Effekt, Sie kennen ihn vermutlich nur zu gut. Und das ist der Grund, weshalb die Knopfdruckmentalität nur beim Strom, nicht aber beim Abnehmen funktioniert.

Auf Knopfdruck geht beim Abnehmen gar nichts.

Apropos Steinzeit

Direkt an das Steinzeitprogramm knüpft ein Diätkonzept an, das ebenfalls zu den Sackgassen gehört: Die Blutgruppen-Diät nach Dr. Peter J. D'Adamo. Sie gibt vor, auf die einzelnen Blutgruppen abgestimmte Ernährungsvorschriften anzubieten. Der Ansatz ist ebenso einfach wie unbegründet: Lektine, das sind bestimmte Eiweiße, die in vielen Lebensmitteln enthalten sind, verklumpen angeblich, je nach Blutgruppe in unterschiedlich starkem Ausmaß, das Blut. Abgestimmt auf die eigene Blutgruppe sollte man daher bestimmte Nahrungsmittel meiden und andere bevorzugt auf den Speiseplan setzen.

Welche Ernährungsweise für welche Blutgruppe zuträglich sei, ergibt sich aus einer umstrittenen, weil unbeweisbaren Zuordnung der Blutgruppen zu historischen menschlichen Lebensformen und deren Lebensweisen.

0 ist angeblich die älteste Blutgruppe, die der Cro-Magnon-Menschen, die sich als Jäger hauptsächlich von Fleisch ernährt haben sollen.

Deren Nachfolger, die sesshaften europiden Ackerbauern, hätten die Blutgruppe A gehabt und die Fähigkeit verloren, Fleisch zu verdauen – sie sollten sich bis heute vegetarisch ernähren.

Die Blutgruppen-Diät können Sie getrost vergessen.

Die Steppenbewohner Eurasiens mit ihren großen Viehherden haben, nach dem Erfinder der Blutgruppen-Diät, die Blutgruppe B mitgebracht und wären Allesesser, da sie Fleisch, Milch und Weizen problemlos vertragen hätten.

AB schließlich sei eine Blutgruppe, die aus der Mischung der letzten beiden Rassen entstanden sei – zum Abnehmen sollten die Menschen dieser Blutgruppe auf Fleisch verzichten.

Dieses Konzept entbehrt jeder wissenschaftlichen Grundlage – die historische Reihung der Blutgruppen ist ebenso unbewiesen und umstritten wie die Behauptung, dass für Sie heute, nur weil Sie eine bestimmte Blutgruppe haben, Nahrungsmittel mit bestimmten Lektinen „Gift" seien, während andere Ihre Gesundheit förderten. Schädliche Lektine sind etwa aus Fisolen bekannt – und dass man die in größeren Mengen nicht roh essen soll, trifft für Menschen aller Blutgruppen zu.

Der Weg aus den Sackgassen

Falls Sie mit einer der Knopfdruck- oder Radikalkur-Varianten geliebäugelt hatten, ein kleiner Trost: Unser Organismus würde einen radikalen Gewichtsverlust nicht wirklich verkraften. Kreislauf, Blutdruck, Knochenmasse, Sehnen, Muskeln, Atmung, alles ist auf unser derzeitiges Gewicht abgestimmt. Unser Körper hat sich mit dem Speck arrangiert. Nur wenn wir die berühmten drei Treppen ohne Lift bewältigen und dabei noch ein kleines Kind und einen vollen Einkaufskorb tragen müssen, lässt er uns spüren, dass ihm diese Belastung eigentlich zu viel ist. Und dass wir eigentlich gut daran tun würden, etwas von den Belastungen wegzulassen, wenn wir Treppen steigen: das Kind, den Einkaufskorb oder unseren Speck. Wollen wir dieses Problem von der Speckseite aus lösen, so müssen wir unseren Körper überlisten und verhindern, dass er von unserer Absicht etwas merkt und sofort auf Sparflamme geht. Eine Diät kommt also nicht infrage.

Statt einer Diät ein neues Leben führen.

Lassen Sie sich diesen Satz gleich noch einmal auf der Zunge zergehen: Sie wollen sich von Ihrem Speck trennen, und eine Diät kommt dabei nicht infrage. Aus physiologischen Gründen. Hätten Sie das je gedacht? Ehe jetzt die große Ratlosigkeit einsetzt: Es gibt natürlich eine Lösung. Sie lautet: Sie führen ab sofort ein neues Leben. Ihr Leben nach dem Speck. Bis an Ihr Lebensende.

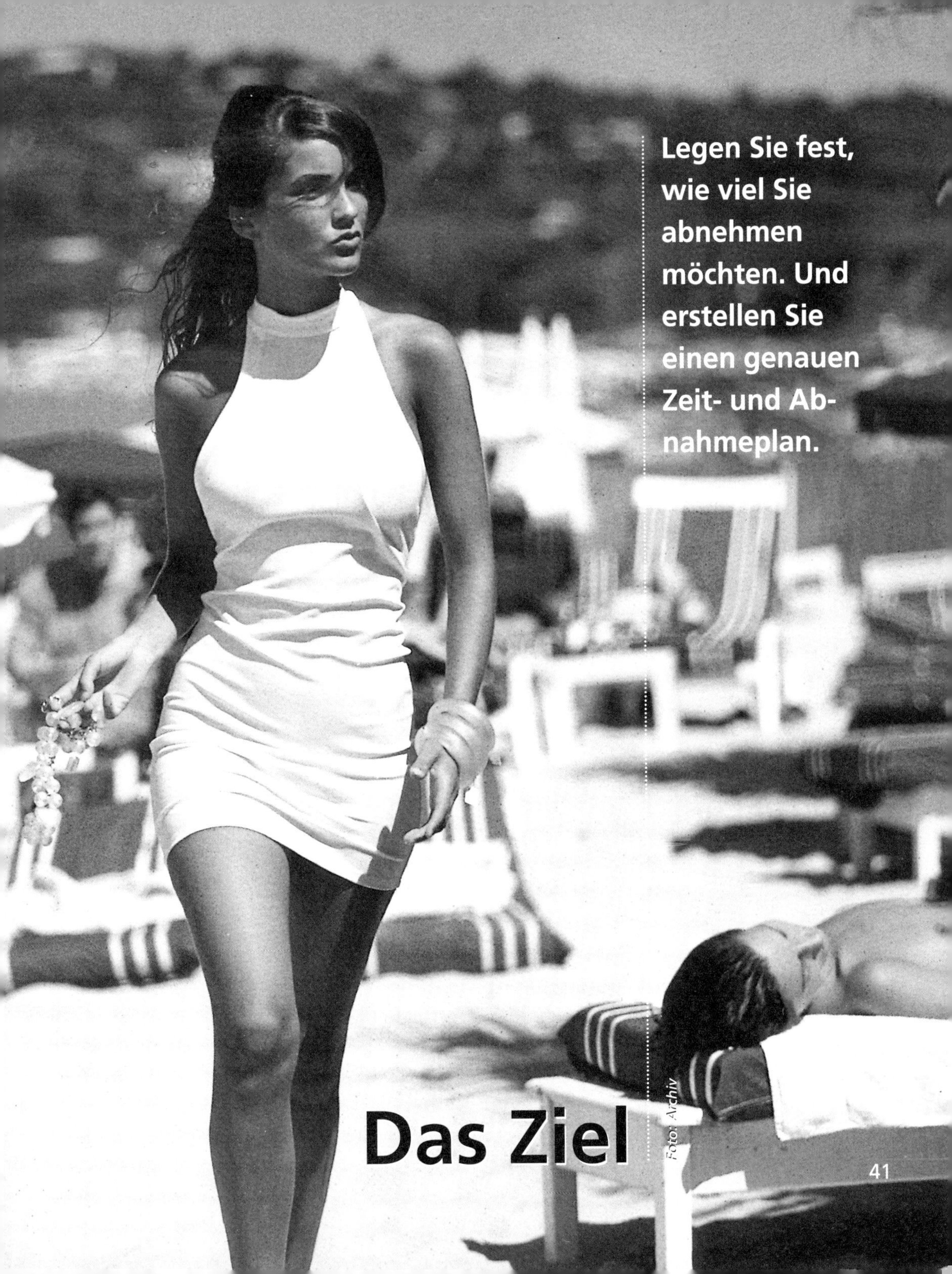

Legen Sie fest, wie viel Sie abnehmen möchten. Und erstellen Sie einen genauen Zeit- und Abnahmeplan.

Das Ziel

Foto: Archiv

Denken Sie sich schlank

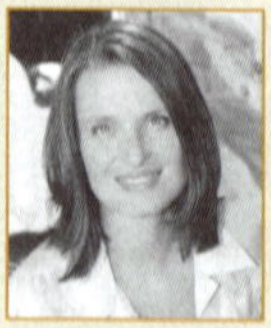

Versuchen Sie einmal ganz fest, nicht an Sachertorte zu denken. Und jetzt denken Sie nicht an knusprigen Schweinsbraten! Und zum Abschluss dieser Übung denken Sie nicht an eine Packung Chips. Nun frage ich Sie: Warum wurde gerade vor Ihrem geistigen Auge eine extragroße Portion Sachertorte mit Marillenmarmelade, Schokoglasur und Schlagobers serviert? Der Schweinsbraten, an den Sie gerade dachten, hat doch delikat ausgesehen – fett durchzogen, gut gewürzt, so richtig zum Reinbeißen! Die Chips waren hauchdünn, knusprig, genau so, wie Sie sie lieben, wenn Sie vor dem Fernseher sitzen. Und das, obwohl ich Sie doch gebeten habe, nicht an diese drei Speisen zu denken!

Des Rätsels Lösung ist ganz einfach: Unser Vorstellungsvermögen kennt das kleine Wörtchen nicht eben nicht! Aus keiner Sachertorte wird also im Kopf eine Sachertorte, aus keinem Schweinsbraten ein Schweinsbraten, aus keiner Packung Chips wird eine Packung Chips. Versuchen wir also im Kopf zu streichen, was wir alles nicht essen wollen, passiert genau das Gegenteil, und wir werden ständig in Versuchung geführt!

Diese mentale Kraft ist aber ausschlaggebend für jeden Versuch, schlank zu werden. Um die persönlichen Ernährungsgewohnheiten zu verändern, dürfen wir also nicht ständig daran denken, worauf wir jetzt verzichten müssen, was wir alles weglassen

Das Ziel vor Augen

Erst das Ziel, dann die Maßnahmen.

Sie haben jetzt den festen Vorsatz: „Ich will ein Leben nach dem Speck", und Sie kennen bereits einige Sackgassen, in die Sie nicht geraten wollen. Das ist schon eine ganze Menge, aber noch kein konkretes Ziel. Die Festlegung Ihres Ziels ist die dritte Stufe Ihres persönlichen Veränderungsprozesses und gehört bereits in Ihr Leben nach dem Speck. Die Zielfestlegung erfolgt auf zwei Ebenen. Die eine – und das ist die, die Sie wahrscheinlich optimal motivieren wird – ist Ihre ganz persönliche Zielformulierung. Die andere ist die Übertragung dieses Ziels in objektive Zahlen und in einen konkreten Zeit- und Maßnahmenplan.

werden, sondern die Bilder im Kopf müssen sozusagen die Positivliste darstellen! Also: Stellen Sie sich vor, was Sie essen werden, welche Speisen auf den Teller und den Tisch kommen, damit Sie schlank werden. Schon in der Früh können Sie damit beginnen: Denken Sie ans Essen, ausgiebig und lange, überlegen Sie sich, was heute alles auf dem Speiseplan steht und wie Sie diese Speisen noch delikater gestalten können! Sie sollen auf nichts verzichten, sondern Ihre Gewohnheiten verändern, das ist die Devise! Zunächst einmal brauchen Sie die Information, was für Ihren Körper gut und richtig ist. Ich nehme einmal an, dass Sie als erfahrener Diät-Profi ausgiebig darüber gelesen haben, keinen Ratgeber auslassen – aber vielleicht die grundlegenden Informationen noch nicht richtig anwenden konnten! Abnehmen beginnt eben wirklich im Kopf! Wenig und richtiges Fett, wenig Zucker, viel trinken und mehr Bewegung – das wissen wir doch alle. Aber jetzt besteht Ihre tägliche Übung einmal darin, das auch konkret umzusetzen. Und zwar zunächst einmal im Kopf. Frühstück: Obst, Früchte, die Sie gerne essen. Ein Teller Erdbeeren, ein Apfel, eine Birne, eine Scheibe Wassermelone, was Sie mögen. Stellen Sie sich vor, wie Sie dieses Obst waschen, in Stücke schneiden, liebevoll zubereiten. Oder ein Stück Vollkornbrot mit Topfen? Sie mögen lieber eine Scheibe Putenbrust aufs Brot – auch gut, aber statt Butter tut's auch der Topfen drunter! Den ganzen Tag über sollten Sie ausreichend trinken. Auch hier wieder: Stellen Sie sich vor, wie Sie Tee zubereiten, gleich eine ganze Kanne, oder eine Flasche Wasser griffbereit haben! Sie sind im Kopf schon beim Mittagessen? Was steht auf dem Speiseplan? Denken Sie sich auch hier Ihr Menü zurecht! Gemüse oder lieber Spaghetti? Mit Tomatensoße? Und am Abend tun Sie sich was Gutes, da gibt's vorm geistigen Auge, was Sie besonders mögen! Pute mit Reis! →

Ihr ganz persönliches Ziel

Denken Sie zurück an das vorige Kapitel. Was gab den Anstoß zu Ihrem Entschluss, ein neues Leben zu beginnen? Sie wollten wieder in Ihre Lieblingshose passen? Sie wollten im Sommer Röcke tragen können, ohne dass die Oberschenkel aneinander reiben? Sie wollten die Treppen zu Ihrer Wohnung bewältigen können, ohne völlig außer Atem zu geraten? Sie wollten… Was immer es ist, dieses Ziel ist jetzt gefragt.

Wer sein Leben verändern will, braucht eine klare Motivation, die von innen kommt. Sie werden vermutlich scheitern, wenn Sie nur deshalb abnehmen, weil Ihr Arzt, Ihre Mutter, Ihr

Keine Veränderung ohne klare Motivation.

→Verbieten Sie sich nicht, ans Essen zu denken – im Gegenteil: Beschäftigen Sie sich ausgiebig damit! Denken Sie daran, reden Sie darüber – wenn diese Bilder wirklich intensiv vor Ihrem Auge sind, dann schaffen Sie es auch, sie umzusetzen! In Ihrem geistigen Supermarkt gibt es ab jetzt nur mehr die Dinge, die Ihnen gut tun! Und davon reichlich! Gemüse und Obst – noch eine Portion? Kein Problem! Nur wenn Sie genug essen, werden Sie auf Dauer Ihr Gewicht reduzieren!

Zur Unterstützung und zum Training der mentalen Kraft hilft es auch, diese Bilder auszusprechen, laut und deutlich zu beschreiben. Ich gebe schon zu, dafür sollte man besser alleine im Raum sein, sonst wird man wohl schnell als sehr wunderlich angesehen! Aber es hilft!

Mit derselben intensiven Vorstellungskraft sehen Sie sich jetzt noch Bewegung machen! Ich verrate Ihnen etwas: Sie brauchen dafür keine spezielle Kleidung, keine ultra-schicke Sportausrüstung. Ein T-Shirt und eine leichte Hose tun's auch! Im Kopf finden Sie jetzt heraus, welcher Sport der richtige für Sie ist: Sie gefallen sich laufend am besten? Oder ist Ihr Bild vom Fitnesscenter das richtige? Einfach spazieren gehen, schwimmen, Rad fahren – versuchen Sie, sich in jeder dieser Situationen vorzustellen! Finden Sie heraus, was Ihr Sport ist, und dann tun Sie's – auch wenn es am Beginn Überwindung kostet!

Partner, Ihre Frau oder Ihre Freundin Ihnen gesagt hat, dass Sie das sollen. Ihre Mitwelt mag es gut mit Ihnen meinen, aber Sie müssen für sich abnehmen, nicht für Ihre Mitwelt, damit Sie Erfolg haben. Das muss nicht heißen, dass Sie die Argumente Ihrer wohlmeinenden Mitmenschen verwerfen – Sie müssen sie sich nur zu eigen machen.

Nur mit einem konkreten und überprüfbaren Ziel…

Wenn Sie selbst spüren, dass Ihr Blutdruck Ihnen zu schaffen macht, und Ihr Arzt Ihnen dringend eine Gewichtsreduktion empfiehlt, dann setzen Sie sich ein konkretes Ziel für den Blutdruck, den Sie in Ihrem neuen Leben nach dem Speck unter bestimmten Voraussetzungen haben möchten. Besprechen Sie mit Ihrem Arzt, welcher Blutdruck das wäre, und formulieren Sie dann Ihr Ziel etwa so: „Ich möchte so viel Speck abbauen, bis mein Blutdruck unter diesen und jenen Voraussetzungen diesen ganz bestimmten Wert hat."

Wenn nicht nur Ihr Partner wehmütig an Ihre schlanke Wespentaille aus Ihrer Verlobungszeit zurückdenkt, sondern

Jetzt werden Sie vielleicht den Kopf schütteln und sagen: Ja, vorstellen kann ich mir das alles schon, aber es dann auch tatsächlich zu tun, das ist das Problem! Und ich sag Ihnen: Natürlich ist es das! Ich hab ja mit keinem Wort davon gesprochen, dass es einfach ist, diese Veränderungen der Ess- und Bewegungsgewohnheiten vorzunehmen. Natürlich gibt es da Rückschläge, Tiefpunkte, Sünden. Aber die stärkste Waffe im Kampf gegen den inneren Schweinehund ist und bleibt nun einmal Ihr Kopf. Die Kraft Ihrer Gedanken. Wie Sie sich darauf einstellen.

Und zum Abschluss: Stellen Sie sich vor den Spiegel und sehen Sie darin, wie Sie mit zehn Kilogramm weniger aussehen! Wie Ihnen die tolle Hose (die es allerdings nur in einer Kleidergröße kleiner gibt) jetzt passt! Sie steht Ihnen wirklich gut! Und wenn Sie es wollen, wird das, was Sie gerade im Spiegel gesehen haben, auch Realität.

Übrigens: Der Trick mit der Positivliste gilt nicht nur fürs Abnehmen, sondern für alle Lebensbereiche! Denken Sie nicht an Ihre Schwächen, Ihre Fehler, was Sie gerade nicht geschafft haben im Leben. Überdenken Sie Ihre Stärken, Ihre Talente, Ihre Erfolge, die schönen Seiten Ihres Lebens!

Denken Sie daran oft und ausgiebig und Ihre Gedanken werden zu Ihrer persönlichen Geheimwaffe...!

auch Sie selbst, dann können Sie sich diese als Ziel setzen. Je nachdem, wie weit Sie sich davon entfernt haben, kann das allerdings ein sehr hoch gestecktes Ziel sein. Nur wenn Sie tatsächlich einen zierlichen Körperbau haben und wirklich wieder zu Ihrer Wespentaille zurück wollen, definieren Sie Ihr Ziel etwa so: „Ich möchte so viel Speck abbauen, bis ich wieder in das taillierte Sommerkleid von damals passe."

Konkret und überprüfbar

Wichtig ist, dass dieses Ziel tatsächlich Ihres ist und dass Sie es so formulieren, dass es ein Element enthält, das Ihnen objektiv überprüfbar zeigt, dass Sie Ihr Ziel erreicht haben. „... bis die Oberschenkel beim Gehen nicht mehr aneinander reiben" ist in diesem Sinne o. k., „... bis ich nicht mehr außer Atem bin, wenn ich vor meiner Wohnungstür ankomme" ist eine höchst verständliche Motivation, aber als Formulierung viel zu schwammig.

... werden Sie auf Dauer Erfolg haben.

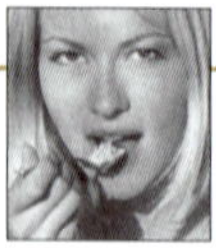

Ständig auf Diät

Sie sind schon seit Jahren unzufrieden mit Ihrer Figur und beginnen alle paar Monate eine neue Diät? Sie stürzen sich auf jede Frauenzeitschrift mit neuer Frühjahrskur, kommen an keinem Ernährungsbuch vorbei, das eine völlig neuartige Methode zur Traumfigur verspricht? Sie werfen aber immer schon nach einer Woche frustriert das Handtuch, weil sich der versprochene Gewichtsverlust von drei Kilo pro Woche wieder nicht eingestellt hat?

Sabine M. hatte das Gefühl, die letzten fünf Jahre im Grunde ständig auf Diät gewesen zu sein und war dennoch weit davon entfernt, mit sich und ihrer Linie zufrieden zu sein. Ihre Gedanken kreisten ununterbrochen ums Essen und ihr Gewicht, ihre Figur wurde zum zentralen Problem. Nach einer abgebrochenen Diät, bei der sie zunächst zwei Kilo verloren hatte, nur um dann in Windeseile drei wieder zuzunehmen, fasste sie den Entschluss, das Übel an der Wurzel zu packen. Sie würde keine einzige Diät mehr machen, sondern sich um eine langfristige und grundlegende Änderung ihrer Ernährungs- und Bewegungsgewohnheiten bemühen.

Wenn Sie eine ganz konkrete Vorstellung haben, was „nicht mehr außer Atem sein“ für Sie heißt, setzen Sie bitte diese in Ihre Zielformulierung ein. Statt „… nicht mehr außer Atem sein“ bietet sich zum Beispiel an, „… bis ich oben eine Zeile von ‚Der Mond ist aufgegangen‘ summen kann, ohne zwischendurch Luft holen zu müssen“. Sie verstehen, was gemeint ist.

Positiv ausgedrückt

Noch besser wäre im vorigen Beispiel die Formulierung: „… bis ich in einem Atemzug eine Zeile von ‚Der Mond ist aufgegangen‘ summen kann, wenn ich vor meiner Tür ankomme“. Der Grund? Diese Formulierung enthält kein Nein, auch nicht in versteckter Form. Gerade bei so etwas Wesentlichem wie der Formulierung Ihres Ziels für die nächsten Monate, Jahre Ihres Lebens sollten Sie die Tatsache, dass unser Unbewusstes kein Nein kennt, berücksichtigen.

Das Unbewusste kennt kein Nein.

Wer „nicht mehr außer Atem kommen“ will, wird noch sehr lange „außer Atem kommen“, wer „keine Größe 48 mehr tragen müssen“ will, wird noch sehr lange Übergrößenläden besuchen. Wer dagegen „in Größe 42 passen“ will, hat gute Aussichten, eines Tages genau diese Kleidergröße zu tragen.

Frei von Fallen...

Achten Sie darauf, dass sie sich mit Ihrer Zielformulierung nicht selbst sabotieren. „Ich möchte wieder schlank und schön sein" ist schlicht ungeeignet. Was schlank und schön ist, ist für jeden etwas anderes und auch für Sie selbst eine Frage der Tagesverfassung. Wer gut drauf ist und sich in seiner Haut wohl fühlt, bekommt auch mit 20 Kilo Übergewicht mehr Komplimente über sein Aussehen als jemand, der an der unteren Grenze des so genannten Normalgewichts herumhungert und ständig mit sich selbst unzufrieden ist. Bei einer derartigen Zielformulierung ist das Scheitern also vorprogrammiert.

Vorsicht vor Selbstsabotage!

Das gleiche gilt für alle Ziele, deren Erreichung vom Verhalten anderer abhängig ist. Wenn Sie abnehmen wollen, bis Ihre Mutter mit Ihrer Figur zufrieden ist, können Sie es ebenso gut gleich bleiben lassen. Wenn ein Gespräch mit Ihrer Mutter

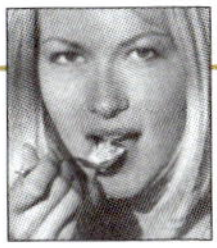

Weibliche Formen

Vielleicht wiegen Sie gar nicht zuviel – Ihr BMI liegt im normalen Bereich – sondern es stört Sie hauptsächlich, wie sich die Kilos auf ihrem Körper verteilen?

Auch Sabine M. war in erster Linie mit ihren Proportionen unzufrieden. Wie die meisten Frauen setzte sie Speck vor allem an Oberschenkeln, Po und Hüften an. Gelang es ihr, sich mühsam einige Kilos herunter zu hungern, verlor sie diese aber scheinbar immer nur an Brust und Oberkörper, also genau den Stellen, an denen sie eigentlich gar nicht abnehmen wollte. Sabine M. war so unzufrieden mit ihren Rundungen, dass sie bereits mit dem Gedanken gespielt hatte, ihre Reiterhosen durch eine chirurgische Fettabsaugung loszuwerden. Ihr Arzt redete ihr das erfolgreich aus. Stattdessen erfuhr sie: Wo sich das Fett im Körper sammelt, ist genetisch festgelegt. Durch Sport und gezielte Gymnastik lassen sich aber Muskeln aufbauen und die entsprechenden Körperregionen straffen und auch leicht formen. Auch Massagen und Wechselduschen tragen dazu bei, dass sich das Gewebe besser anfühlt und schöner aussieht. Sabine M. begann damit, sich und ihrem Körper auf diese Weise gut zu tun. Zwei- bis dreimal in der Woche lief sie locker und ohne dabei in Leistungsdruck zu verfallen eine halbe Stunde durch den Park. Beim Duschen behandelte sie ihre Problemzonen mit einem Massagehandschuh und massierte sie danach mit ihrem Lieblingsöl ein. Hin und wieder schenkte sie sich selbst einen Termin für eine Lymphdrainage. Durch die liebevolle Beschäftigung mit ihrem Körper gewann sie ihr positiveres Verhältnis zu ihm zurück – und zu ihren runden Formen konnte sie nun weit besser stehen.

Ihr Ziel muss von Ihnen kommen...

Ihr Problembewusstsein geweckt und Sie dazu gebracht hat, Ihr Leben ab sofort mit weniger Speck zu verbringen, ist das wunderbar. Ihr Ziel sollte dennoch von Ihnen kommen und bei Ihnen liegen.

Das Gleiche gilt für Ziele wie „… bis mein Freund wieder zu mir zurückkehrt". Was machen Sie, wenn er wirklich wieder zu Ihnen zurückkehrt, wenn Sie 20 Kilo leichter sind, aber nach zwei Minuten feststellt, dass Sie ihm eigentlich mit mehr Speck auf den Rippen besser gefallen haben? Geben Sie Ihr herrliches neues Leben nach dem Speck dann umgehend wieder auf? – Was machen Sie, wenn er nie wieder zu Ihnen zurückkehrt? Hungern Sie sich dann zu Tode? – Was machen Sie, wenn Sie im Zuge der Veränderung Ihrer Lebensweise eines Tages feststellen, dass Sie diesen Sofahelden, der Sport nur auf dem Fernsehschirm erlebt, ohnehin nicht mehr erstrebenswert finden? Sie sehen, es gibt unendlich viele Gründe, warum Ihre Ziele aus Ihnen heraus kommen und objektiv überprüfbar sein sollten, wollen Sie damit auch nur die geringste Aussicht auf Erfolg haben.

… und Hintertürchen

... und auch bei Ihnen liegen, nicht bei anderen.

Aber vielleicht wollen Sie diesen Erfolg gar nicht wirklich? „Ich wäre ja so gern wieder so schlank wie damals, … aber das schaffe ich eh nicht." Wenn Sie mit diesem Nachsatz liebäugeln, sind alle Voraussetzungen gegeben, dass Sie es tatsächlich nicht schaffen. Davor bewahrt Sie auch nicht das „nicht" am Schluss des Satzes, das ja eigentlich dafür sorgen sollte, dass Ihr Unbewusstes „aber das schaffe ich eh" aufnimmt. Nein, der Tonfall, die Resignation in dem Satz wird dafür sorgen, dass Sie es tatsächlich nicht schaffen, weil Sie es sich nicht zutrauen.

So ein Hintertürchen kann auch darin bestehen, dass Sie den Erfolg Ihrer Selbstveränderung von der Unterstützung durch einen anderen Menschen abhängig machen. „Ich werde so lange Speck abbauen, bis ich wieder in meine Lieblingshose passe, … aber nur, wenn Paul ins Fitnesscenter mitkommt" ist ein wunderbares Beispiel. Was hat Pauls oder wessen Fitness auch immer mit Ihrem neuen Leben zu tun? Sie haben schlicht nicht das Recht, einem anderen die Verantwortung dafür anzuhängen, dass Sie Ihr Ziel erreichen. Solche Verquickungen kommen im Berufsleben in großen Unternehmen leider immer wieder vor. In Ihrem privatesten Bereich haben sie nichts verloren.

Wenn Sie sich bei solchen Nachsätzen ertappen, gehen Sie zurück zu Ihrer Auflistung all der Vorteile, die Ihnen Ihr Speck bringt. Gibt es hier vielleicht einen, der Ihre Pläne nachhaltig sabotiert? Dann bleibt Ihnen nichts anderes, als bei sich selbst Überzeugungsarbeit zu leisten. Sammeln Sie Argumente, die diesen heimlichen Saboteur entkräften. Erst wenn Ihr Unbewusstes wirklich überzeugt ist, dass Sie es wollen und schaffen, werden Sie Ihr Ziel erreichen.

Bleiben Sie realistisch

Ihre Zielformulierung wird nur dann greifen, wenn Sie sich tatsächlich vorstellen können, dass Ihr Ziel erreichbar ist. Berücksichtigen Sie also Veränderungen Ihrer Lebensweise und Ihrer Aufgaben, ehe Sie sich das Ziel setzen, wieder die Twiggy-Figur aus Ihrer Verlobungszeit zu erreichen – und werfen Sie vielleicht einen Blick auf die BMI-Tabelle *auf Seite 54:* Gehören Sie mit diesem Gewicht vielleicht bereits zu den Untergewichtigen? (Ehe Sie sich vornehmen, eine Twiggy-Figur zu erreichen, die Sie noch nie hatten, lesen Sie vielleicht das hinreißende Kinderbuch „Patapuf und Filifer" von André Maurois und überlegen Sie dann neu, ob Twiggy wirklich Ihr Vorbild ist.) Wenn Ihnen „Twiggy-Figur" nichts sagt (Sie Glückliche/r!), ersetzen Sie den Namen durch den irgendeines hyperschlanken Vorbilds, das Sie kennen.

Nur ein realistisches Ziel kann auch tatsächlich erreicht werden.

Kein Zeitdruck

Ganz wichtig: Lassen Sie bei der Zielformulierung den Faktor Zeit aus dem Spiel. Sie müssen das Steinzeitprogramm Ihres Körpers überlisten, und dabei ist die Zeit Ihr wichtigster Verbündeter. Zielformulierungen wie „Ich möchte in zwei Monaten wieder in meine Lieblingshose hineinpassen" sind nur dann in Ordnung, wenn Sie von dem Gewicht, das Ihnen das erlaubt, nicht mehr als vier Kilo trennen, genauer: nicht mehr als ein halbes Kilo pro Woche. Nur dann haben Sie eine realistische Chance, diese Kilos dauerhaft zu verlieren. Setzen Sie sich einen engeren Zeitplan, so setzt sofort der Sparkurs Ihres Körpers ein und Sie werden ganz im Gegenteil bald mehr als diese vier Kilos zunehmen. Mit dem Zeitfaktor verlassen wir den rein subjektiven Anteil an Ihrer Zielformulierung und kommen in den Bereich der Empfehlungen von Fachleuten, der Normen und Richtlinien.

Normal- und Idealgewicht

Apfel- oder Birnentyp?

Mit Apfel- oder Birnentyp bezeichnen Experten zwei unterschiedliche Formen der Körperfettverteilung. Beim Apfeltyp (androider Typ) sammeln sich die Fettpolster vor allem um die Körpermitte an. Diese Fettverteilung ist typisch für Männer (der berühmte „Bierbauch"). Beim Birnentyp (gynoider Typ) entspricht das optische Erscheinungsbild eher dem einer Birne: schmälere Taille, dafür aber Speckpolster an Hüften, Po und Oberschenkeln. Die unterschiedliche Fettverteilung ist übrigens nicht nur ein kosmetisches Problem. Untersuchungen haben gezeigt, dass die Fettansammlung im Bauchraum (Apfeltyp) gesundheitlich viel bedenklicher ist als jene in den unteren Regionen (Birnentyp). Ein dicker Bauch bedeutet ein höheres Risiko für Diabetes, Bluthochdruck, Fettstoffwechselstörungen oder Arteriosklerose als runde Hüften.

Übrigens: Nicht alle Männer gehören dem Apfeltyp und nicht alle Frauen dem Birnentyp an. Etwa 20 Prozent der Frauen lagern ihr Fett eher im Bauchraum ab – und haben damit ebenfalls ein erhöhtes Risiko für die oben genannten Erkrankungen. Es gibt auch Personen, die keiner der beiden Gruppen zuordenbar sind (unspezifische Fettverteilung).

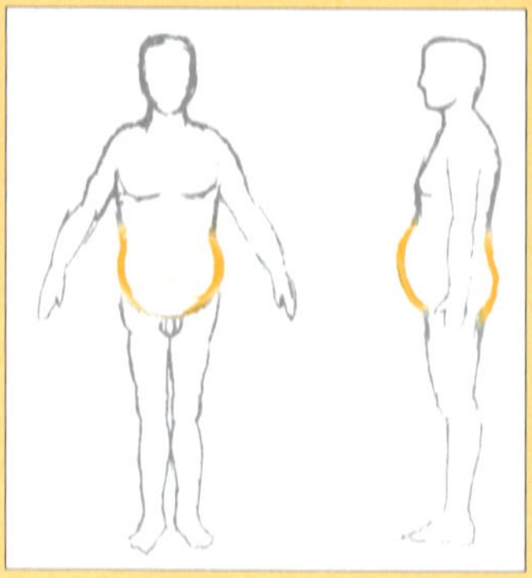

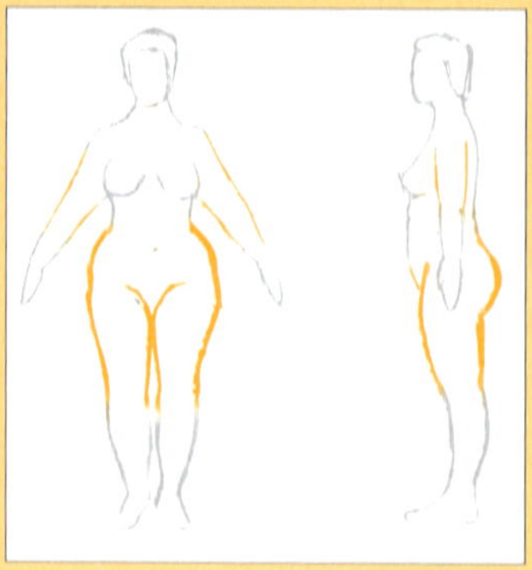

Der kleine Unterschied bei der Fettverteilung

Typ Apfel: Das starke Geschlecht wird vor allem um die Leibesmitte kugelrund.
Typ Birne: Fettpölsterchen und Speckröllchen an Hüften, Gesäß und Oberschenkeln machen besonders Frauen zu schaffen.

Was normal ist, bestimmt die breite Masse. Eine Normalverteilungskurve ist mathematisch definiert und sieht ungefähr aus wie der Zuckerhut. Auch beim Gewicht gibt es den Begriff dessen, was normal ist. Dass dieser Begriff wandelbar ist, liegt auf der Hand: Wenn die Zahl der Übergewichtigen weiter so steigt wie bisher, wird irgendwann etwas, was heute als Übergewicht gilt, ganz normal sein. Der Begriff Normalgewicht sagt also überhaupt nichts über gesund oder nicht gesund aus, sondern lediglich darüber, ob jemand mehr oder weniger wiegt als der Durchschnitt einer Vergleichsmenge – plus/minus einer gewissen Toleranzgrenze. Beim Thema Gewicht sind das in der Regel zehn Prozent.

Broca und das Normalgewicht

Die ältesten Messungen von Gewicht und Körpergröße einer größeren Zahl von Menschen nahm bereits im 19. Jahrhundert der französische Arzt Broca an Soldaten vor. Er stellte fest, dass diese im Schnitt so viel wogen, wie sie größer waren als einen Meter. Diese Information hätte man mit einem Schulterzucken abtun können, denn sie beschreibt einen statistischen Mittelwert für einen willkürlich ausgewählten Teil der männlichen französischen Bevölkerung im 19. Jahrhundert. Darüber, ob diese Menschen unterernährt oder übertrainiert oder überhaupt gesund waren, sagt dieser Mittelwert nichts aus.

Der Begriff des Normalgewichts stammt aus dem 19. Jahrhundert.

Das Schulterzucken unterblieb. Stattdessen wurde Brocas Beobachtung mit der Behauptung verbunden, Gewicht und Gesundheit hängen direkt proportional zusammen. Der Begriff des Idealgewichts formierte sich.

Amerikanische Lebensversicherungsdaten und das Idealgewicht

Sie kennen sie wahrscheinlich von der Waage in der Sauna oder im Schwimmbad: Die Tabellen, die Ihnen mitteilen, wie viel Sie wiegen dürfen, wenn Sie so groß sind, wie Sie eben sind. Doch nur die wenigsten Menschen wissen, woher die Zahlen stammen, die in diesen Tabellen zu finden sind. Sie stammen aus den Statistiken nordamerikanischer Lebensversicherungen der Zwischenkriegszeit. Damals konnten sich nur bestimmte Menschen überhaupt eine Lebensversicherung leisten. Es waren vor allem hochgewachsene Weiße des skandinavischen Typs, mehrheitlich schlanke Männer (Sie wissen schon: der Typ schlaksige Bohnenstange, kann so viel essen, wie er will, und nimmt nie zu). Sie gaben einmal ihr Gewicht an, nämlich beim Abschluss der Versicherung, und aus diesen Angaben und den Sterbedaten dieser Menschen schlossen Wissenschafter messerscharf, dass die, die am längsten gelebt hatten, die besten gesundheitlichen Voraussetzungen mitgebracht hatten. Sie nahmen Körpergröße und Gewicht dieser Menschen zum Maßstab und erstellten daraus ihre Tabellen für ein gesundes Gewicht pro Körpergröße. Das so genannte Idealgewicht war geboren: bei Männern Normalgewicht minus 10 Prozent, bei Frauen Normalgewicht minus 15 Prozent.

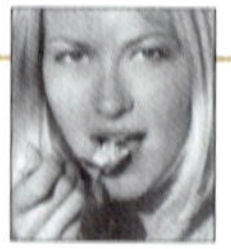

Magersucht

Sabine M. hatte einen BMI, der im oberen Drittel des Normalbereichs lag. Auch ihr Taillenumfang lag unter der 80-Zentimeter-Grenze. Aus gesundheitlichen Gründen musste sie also nicht abnehmen. Trotz dieser objektiven Tatsache fühlte sie sich aber einfach zu dick.

Ihre Kolleginnen waren rank und schlank, sie selbst kam sich daneben immer unförmig und richtig fett vor. Als ihr eine Freundin sagte, sie müsse aufpassen, durch dieses verzerrte Selbstbild nicht irgendwann magersüchtig zu werden, fand sie das zunächst völlig abwegig. Aber als sie eine Weile darüber nachgedacht hatte, musste sie sich eingestehen, dass diese Einschätzung vermutlich gar nicht so falsch war. Sie bemühte sich daher wirklich darum, die Gründe für ihre Unzufriedenheit zu erkennen. Weshalb fühlte sie sich nicht wohl in ihrer Haut, weshalb war sie so anfällig für diese überzogenen Schönheitsideale? Sie dachte darüber nach, ob es nicht vielleicht andere Bereiche in ihrem Leben gab, die sie gerne ändern würde. Wo sonst noch war sie allzu leicht bereit, sich nach den Erwartungen und Ansprüchen ihrer Umgebung zu richten? Wo überall wäre es an der Zeit, endlich einmal Nein zu sagen? Ihr fiel sofort sowohl im Privat- als auch im Berufsleben eine ganze Reihe von Beispielen ein. Ihre Gewichtsprobleme in diesem Zusammenhang zu sehen machte es ihr leichter, sich dort, wo es nötig war, abzugrenzen und gegen den Schlankheitswahn ihrer Umgebung zur Wehr zu setzen.

Diese Sache hatte einige Schönheitsfehler: Die individuelle Entwicklung des Gewichts einer Person im Laufe des Lebens blieb in den Versicherungsstatistiken ebenso unberücksichtigt wie mögliche Fehlangaben. Im Gegenteil! Wer diesem Größen-Gewichts-Verhältnis entsprach, der bekam den Vertrag zu etwas günstigeren Bedingungen als jemand, der beim Abschluss der Versicherung mehr wog als diese Referenzgruppe.

Klar, dass jeder sein Gewicht etwas niedriger angab, als es de facto war, und die Statistik auf diese Weise zusätzlich verfälschte. Kein Wunder also, dass diese Tabellen bald in Misskredit gerieten.

Der Body-Mass-Index

Mit Normal- und Idealgewichtstabellen waren immer weniger Menschen glücklich. Konstitution, Typ, Alter, Lebensweise und ähnliche Faktoren wurden darin zu wenig berücksichtigt, die Rechnung „Wer bei einer Körpergröße von 1,70 Meter 80 Kilo wiegt ist ungesünder als jemand, der bei der gleichen Körpergröße nur 63 Kilo wiegt“ war denn doch zu simpel.

Für die Bestimmung des optimalen Gewichtsbereichs wird heute der BMI berechnet.

Was ist der BMI?

Heute wird zur Bestimmung des optimalen Gewichtsbereiches der BMI (Body-Mass-Index) berechnet.

Die Formel dafür ist:

$$\frac{\text{Körpergewicht (in kg)}}{\text{Körpergröße (in m) zum Quadrat}}$$

Sie sind 1,72 m groß und wiegen 81 kg?
1. Schritt: 1,72 x 1,72 = 2,9584
2. Schritt: 81 : 2,9584 = 27,4
Ihr BMI liegt bei 27,4.
Wenn Ihnen die Rechnerei zu mühsam ist, werfen Sie einen Blick in die Tabelle auf Seite 54. Ab einem BMI von 30 wird es kritisch.

Es wurde ein neuer Berechnungsmodus erfunden, der das Körpergewicht ins Verhältnis zum Quadrat der Körpergröße setzt: der Body-Mass-Index, kurz BMI. Die Einheit (Kilogramm pro Quadratmeter) wird meist unterschlagen. Die Berechnungsformel finden Sie *auf Seite 53*.

Normal ist bei jungen Frauen ein BMI von 19 bis 25, bei jungen Männern ein BMI von 20 bis 24, von Übergewicht spricht man bei einem BMI bis 30, bis 40 ist die Rede von Adipositas (Fettsucht) und bei einem BMI über 40 lautet die Diagnose mas-

FINDEN SIE IHREN BMI

Gewicht in kg / Größe in Meter	1,60	1,62	1,64	1,66	1,68	1,70	1,72	1,74	1,76	1,78	1,80,	1,82	1,84	1,86	1,88	1,90
120	47	46	45	44	43	42	41	40	39	38	37	36	35	35	34	33
118	46	45	44	43	42	41	40	39	38	37	36	36	35	34	33	33
116	45	44	43	42	41	40	39	38	37	37	36	35	34	34	33	32
114	45	44	42	41	40	40	39	38	37	36	35	34	34	33	32	32
112	44	43	42	41	40	39	38	37	36	35	35	34	33	32	32	31
110	43	42	41	40	39	38	37	36	36	35	34	33	33	32	31	30
108	42	41	40	39	38	37	37	36	35	34	33	33	32	31	31	30
106	41	40	39	38	38	37	36	35	34	33	33	32	31	31	30	29
104	41	40	39	38	37	36	35	34	34	33	32	31	31	30	29	29
102	40	39	38	37	36	35	34	34	33	32	31	31	30	29	29	28
100	39	38	37	36	35	35	34	33	32	32	31	30	30	29	28	28
98	38	37	36	36	35	34	33	33	32	31	30	30	29	28	28	27
96	37	37	36	35	34	33	32	32	31	30	30	29	28	28	27	27
94	37	36	35	34	33	33	32	31	30	30	29	28	28	27	27	26
92	36	35	34	33	33	32	31	30	30	29	28	28	27	27	26	25
90	35	34	33	33	32	31	30	30	29	28	28	27	27	26	25	25
88	34	34	33	32	31	30	30	29	28	28	27	27	26	25	25	24
86	34	33	32	31	30	30	29	28	28	27	27	26	25	25	24	24
84	33	32	31	30	30	29	28	28	27	27	26	25	25	24	24	23
82	32	31	30	30	29	28	28	27	26	26	25	25	24	24	23	23
80	31	30	30	29	28	28	27	26	26	25	25	24	24	23	23	22
78	330	30	29	28	28	27	26	26	25	25	24	24	23	23	22	22
76	30	29	28	28	27	26	26	25	25	24	23	23	22	22	22	21
74	29	28	28	27	26	26	25	24	24	23	23	22	22	21	21	20
72	28	27	27	26	26	25	24	24	23	23	22	22	21	21	20	20
70	27	27	26	25	25	24	24	23	23	22	22	21	21	20	20	19
68	27	26	25	25	24	24	23	22	22	21	21	21	20	20	19	19
66	26	25	25	24	23	23	22	22	21	21	20	20	19	19	19	18
64	25	24	24	23	23	22	22	21	21	20	20	19	19	18	18	18
62	24	24	23	22	22	21	21	20	20	20	19	19	18	18	18	17
60	23	23	22	22	21	21	20	20	19	19	19	18	18	17	17	17
58	23	22	22	21	21	20	20	19	19	18	18	18	17	17	16	16
56	22	21	21	20	20	19	19	18	18	18	17	17	17	16	16	16
54	21	21	20	20	19	19	18	18	17	17	17	16	16	16	15	15
52	20	20	19	19	18	18	18	17	17	16	16	16	15	15	15	14
50	20	19	19	18	18	17	17	17	16	16	15	15	15	14	14	14

Mit dieser Tabelle finden Sie rasch Ihren BMI, ohne lang umständlich rechnen zu müssen.

Quelle: Hauner – Leichter durchs Leben, Trias – Georg Thieme Verlag

Über 40: Alarmstufe rot!
Sie haben starkes Übergewicht und müssen unbedingt abnehmen.

31–39: Vorsicht!
Sie haben deutliches Übergewicht und sollten abnehmen.

25–30 bei Männern, 26–30 bei Frauen: leichtes Übergewicht, gerade noch akzeptabel. Bei zusätzlichen Risikofaktoren wie Bluthochdruck, Diabetes oder Gicht müssen Sie Ihr Gewicht reduzieren.

19–25 bei Frauen, 20–24 bei Männern: Wunderbar – Sie können zufrieden sein. Ihr BMI liegt im idealen Bereich, keine Gewichtsabnahme notwendig.

Unter 19:
Bei Frauen unter 18 Jahren normal. Bei Erwachsenen Achtung:
zu geringes Gewicht und damit Gefahr von Magersucht.

sive Adipositas. Die gute Nachricht: Bei dem, was „normal“ und „übergewichtig“ ist, wird auch das Alter berücksichtigt. Eine Neunzehnjährige ist demnach mit einem BMI von 19,5 „normalgewichtig“, während eine Siebzigjährige noch mit einem BMI von 27,7 als „normalgewichtig“ gilt.

> ! **Bevor Sie sich ans Abnehmen machen, erst den BMI berechnen.**

Gewicht ist nicht gleich Gewicht

Wie viel Gewicht gesund ist, ist für jeden Menschen unterschiedlich. Denken Sie nur an die unterschiedlichen Gewichtsklassen von Schwerathleten. Alle erbringen beeindruckende körperliche Leistungen und die schwersten Hanteln werden von jenen Athleten gestemmt, gestoßen oder gerissen, die selbst das größte Gewicht mitbringen. Ein direkter Kausalbezug zwischen der Körpergröße, dem Gewicht und tatsächlicher Gesundheit – nach dem Motto: Nur wer bei einer Körpergröße x ein Gewicht von y hat, ist gesund – ist aber mehr als fragwürdig.

Vielleicht wiegen Sie derzeit so viel wie einer dieser Leistungssportler. Doch Ihr Gewicht unterscheidet sich von seinem vermutlich ganz erheblich, auch wenn die Waage bei Ihnen beiden das Gleiche anzeigt: Sie tragen vermutlich weniger Muskeln und mehr Speck mit sich herum als er.

Mit diesem Hinweis sollen keineswegs all jene Statistiken ad absurdum geführt werden, die Krank-

Wo ist Speck gesundheitsschädigend?

Das Risiko von Zivilisationskrankheiten, so haben Ärzte festgestellt, ist umso höher, je dichter der Speck am Herzen sitzt. Wissenschaftlich ausgedrückt, sagt das Verhältnis Ihres Taillenumfangs zu Ihrem Hüftumfang etwas darüber aus, wie gefährlich Ihr Speck möglicherweise für Sie werden kann.
Messen Sie einmal nach: Wenn Sie eine Frau sind und Ihr Taillenumfang 100 cm beträgt, Ihr Hüftumfang aber 120 cm, liegen Sie im Bereich der gynoiden Adipositas. Das heißt: Sie sind ein perfekter Birnentyp und tragen theoretisch kein erhöhtes Gesundheitsrisiko mit sich herum. Das ist die gute Nachricht. Belastungsabhängige Gelenkserkrankungen werden Sie allerdings früher oder später zu spüren bekommen.

heiten, Todesursachen und Leiden wie Abnutzungserscheinungen der Gelenke mit Gewicht in Zusammenhang bringen. Nein, dieser Hinweis will etwas ganz anderes: Sie vom Glauben an Listen und Normen befreien. Sie selbst wissen, bei welchem Gewicht Sie gesund sind und sich wohl fühlen. Ganz gleich, welche Tabelle Sie mit diesem Gewicht in welche Gewichtskategorie einordnet. Für Ihre Gesundheit sind Sie selbst verantwortlich. Sonst niemand.

Gewichtsverlust in Etappen

Nicht nur das Wie-lange, sondern auch das Wie-viel ist bei der Gewichtsabnahme entscheidend. Nehmen Sie in jeder Etappe nicht mehr als 5 bis 10 Prozent Ihres Ausgangs-Körpergewichtes ab. Gerade wenn Sie zu den stärker übergewichtigen Personen gehören, ist eine höhere Gewichtsreduktion auf einmal unrealistisch. Bei einem BMI deutlich über 30 sind 5 Prozent pro Etappe ausreichend. Der Körper benötigt zwischendurch Zeit, um sich auf sein neues Gewicht einzustellen. Auch Sie selbst sollten sich langsam an das neue Körpergefühl gewöhnen.

Danach versuchen Sie eine Weile (einige Wochen oder auch ein paar Monate) das reduzierte Gewicht zu halten. Erst wenn das gut funktioniert, machen Sie weiter. Das nächste Ziel liegt wiederum nicht mehr als 10 Prozent unter Ihrem neuen Gewicht.

Ihr persönliches Wohlfühlgewicht

Angenommen, Sie haben Ihren BMI berechnet und sind bei einer Zahl über 30 gelandet, müssen Sie nun abnehmen bis zum Normalgewicht? Wenn Sie den Erfahrungswert „zwei Kilo pro Monat, mehr nicht" zu Grunde legen, bedeutet das eine Gewichtsreduktion von wie vielen Monaten? – Keine Angst! Sie bekommen Hilfe von unerwarteter Seite: Der deutsche Adipositas-Spezialist Dr. Hans Hauner rät, in dieser Situation nur etwa 10 bis 15 Kilo zu verlieren. Dann ist der BMI immer noch nicht im normalen, sondern im übergewichtigen Bereich, aber für Ihre Gesundheit ist dieser Gewichtsverlust ein spürbarer Gewinn.

Ihr persönlicher Zeitplan

Damit Ihr Leben nach dem Speck in greifbare Nähe rückt, werden Sie jetzt konkret. Sie erstellen Ihren ganz persönlichen Abspeckplan. Schreiben Sie auf, wieviel Sie insgesamt abnehmen möchten. Multiplizieren Sie diese Zahl mit 2, so erhalten Sie die Anzahl der Wochen, die sie dafür veranschlagen sollten, wenn Sie mit einem halben Kilo Gewichtsabnahme pro

Woche rechnen. Dann markieren Sie am Kalender den Zeitpunkt, an dem Sie Ihr Ziel in Kilos erreicht haben wollen.

Beispiel: Sie wollen 15 Kilo abnehmen, heute ist Montag, der 6. Oktober. 15 x 2 = 30 Wochen. 30 Wochen vom 6. Oktober weg liegt der 5. Mai. Bis zu diesem Datum wollen Sie Ihr Gewicht um 15 Kilo verringert haben. Wenn Sie jede Woche im Durchschnitt ein halbes Kilo abnehmen, bedeutet das ein Kilo alle zwei Wochen. Das heißt, bis zum 3. November wollen Sie zwei Kilo abgenommen haben, bis zum 1. Dezember vier Kilo usw.

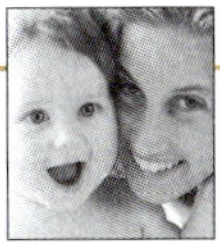

Nicht zu schnell abnehmen

Eine Gewichtsabnahme von einem halben bis maximal einem Kilo innerhalb einer Woche ist ideal. Wenn Sie schneller abnehmen, besteht die Gefahr, dass Sie zu viel Wasser und Muskelgewebe, aber zu wenig Fettgewebe verlieren *(➜ Seite 36)*.

Ein halbes Kilo Fettgewebe entspricht 3500 Kalorien! Um so viel loszuwerden, müssen Sie in einer Woche genau diese 3500 Kalorien einsparen oder durch zusätzliche Bewegung verbrennen. Macht 500 Kalorien pro Tag.

Sie wollen 9 Kilo abnehmen, und zwar ein halbes Kilo pro Woche? Das bedeutet, sie benötigen dafür 18 Wochen. Je mehr Gewicht Sie loswerden möchten, umso länger dauert es, bis Sie Ihr Wunschgewicht erreichen.

Das ist unglaublich wenig, wenn Sie täglich auf die Waage steigen. Denn Gewichtsschwankungen von rund einem Kilo sind ganz normal und auf unterschiedliche Mengen an Wasser zurückzuführen, die Ihr Körper gerade gespeichert hat. Lassen Sie sich also nicht von der Waage verrückt machen.

Auf dem Weg zum Maßnahmenplan

Mit dem Zeitplan ist der erste Teil dieser Vorbereitungsphase abgeschlossen. Der zweite Teil ist bereits die erste Übung in Disziplin. Sie führen nämlich ab sofort ein Bewegungs- und ein Ernährungsprotokoll.

Bewegung und Ernährung sind die beiden Hebel, an denen Sie ansetzen können, um Ihren Speck loszuwerden. Wie viel Sie ändern müssen, können Sie nur sagen, wenn Sie wissen, wie sich Ihr persönlicher Kalorienhaushalt je Tag jetzt zusammensetzt: wie viel Sie essen und wie viel Sie sich bewegen. Ausgehend von diesen erhobenen Werten können Sie sich ganz leicht ausrechnen, wie Sie ein halbes Kilo pro Woche abnehmen:

„Versteckte" Kalorien lassen sich am besten durch ein Ernährungsprotokoll aufspüren.

Ein Kilo Speck (Körperfettgewebe) enthält rund 7000 Kalorien – pro Woche sind es also 3500 Kalorien, die Sie einsparen müssen, pro Tag also 500 Kalorien. Wenn Sie sich Ihre derzeitigen Ess- und Ernährungsgewohnheiten anschauen, fallen Ihnen vielleicht spontan vergnügliche oder lustvolle Möglichkeiten ein, diese 500 Kalorien am Tag weniger zu essen oder mehr zu verbrauchen. Doch dafür müssen Sie erst einmal Protokoll führen.

> **! Jedes Keks, jedes Bonbon, das Sie verspeisen, muss ins Ernährungsprotokoll.**

Denken Sie wieder an die Firma, in der Change Management auf dem Programm steht. Was ist bei jeder Form von Management der erste Schritt? Richtig: die Erhebung des Ist-Zustandes. Früher sagte man Status quo dazu. Sie verwenden dazu ein Ernährungsprotokoll, und, da Sie Ihre Kalorienbilanz auf zwei Wegen wieder ins Gleichgewicht bringen wollen, auch ein Bewegungsprotokoll. Das Bewegungsprotokoll können Sie ganz leicht nach den Angaben für das Ernährungsprotokoll selbst aufstellen.

Ihr Ess- und Trinkprotokoll

Ein Ess- und Trinkprotokoll ist ein Formular, in das Sie eintragen,

- was Sie essen,
- wie viel Sie essen,
- warum Sie essen.

Das Aufschreiben erleichtert das Auffinden von Ernährungsfehlern.

Dieses Protokoll dient dazu, um Ihre derzeitigen Essgewohnheiten zu beschreiben. Auch wenn Sie nun denken: „Blödsinn! Ich kenne meine Essgewohnheiten, die brauch' ich nicht extra aufzuschreiben", sollten Sie einen Versuch wagen. Die Erfahrung zeigt nämlich, dass vieles unbewusst abläuft. Lebensmittel, die Sie beispielsweise zwischendurch im Stehen oder Gehen essen, registriert Ihr Gehirn kaum. Müssten Sie sich abends daran erinnern, würden Ihnen wahrscheinlich viele solcher „Bissen“ überhaupt nicht mehr einfallen. Oder das Eckerl Cremeschnitte vom Teller Ihrer Tochter fällt nun wirklich nicht ins Gewicht (denken Sie). Dazu noch das halbe Glas Rotwein zum Abendessen („zählt praktisch nicht“). Und beim Kochen haben Sie die Rahmsoße zweimal abschmecken müssen, bis es endlich gepasst hat, macht in Summe zwei Kaffeelöffel („kaum erwähnenswert“). Und ob das alles erwähnenswert ist, denn die vielen kleinen Bissen summieren sich über den Tag!

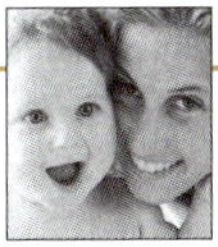

Gewissenhaft notieren

Die vielen kleinen Häppchen zwischendurch gewöhnte Karin S. sich ab, indem sie, bevor sie sich überhaupt ans Abnehmen machte, eine Woche lang ein Ernährungsprotokoll führte. Sie legte Heft und Stift griffbereit an eine zentrale Stelle und vermerkte jede Ecke, die sie beiläufig von einer Brotscheibe abbrach, jedes Bonbon und jeden Löffel Grießbrei gewissenhaft darin. Mit einer Kalorientabelle bewaffnet, nahm sie sich nach Ablauf der Woche einen Abend für die Auswertung Zeit. Und das Ergebnis zeigte, dass nahezu die Hälfte aller Kalorien, die sie täglich zu sich nahm, aus diesen Naschereien stammte.
Als Konsequenz aus dieser Erkenntnis verkniff sie sich fortan die meisten dieser Happen zwischendurch. Kam sie an einem Leckerbissen doch einmal nicht vorbei, gewöhnte sie sich an, sich für diesen, und sei er noch so klein, einen Teller zu holen und sich damit an den Tisch zu setzen.

Es ist also während der Protokollführung sehr wichtig, dass Sie wirklich alles aufschreiben. Als Faustregel gilt: Notieren Sie alles, was in den Mund hineinkommt und nicht wieder heraus. Einen Kaugummi müssen Sie also nicht protokollieren.

Sie müssen Ihr Protokoll niemandem zeigen. Oft reicht es aus, wenn Sie sich das Notierte selbst nach ein paar Tagen in Ruhe durchlesen. Vielleicht kommen Sie drauf, dass Sie zu den unkontrollierten Zwischendurchessern gehören, es war Ihnen bisher nur nicht bewusst. Oder Sie essen nur zweimal am Tag, dann aber große, gehaltvolle Portionen, und haben Probleme das Essen zu beenden. Möglicherweise trinken Sie gewohnheitsmäßig kalorienreiche Getränke wie Limonaden, Fruchtnektar oder Ähnliches in großer Menge und haben die Kalorienzufuhr dadurch bisher unterschätzt.

Erst wenn Sie wissen, wie oft Sie wo zuschlagen, können Sie später feststellen, ob Sie Ihre Gewohnheiten tatsächlich verändert haben! Wiederholen Sie daher nach einigen Wochen das Ess- und Trinkprotokoll und vergleichen Sie es mit dem ersten.

So führen Sie ein gutes Ess- und Trinkprotokoll

☞ Schreiben Sie fünf oder sieben Tage lang mit. Auf jeden Fall sollte ein Wochenende oder ein Feiertag dabei sein. Erfahrungsgemäß verändert sich das Essverhalten an freien Tagen, weil auch der Tagesrhythmus ein anderer ist.

☞ Kaufen Sie sich ein liniertes, kleines Heft, das Sie wie im Beispiel auf Seite 62 in vier Spalten einteilen. Sie sollten das Heft bequem einstecken oder zusammenfalten können.

☞ Wiegen Sie sich am ersten und am letzten Tag. Am besten morgens nach dem Aufstehen, nüchtern, ohne Kleidung, nach dem Toilettengang. Tragen Sie Ihr Gewicht in das Protokoll ein.

☞ Schreiben Sie alles, was Sie essen und trinken, sofort in das Protokoll ein, nicht erst am Abend nachtragen! Glauben Sie uns: An vieles können Sie sich zu diesem Zeitpunkt einfach nicht mehr erinnern.

☞ Ändern Sie während der Tage, an denen Sie das Protokoll führen, Ihre Ess- und Trinkgewohnheiten nicht bewusst.

☞ Vergessen Sie keinesfalls die Getränke. Schreiben Sie auch jedes Glas Leitungswasser auf.

☞ Je genauer Sie Lebensmittel beschreiben, was Sie essen und wie viel, desto aussagekräftiger ist das Protokoll am Ende.

☞ Markieren Sie jene Speisen und Getränke, die Sie besonders gerne mögen, mit einem farbigen Stift.

Grundumsatz

Ihr Körper benötigt für seine Stoffwechselvorgänge eine Mindestmenge an Energie. Selbst in völliger Ruhe schlägt Ihr Herz und pumpt das Blut durch die Gefäße, Ihre Nieren filtern das Blut, Ihre Leber entgiftet und legt Kohlenhydratspeicher an, Ihr Darm verdaut. Jene Kalorienmenge, die Ihr Körper unter definierten Bedingungen in völliger körperlicher Ruhe verbraucht, nennt man den Grundumsatz. Man kann ihn mit einer groben Faustregel berechnen:
Grundumsatz (Frauen) = 0,9 x Körpergewicht in Kilo x 24
Grundumsatz (Männer) = 1 x Körpergewicht in Kilo x 24
Frauen haben aufgrund ihrer geringeren Muskelmasse einen um 10 Prozent geringeren Grundumsatz als Männer. Es gibt einige Situationen, in denen der Grundumsatz erhöht ist: bei Fieber, während der Menstruation, bei Schilddrüsenüberfunktion oder in der Schwangerschaft und Stillzeit. Für Sie interessant ist sicher auch, dass der Grundumsatz im Schlaf oder bei längerem Fasten deutlich geringer ist. Wenn Sie abnehmen wollen, sollten Sie nur so viel essen, dass Ihr Grundumsatz gedeckt ist. Nicht mehr!

Leistungsumsatz

Zum Grundumsatz kommt noch der Kalorienverbrauch durch den Leistungsumsatz. Er ist jene Kalorienmenge, die Sie durch Bewegung jeglicher Art zusätzlich zum Grundumsatz verbrauchen. Dazu gehört nicht nur die Joggingrunde oder der Radausflug. Dazu zählt wirklich jede Bewegung: Vom Aufstehen aus dem Bett über die fünf Schritte zur Tür bis zum Hinunterdrücken der Türklinke. Selbst für die Fingergymnastik oder das Kaugummikauen sind Muskelbewegungen nötig, die Kalorien verbrennen, wenn auch nicht besonders viel.

Je nachdem, ob im Tagesdurchschnitt Ihre Aktivität sehr leicht, leicht, mäßig oder schwer ist, multiplizieren Sie Ihren nach der Formel im Kasten auf Seite 60 errechneten Grundumsatz mit 0.2, 0.3, 0.4 beziehungsweise 0.5. Dann haben Sie Ihren ungefähren Leistungsumsatz. Auf *Seite 125* finden Sie außerdem noch eine Liste mit sportlichen Aktivitäten (vom Gehen über Joggen bis zum Schwimmen) und die dafür ungefähr verbrauchten Kalorien. Wenn Sie Sport treiben, rechnen Sie aus, wie viel Kalorien Sie durch die 30 Joggingminuten oder die 20 Walkingminuten verbrauchen. Auch die zählen zu Ihrem Leistungsumsatz.

Lebensmittel und Getränke richtig beschreiben:

☞ Notieren Sie die Art des Lebensmittels.

☞ Benennen Sie Käse-, Wurst-, Fleisch- und Fischsorten genau (Emmentaler 45 % F.i.T., Krakauer, Rindfleisch/Filet, Scholle)

☞ Beschreiben Sie die Art der Zubereitung (gekocht, gebraten, paniert, gegrillt, gedünstet, roh...)

☞ Messen Sie Koch- und Streichfette unbedingt mit einem Tee- oder Esslöffel ab (Butter, Margarine, Öl, Schmalz). 1 gestrichener TL = 5 Gramm, 1 gestrichener EL = 10 Gramm

☞ Viele Lebensmittel können Sie in Haushaltsmaßen angeben: Teelöffel, Esslöffel, Tasse, flacher Suppenteller, ... Geben Sie an, ob die Löffel gestrichen oder gehäuft waren.

☞ Besorgen Sie sich eine Küchenwaage, mit der Sie die Lebensmittel abwiegen können. Sinnvoll ist, wenn Sie das ein-, zweimal machen, um ein Gefühl für Ihre persönlichen Portionsgrößen zu bekommen. Sie müssen nicht jeden Bissen abwiegen. Das führt nur dazu, dass Sie früher als geplant mit der Protokollführung aufhören.

☞ Bei abgepackten Lebensmitteln geben Sie in Gramm an, wie viel Sie davon verputzt haben (Jogurt, Fertigpizza…)

Ess- und Trinkprotokoll

Richtig: Alles aufschreiben und zwar sofort! Nur dann macht das Protokollieren Sinn.

Wann	Was	Wieviel	Warum
7 Uhr 30	1 Tasse Kaffee Milch, 3,6 % Fett Zucker Mischbrot hell Butter Honig Multivitaminsaft gespritzt mit Mineral	ca. 150 ml 2 KL 1,5 KL 1 dünne Scheibe 2 TL 1 TL ¼ l	Frühstück, Gewohnheit, zu zweit
10 Uhr	Jogurt natur, 1 Becher, 3,6 % Fett Schokomüsli, 2 EL gehäuft Apfelsaft gespritzt mit Mineral	125 Gramm ca. 20 g ¼ l	Vormittagspause zwischen 2 Arbeitsschritten, im Büro, allein
12 Uhr	Frittatensuppe Scholle paniert, handtellergroß Pürree Karotten in Butter Kräuterlimonade	1 flacher Teller 2 Stück 1 Schöpfer 1 Schöpfer ¼ l	Mittagessen mit Kolleginnen in der Kantine, angeregtes Gespräch über das nächste Projekt
15 Uhr	Cappuccino vom Kaffeeautomaten Topfengolatsche	1 Becher 1 Stück	Nachmittagspause mit den Kollegen vor der Büroküche, kurz und hastig
17 Uhr	Banane mittelgroß Kornspitz	1 Stück ½ Stück	am Weg nach Hause in der Straßenbahn, hatte ich noch eingesteckt
19 Uhr 30	Eierspeise Butter zum Anbraten Kornspitz Tomaten mittelgroß Gurkensalat aus dem Glas	3 Eier 1 TL ½ Stück 1 Stück 1 kl. Schüssel	Abendessen alleine, daneben Zeitung gelesen
20–22 Uhr	Jogurt natur, 3,6 % Fett Orangenbisquits mit Schoko, ½ Pak. Rotwein Milchschokolade Zigeunerräder (Knabberei)	125 g 6 Stück 1/8 l 1 Rippe 2 Handvoll	beim Fernsehen so nebenbei gegessen, schlechtes Programm, alleine zu Hause und Langeweile
Tagsüber	Mineralwasser, 1 Flasche	1,5 l	

Falsch: Zu ungenau, zu oberflächlich, ohne Mengenangaben.

Frühstück: Kaffee, Honigbrot, Saft

Vormittag: Müsli, 1 Glas Apfelsaft

Mittagessen: Frittatensuppe, Scholle mit Pürree und Karotten, Kräuterlimonade

Nachmittag: Automatenkaffee, Topfengolatsche, Banane

Abend: Eierspeise mit Kornspitz, Tomaten und Gurkensalat

Nachts: Kekse, Knabbergebäck, Wein, 1 Jogurt

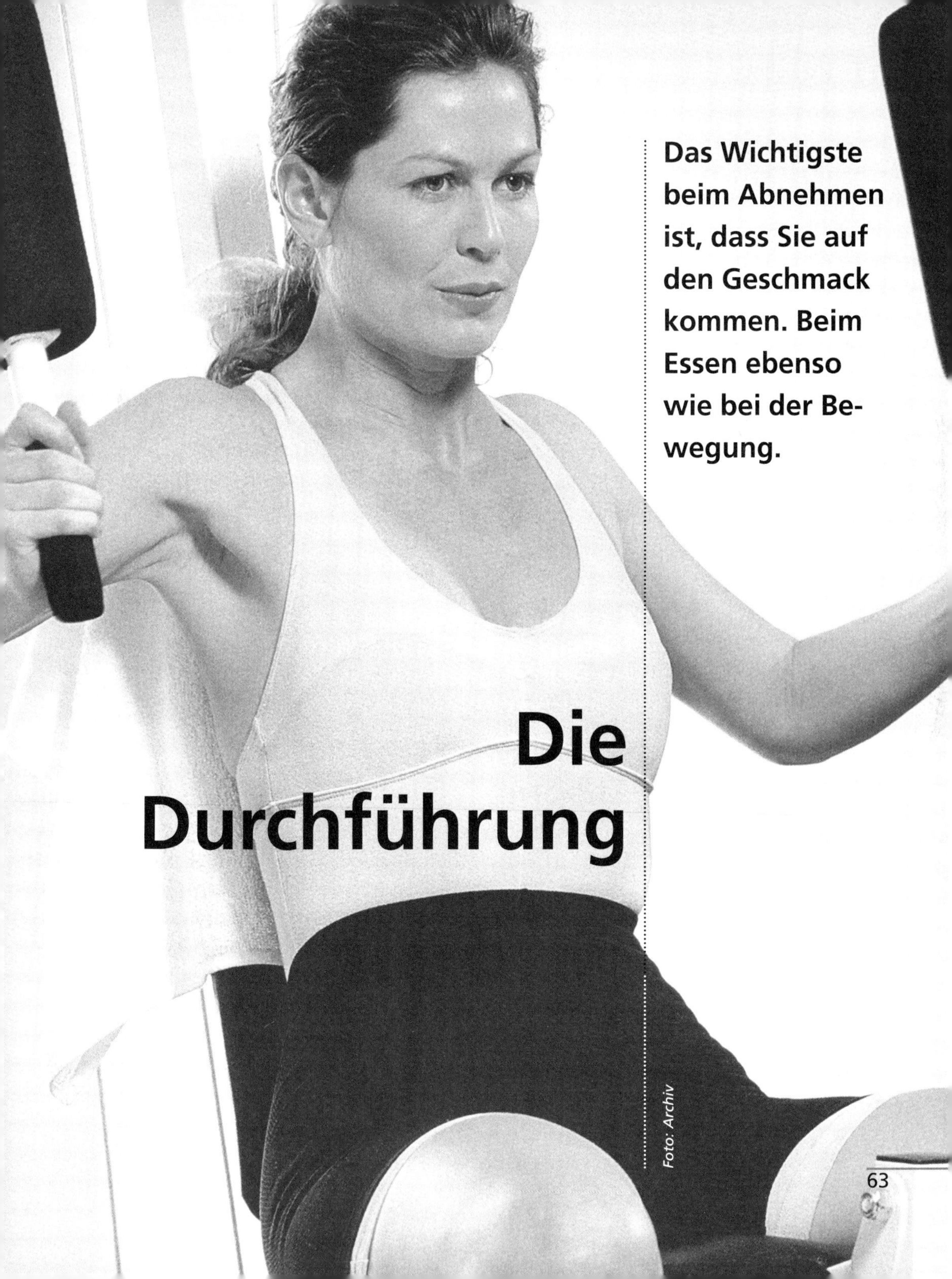

Foto: Archiv

Das Wichtigste beim Abnehmen ist, dass Sie auf den Geschmack kommen. Beim Essen ebenso wie bei der Bewegung.

Die Durchführung

Aller Anfang ist schwer...

... wie ich es geschafft habe

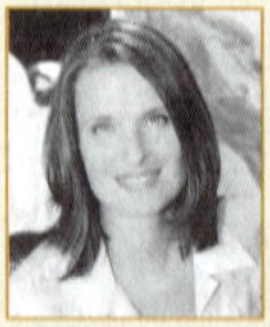

Der Anfang sollte so richtig klassisch sein: zum Beispiel Jahresbeginn, der erste Tag im Jahr, der noch so blütenweiß ist wie die erste Seite eines Schulheftes, das man aufschlägt und auf die man alle guten Vorsätze fürs neue Schuljahr schreibt. Doch den ersten Tag im Jahr, den gibt's eben nur einmal im Jahr, und um alle guten Vorsätze fürs Schlankwerden in die Tat umzusetzen, muss man keineswegs warten aufs nächste Jahr! Na gut, dann sollte es Anfang des Monats sein, ein Monatserster als Start ins neue Leben – doch auch der ist schnell versäumt, auch wenn es dazu zwölf Mal im Jahr die Chance gibt. Bleibt also der Wochenbeginn, irgendein Montag als verzweifelter Anfang, es jetzt endlich und wirklich zu beginnen. Wer von uns würde schon eine Diät an irgendeinem Donnerstag beginnen, oder gar am Freitag – unvorstellbar! Viele von uns kennen doch diese Art und Weise, mit geplanten Diäten anzufangen.

Ich sage Ihnen: Es ist vollkommen egal, wann Sie beginnen! Es muss kein Erster sein, ob Monats- oder Wochenanfang spielt keine Rolle. Eine Diät kann immer nur jetzt beginnen. Nicht der Mond, nicht das Wetter, nicht die Arbeit, nicht die Freunde, nicht der

Das Ende der Theorie

Herzlich willkommen auf der vierten Stufe Ihres Selbstveränderungsprogramms. Sie wissen schon lange, dass Sie sich von einem Teil Ihres Specks trennen wollen, Sie wissen, warum und mit welchem Ziel. Sie wissen vielleicht auch, wie viel Speck das ungefähr ist, in Kilos oder in Kalorien gemessen, und Sie wissen, wie viel Zeit Sie dafür veranschlagen müssen.

Zur Erinnerung: Ein Kilo Körperfett hat rund 7000 Kalorien, und wenn Sie das Steinzeitprogramm *(→ Seite 38)* Ihres Körpers überlisten wollen, sollten es pro Tag nicht mehr als rund 500 Kalorien sein, die Sie entweder weniger zu sich nehmen oder mehr verbrauchen. Da Sie seit einigen Tagen (hoffentlich) alles verzeichnen, was in Ihren Mund wandert, und jede sport-

Inhalt des Kühlschranks und auch nicht der Kalender, nur Sie selbst haben die Verantwortung für diesen ersten Schritt!

Ich hatte schon viele Diäten hinter mir, alle mit dem gleichen Erfolg: ein paar Kilo hinunter, dann wieder ein paar Kilo hinauf. Ich befand also, dass ich eigentlich zu denen zähle, die genetisch vorbestimmt, hormonell eingeengt, schicksalsmäßig dahingehend behaftet sind, dass es eben unmöglich ist, dauerhaft abzunehmen. Und die Schilddrüse muss auch etwas haben. Diese Ausreden kommen Ihnen vertraut vor? Dann gehen Sie doch einmal ganz ehrlich mit sich selbst ins Gericht...

Der Beginn, alles einmal zu überdenken, hat sich dann ganz anders ergeben: Bei mir waren Schmerzen im Fuß und der Rat guter Freunde, dass diese gesundheitlichen Probleme möglicherweise mit einer falschen oder jedenfalls für mich schlechten Ernährung zusammenhängen könnten, ausschlaggebend. Es sollte also gar keine Diät im eigentlichen Sinne werden, sondern vielmehr eine Zeit der inneren Einkehr, des In-sich-hinein-Hörens und einmal horchen, was der Körper so zu erzählen hat! Und der hatte zu erzählen: dass ihm die täglichen Süßigkeiten und Mehlspeisen gar nicht so gut schmecken, wie ich mir das immer einbilde; die tun vielleicht scheinbar der Seele gut, dem Körper aber ganz sicher nicht! Der Genuss von Süßspeisen führt nämlich dazu, dass die Insulinproduktion der Bauchspeicheldrüse ständig angekurbelt wird und der Körper nach noch mehr Süßem verlangt, und noch mehr, und noch mehr...! Diesen Kreislauf galt es zu durchbrechen. Von einem Tag auf den anderen (ich glaube übrigens, es war der 17. eines Monats) habe ich also ➜

liche Aktivität aufschreiben, haben Sie auch schon die eine oder andere Vorstellung davon, wie Sie Ihre Energiebilanz verschieben wollen oder könnten. Also los!

Jede Reise beginnt mit dem ersten Schritt

Sie zögern? Keine Sorge, Sie sind in guter Gesellschaft. Das Aufraffen fällt vielen Menschen schwer, nicht nur Ihnen. Doch so schwer der erste Schritt fallen mag, er hat eine höchst erfreuliche Eigenschaft: Er löst einen positiven Kreislauf aus. Wenn Sie erst einmal mit Bewegung oder mit abwechslungsreicher Ernährung begonnen haben, wollen Sie bald gar nicht mehr damit aufhören.

→ *begonnen, Süßes vom Speiseplan zu streichen. Das war für mich lange Zeit unvorstellbar. Ich liebe Süßes über alles, ich könnte mir sogar vorstellen, mich davon für den Rest meines Lebens zu ernähren! Ab jetzt hieß es: weg damit! Keine Topfengolatsche zum Frühstück, keine Schokolade am Nachmittag, kein Eis zwischendurch, keine Torte zur Jause und auch kein Keks als Betthupferl! So nach und nach begann ich dann auch, alle Lebensmittel auf ihren Zuckergehalt zu überprüfen. Alles, was raffinierten Zucker enthält, wurde kurzerhand gestrichen. Auch fertige Fruchtjogurts, Fruchtnektare und Ähnliches. Stattdessen schon in der Früh viel Obst oder auch einmal eine Scheibe Vollkornbrot mit Honig. Vor allem das Obst und der darin enthaltene Fruchtzucker hat mich über den süßen Gusto hinweggetröstet. Weißbrot und Semmeln waren ebenfalls gestrichen. Dasselbe gilt auch für Fett: weg damit! Achtung heißt es, was all die versteckten Fette betrifft: nichts Paniertes, kein Fettrand mehr am Schinken, auch Wurst und Käse nur in Maßen! Wenn mich also viele Leute fragen, wie ich es geschafft habe, abzunehmen, und ich antworte ehrlich: „Keine Süßigkeiten, keine Weißmehlprodukte, kein Fett!" – dann ist die Reaktion oft ungläubig: „Was, das ist alles?"*

Ja, das ist alles, das heißt richtigerweise: fast alles, denn Sie müssen diese Erkenntnis noch wirklich konsequent umsetzen! Mit diesen Maßnahmen verändert sich dann die gesamte Ernährung automatisch. Schon der Einkaufswagen sieht plötzlich anders aus, man entdeckt neue Dinge, Lebensmittel, die gut tun und schmecken!

Routinen halten den Kopf frei für wichtigere Dinge.

Der Grund: Der Mensch ist ein Gewohnheitstier. Wir schaffen uns Routinen, um den Kopf frei zu haben für andere wichtigere Dinge. Wir neigen dazu, Gewohntes richtig zu finden.

Die gute Botschaft: Routinen kann man neu schaffen oder verändern. Es gibt genügend Gelegenheiten in unserem Leben, bei denen wir dazu gezwungen sind: eine Umleitung, eine neue U-Bahn-Linie, ein Wohnungswechsel, eine chronische Erkrankung… Und bald finden wir den neuen Arbeitsweg, das Benutzen der neuen U-Bahn, die Räume in der neuen Wohnung oder ein Leben mit der Ernährung, die uns der Arzt vorgeschrieben hat, ganz normal und in Ordnung.

Ohne Anstoß von außen sind wir jedoch weitaus weniger bereit, etwas zu verändern. Es muss zumindest irgendein Vorteil damit verbunden sein, damit wir uns die Mühe machen, uns aufraffen. Denken Sie an das Ziel, das Sie sich gesetzt haben. Es ist Ihr ganz persönlicher Vorteil.

Es darf aber auch genascht werden. Am Schreibtisch steht eben ein Teller mit geschnittenen Karotten, Kohlrabi. Ich weiß, die schmecken nicht so gut wie ein Packerl süße Schnitten zwischendurch. Aber sie erfüllen im Wesentlichen denselben Zweck: Dieses unkontrollierte zwischen-durch-sich-etwas-in-den-Mund-Schieben, tausende Kalorien können Sie auf diese Weise sparen!

Wichtiger Punkt, nicht zu unterschätzen und gerade für viele Frauen ein ungeliebtes Sorgenkind: trinken. Ich kann Ihnen auch nicht beantworten, warum es vielen von uns so schwer fällt, ein paar Liter Flüssigkeit am Tag zu sich zu nehmen. Das Problem, ständig die Toilette aufzusuchen, kann es ja alleine nicht sein. Manchmal muss ich mich auch heute noch regelmäßig richtiggehend überwinden, um ein großes Glas Wasser auszutrinken, Tee zu schlürfen – aber Ihr Stoffwechsel wird es Ihnen wirklich danken! Also, was ich vorhin über die Naschereien geschrieben habe gilt ebenso fürs Trinken: ungesüßte Früchte- und Kräutertees in rauen Mengen oder auch schlichtes Wasser (ein Krug davon sollte immer in Ihrer Nähe sein!).

Das Rezept zum Abnehm-Erfolg auf Dauer ist also relativ einfach: Zucker reduzieren, Fett reduzieren, Weißmehlprodukte reduzieren, viel Obst, viel Gemüse, viel trinken, und dann ist da natürlich noch die Bewegung. Aber das ist eine eigene Geschichte.

Wenn Sie sich erst einmal aufgerafft haben, erhalten Sie auf dem Weg dorthin sehr bald Unterstützung. Durch die Bildung einer neuen Routine. Durch die Erleichterung, die diese mit sich bringt. Durch den Gewinn, den Sie davon haben. Vielleicht ist es nur eine Steigerung Ihres Wohlbefindens, vielleicht sind es aber auch die ersten zwei Zentimeter weniger Taillenumfang oder irgendein anderer messbarer, überprüfbarer Erfolg auf dem Weg zu Ihrem Ziel.

30 Sekunden für den Anfang

„Wenn der Körper erst einmal aktviert ist, wird eine Ausweitung der Bewegung attraktiver“, so der amerikanische Psychologe Robert Thayer, „wir bekommen Lust, mehr zu tun“. Probieren Sie es gleich heute aus: Gehen Sie das kurze Stück von der Kantine zu Ihrem Arbeitsplatz oder die Strecke von der Straßenbahnhaltestelle nach Hause ganz bewusst flott. Sie werden fest-

Nach der ersten Überwindung kommt die Lust auf mehr.

stellen, dass schon diese kurze Übung Ihre Motivation, mehr zu gehen, steigert. Die Bewegung versetzt Sie wahrscheinlich in bessere Stimmung und mit großer Sicherheit in Schwung. Und der bringt Sie weiter.

Am Anfang reichen schon 30 Sekunden.

Schwung ist nämlich eine großartige Sache: Genauso wie Trägheit vermehrt er sich selbst, ohne dass man viel dazu tun muss. Entscheidend ist nur, den ersten Impuls zu setzen. Denken Sie an das Prinzip der Schaukel: Sich auf einmal auf den höchsten Punkt hinaufzuschwingen, ist unmöglich. Setzen Sie aber bei jeder Schaukelbewegung einen kleinen Impuls, werden Sie bald ganz von selbst in großer Höhe schaukeln. Versetzen Sie also sich und Ihren Körper in Schwung. Noch heute. Für 30 Sekunden. Oder länger, ganz wie Sie Lust haben. Aber wenigstens 30 Sekunden sollten es sein.

Kommen Sie auf den Geschmack

Auch unsere Essgewohnheiten sind ebenso hartnäckig wie wandelbar. Wir verändern sie ungern (klassisches, nicht erfundenes Beispiel ist der Sechzehnjährige, der sich seit seinem fünften Lebensjahr vorwiegend von Tunfischpizza ernährt), aber sie lassen sich sehr wohl verändern.

Vorlieben sind eine Frage der Gewöhnung.

Wir lieben das, was uns als wohlschmeckend verkauft wird. Schokolade? In Italien werden Babys frühzeitig an den Geschmack von Parmesankäse gewöhnt – trotz anfänglicher Ablehnung bekommen sie ihn immer wieder. Bis sie ihn für wundervoll halten. Was war es bei Ihnen? Süßes? Ist doch klar? Jedes Kind mag Süßigkeiten? Von wegen. Unser Sechsjähriger mit der Tunfischpizza lehnte die Zuckerln von wohlmeinenden Erwachsenen regelmäßig ab. Und die Schluckimpfung nahm er nur vom Löffel – das Zuckerstück spuckte er aus. Dass Süßigkeiten etwas Leckeres sind, lernte er erst viel später.

Wenn aber unsere Vorlieben beim Essen eine Frage der Gewöhnung sind, spricht nichts dagegen, sie zu ändern und sich umzugewöhnen. Auch hierbei lösen wir einen positiven Kreislauf aus. Unsere Geschmackswahrnehmung verändert sich, wir finden tatsächlich andere Dinge schmackhafter und wollen sie immer wieder haben. Alles, was wir dazu tun müssen ist, einen ersten Impuls zu setzen. Tun Sie das noch heute.

- Falls Sie glauben, ohne Zucker nicht sein zu können: Kochen Sie einmal eine Hand voll Haferflocken in ein wenig Milch auf, und essen Sie sie ganz langsam. Genießen Sie die natürliche Süße des Hafers.
- Falls Sie zu wenig Gemüse und Salat essen, beginnen Sie mit einer roten oder gelben Paprikaschote. Spüren Sie dem herrlich saftigen, knackigen, süßen, erfrischenden Geschmack nach.
- Falls Sie den Startschuss für Ihr Leben nach dem Speck im Sommer setzen: Knabbern Sie eine frische Karotte, direkt aus der Erde, oder frische Erbsen aus der Schote.
- Auch Jogurt mit Zimt und ohne Zucker kann so ein neues Geschmackserlebnis sein: Rühren Sie einfach eine Messerspitze Zimt unter einen Becher Naturjogurt.

> **! Gewöhnen Sie sich an, auch kleine Zwischenmahlzeiten genussvoll und schön angerichtet zu verzehren.**

Zum Aufraffen ist man nie zu alt

„Jetzt, in meinem Alter, soll ich meine Essgewohnheiten, meine Lebensgewohnheiten noch ändern?", ist ein Einwand, den gerade ältere Menschen häufig verwenden. Ja, natürlich! Denn wie wollen Sie sonst Ihren Körper verändern, der doch ein Produkt Ihrer derzeitigen Ernährungs- und Lebensweise ist?

Für eine Ernährungsumstellung sind Sie nie zu alt.

„Hätte ich gewusst, dass ich einmal so alt werden würde, dann hätte ich früher auf meine Gesundheit geachtet", ist ein Stoßseufzer vieler älterer Menschen. Dieser Satz sagt alles. Unabhängig von Ihrer persönlichen Begründung für Ihr Leben nach dem Speck gibt es gute Argumente dafür, mit nicht mehr Speck als nötig herumzulaufen. Das wichtigste: Unsere Gelenke sind nicht dafür eingerichtet. Evolutionär ist der aufrechte Gang noch nicht ausgereift, unser Knie ist eine Notlösung. Je weniger wir unseren Körperbau also belasten, desto länger leistet es uns all jene kleinen Dienste, die uns den Alltag erleichtern und das Leben in vieler Hinsicht lebenswert machen. Daher: Raffen Sie sich auf. Sie sind ohne Frage jung genug dafür, und es lohnt sich.

Der richtige Zeitpunkt

Den richtigen Zeitpunkt zum Abnehmen bestimmen Sie.

Wann ist der richtige Zeitpunkt für den ersten Tag Ihres neuen Lebens nach dem Speck? Wenn für Sie die akute Betroffenheit (jemand sagte „die Dicke da" und meinte Sie, Ihre Lieblingshose ist heute früh geplatzt, Sie spüren noch zwei Stunden später die Druckstellen vom zu engen Flugzeugsitz) ausreicht, nehmen Sie dieses Gefühl zum Anlass – und beginnen jetzt sofort mit Ihrem neuen Leben. Ganz unspektakulär. Genießen Sie Ihren Paprika oder Ihre Karotte, gehen Sie einen gewohnten Weg flott und zügig, und freuen Sie sich über Ihr neues Lebensgefühl.

Wenn Sie die subjektive Erfahrung gemacht haben, dass Sie bei zunehmendem Mond mehr wiegen als bei abnehmendem, dann warten Sie bis zum nächsten Vollmond, und nehmen Sie mit dem Mond ab. Wenn Sie finden, dass der Neumond der richtige Zeitpunkt für das Loslassen alter Gewohnheiten und für einen Neubeginn ist, dann beginnen Sie Ihr neues Leben eben am nächsten Neumondtermin.

> **! Beginnen Sie Ihre Ernährungsumstellung, wenn Sie keinen Stress haben.**

Kleine Schritte oder ein radikaler Schnitt?

Ein äußerer Wechsel in Ihrem Leben, der viele Ihrer Lebensgewohnheiten verändert (zum Beispiel ein neuer Job, eine neue Wohnung, aber auch eine Trennung oder ein Trauerfall), kann sich anbieten, um auch gleich mit Ihren Ess- und Bewegungstraditionen aufzuräumen. Ihre neue Umgebung kennt Sie dann gar nicht anders als in Ihrem neuen Leben nach dem Speck. Das kann Ihnen eine Menge unnützer wohlgemeinter Bemerkungen ersparen.

Andererseits raten viele Fachleute dazu, die Veränderung der Lebensgewohnheiten in eine Phase zu legen, in der Sie nicht auch noch durch andere Dinge gestresst sind. Wenn Sie zu viele Belastungen gleichzeitig auf sich nehmen, ist die Gefahr des Scheiterns größer. Denken Sie darüber in aller Ruhe nach, und prüfen Sie sich. Gehören Sie zu den Menschen, die das, was sie tun, ganz oder gar nicht tun? Dann kann für Sie ein radikaler Bruch mit der Vergangenheit der richtige Weg sein. Wenn Sie eher zu jenen Menschen gehören, denen Vertrautes und lieb gewonnene Gewohnheiten wertvollen Halt im Leben geben, sollten Sie sich vielleicht tatsächlich nicht zu viele Veränderungen gleichzeitig zumuten.

Wer spricht da von Belastung?

Andererseits: Wer sagt, dass Ihr Leben nach dem Speck für Sie eine Belastung sein wird? Prüfen Sie solche Aussagen sehr kritisch. Die meisten gehen unbewusst davon aus, dass sie eine Diät machen, sich also einer Phase der Selbstkasteiung und des Verzichts unterziehen. Das wäre in der Tat eine Belastung, und die sollten Sie tatsächlich nicht mit weiterem Stress kombinieren.

Sie aber schlagen dem Jo-Jo-Effekt endlich ein Schnippchen und machen eben keine Diät. Sie beginnen einfach nur ein neues Leben, das Sie hoffentlich erst in vielen, vielen Jahren beenden. Sie beginnen jetzt, Ihrem Körper Gutes zu tun, und dazu gehört auch, ihn so zu bewegen und zu ernähren, dass er mit Stress viel leichter fertig wird als bei Ihrer bisherigen Lebensweise. Prüfen Sie, was für Sie stimmt.

Beginnen Sie ein neues Leben, nicht eine neue Diät.

Der symbolische Startschuss

Wollen Sie Ihr Leben nach dem Speck mit einem sichtbaren Schritt beginnen? Hier ein paar Anregungen:

- Manche Frauen beginnen eine neue Beziehung mit einer neuen Frisur. Vielleicht, um ihr neues Leben auf diese Weise einzuläuten.
- Räumen Sie Ihre Wohnung auf – Altlasten belasten nicht nur Ihren Körper –, oder verändern Sie Ihre Sitzecke mit neuen Kissen, oder ändern Sie die Farbe der Tischdecke.
- Da es in Ihrem neuen Leben mehr als bisher um Ihren Körper und seine Bedürfnisse geht, ist es eine gute Idee, sich mit Ihrem Körper erst einmal zu versöhnen. Dass er dick und wabbelig ist (oder wie immer Sie ihn kritisch beschreiben würden), ist einzig und allein Ihnen zu verdanken. Sie haben ihn jahrelang überfüttert und ihm seinen Bewegungsdrang abgewöhnt. Angemes-

In der Küche

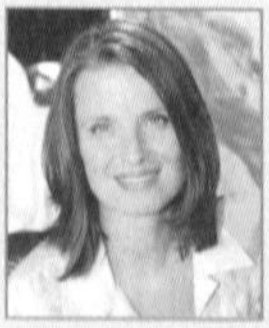

Ich bin eine außergewöhnlich schlechte Köchin. Genau genommen kann ich überhaupt nicht kochen. Das hab ich jedenfalls lange Zeit geglaubt. Irgendwann hörte ich dann aus dem Munde der von mir hoch geschätzten Louise Martini den weisen Satz: „Kochen ist eine Intelligenzfrage. Jeder Mensch, der denken kann, kann auch kochen!" Da fühlte ich mich plötzlich getroffen. Ich kann denken, so viel stand für mich fest. Also kann ich auch kochen, das galt es nur noch herauszufinden.

Mein Leben hatte bislang einfach anderes mit mir vor. Die intensive Arbeit, die kaum regelmäßiges Leben zulässt, hat aus mir eine Wurstbrot-Leberkässemmel-schnell-ein-Sandwich-Esserin gemacht. Essen, das war immer so zwischendurch und hatte für mich keine große Bedeutung – außer die der unkomplizierten und möglichst schnellen Nahrungsaufnahme. Untertags, da wurde im Stehen, im Gehen, beim Autofahren – je nachdem, wie viel Zeit gerade war – schnell irgendetwas hinuntergeschlungen. Am Abend, wenn ich müde und matt nach Hause kam, dann hatte ich gerade noch die Kraft und Muße, mir Butter aufs Brot zu schmieren. Oder am Heimweg im Fastfood-Restaurant einzukehren. Ein Hamburger und eine große Portion Pommes frites, das war's. Und ehrlich gesagt: Es hat mir auch geschmeckt!

Mit der Umstellung meiner Ernährung war plötzlich alles anders: Zucker weg, Fett weg, damit war all das, was ich zuvor unachtsam in mich hineingeschlungen hatte, nicht mehr möglich. Und je mehr ich mich damit auseinandergesetzt habe, was gut für mich ist, desto mehr Zeit hab ich mir auch für die Zubereitung der Speisen genommen. Karotten schälen, Erdäpfel zerkleinern, Zwiebel schneiden, Fisch filetieren oder Hühnerbrust würzen. Jede

sen wäre da eigentlich eine Entschuldigung – oder ein Fest der besonderen Art, etwa ein Wellness-Wochenende in der nächsten Therme oder eine Badewannenorgie zu Hause. Um Ihrem Körper etwas von seiner Schönheit zurückzugeben, könnten Sie Ihre Haut verwöhnen, sich liebevoll eincremen – oder Ihren Bauch bemalen. (Lachen Sie nicht: Das wirkt Wunder, und Sie sind mit einem Schlag all die alten Kajal- und Lippenstifte los, die Sie ohnehin längst nicht mehr benutzen.)

kleinste Tätigkeit wurde gewissermaßen zum liebevollen Zeremoniell. Und dieses Gefühl, für sich selbst etwas zu tun, etwas das mir und meinem Körper gut tut, das stärkt auch das eigene Selbstwertgefühl. Ich bin mir wichtig, deshalb nehme ich mir die Zeit, mir etwas Gutes zuzubereiten. „Lebensmittel", wenn man diesen Begriff wörtlich zu nehmen beginnt und ihn wirklich als „Mittel zum Leben" versteht, dann bekommt man auch eine ganz andere Beziehung dazu. So ist es mir heute auch wichtig, wo ich kaufe, was ich kaufe, welche Geschichte die Lebensmittel haben und welchen Nährwert. Mein Körper ist viel zu wertvoll, als dass ich ihm einfach alles zumute!

Auch heute fehlt mir noch die handwerkliche Routine und so manch hausfrauliche Fähigkeit, nein, es wäre wirklich verwegen zu behaupten, dass ich kochen kann. Aber ich tue es. Für mich, für meinen Körper. Ich bereite – manchmal mit einer Portion Mut und Experimentierfreudigkeit – Dinge zu, die heute nichts mehr mit „schnell in mich hineinstopfen" zu tun haben. Ich überlege mir Alternativen zu fetten Cremen, informiere mich in Büchern und Zeitschriften über die leichten Varianten. Tiramisu aus Jogurt, warum nicht! Suppe ohne Crème fraîche, auch eine Kartoffel bindet vorzüglich! Die leichte Küche kann genauso schmackhaft sein, und Ihr Körper wird es Ihnen danken! Statt dem schnellen Wurstbrot einfach herrliches Gemüse, im Wok zubereitet, füllt den Magen und schmeckt! Und Pommes frites als Beilage müssen einfach nicht sein, Salzkartoffeln tun es auch.

Eines gestehe ich allerdings abschließend: Auch wenn ich mir heute Zeit für die Zubereitung der Speisen nehme (und damit auch das Gefühl verbinde, etwas für mich zu tun), mit der Zeit für den Verzehr, da steht es noch nicht zum Besten. Ein Essen ist kein Pferderennen, jeder Bissen mehrmals gekaut verlängert den Genuss, verstärkt die Gesundheit. So sagt die Theorie. In der Praxis scheitere ich noch daran. Aber Essen ist wohl auch eine Intelligenzsache. Und somit kann es doch nur eine Frage der Zeit sein, bis ich auch das richtig kann!

● Wenn Sie aus symbolischen Handlungen Kraft beziehen, könnten Sie für Ihren Körper eine Kerze anzünden und diese bitten, alle Gewohnheiten, die Sie zur Anhäufung Ihres Specks angenommen haben, mit zu verbrennen. Wenn Sie wollen, können Sie sie auch auf kleine Zettelchen schreiben und diese im Feuer der Kerze verbrennen. Und dann beginnen Sie, sich anders zu bewegen, anders zu ernähren und andere Dinge schön, erstrebenswert oder köstlich zu finden.

Ihre neue Ernährung

Ihre neue Ernährung wird sich in einiger Hinsicht von Ihrer bisherigen unterscheiden. Sie wird bunter sein, abwechslungsreicher, und sie wird vielleicht auch einige Überzeugungen über den Haufen werfen, mit denen Sie bisher gelebt haben. Dass diese nicht wirklich hilfreich waren, ist ja ein Grund, weshalb Sie den heroischen Entschluss gefasst haben, Ihr Leben zu verändern. Ziel dieses Abschnitts ist es, Ihnen Ansätze anzubieten, mit denen Sie zu Ihrer eigenen, individuellen Ernährung finden. Dazu gehört, dass Sie alles hinterfragen, was mit Essen verbunden ist.

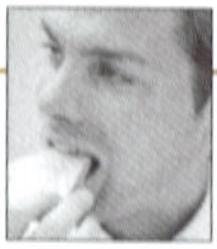

Mager statt fett

Sie beginnen den Tag mit Eierspeise und Buttersemmeln, essen mittags in der Kantine und werden abends von Ihrer Frau bekocht, die sich hervorragend auf die Zubereitung traditioneller, gehaltvoller Hausmannskost versteht?
Gerhard A. futterte sich auf diese Weise über die Jahre fünfzehn Kilo Übergewicht an. Als sich eines Morgens auch die bisher bequemste seiner Hosen nur unter großen Anstrengungen schließen ließ, beschloss er, dass etwas geschehen müsse. In einem ersten Schritt nahm er sich sein tägliches Essen in der Kantine vor. Statt einer gebundenen Suppe vorneweg aß er nun einen Salat mit leichtem Dressing zur Vorspeise, den Nachtisch ersetzte er durch einen Obstsalat, manchmal strich er ihn ganz. Meist stand auf der Tageskarte eine Alternative zu paniertem Schnitzel mit Bratkartoffeln oder Würstel mit Kartoffelsalat samt dicker Mayonnaisesoße. Er wählte nun bevorzugt Gerichte mit reichlich Gemüse, seinen Fleischkonsum schränkte er etwas ein, achtete auf eine Fett sparende Zubereitungsart und griff, wenn überhaupt, zu mageren Sorten. Das anfängliche Spötteln seiner Kollegen verstummte bereits nach wenigen Tagen und nach einer Woche entdeckte er auch auf anderen Tabletts immer häufiger Schüsseln mit Obstsalat statt Mousse au Chocolat.

Essen Sie überhaupt?

Diese Frage mag absurd erscheinen. Fasten macht zwar high (→ *Seite 37*), erzeugt jedoch bestimmt keine Speckpölster. Die haben Sie aber, sonst würden Sie dieses Buch nicht lesen. Daher prüfen Sie sich: Haben Sie das Gefühl, dass Sie ordentlich, regelmäßig, mit Freude, gezielt, absichtlich essen? Dann ist es ja gut. Das sollten Sie nämlich.

Viele Menschen jedoch verdrängen alles, was mit Essen zu tun hat – aus den verschiedensten Gründen – so weit, dass sie nicht in der Lage sind, ein Ernährungsprotokoll *(➜ Seite 58 ff.)* zu führen. Es bleibt das Gefühl: Ich esse eigentlich gar nichts. Andere haben das Gefühl, den ganzen Tag noch gar nichts Ordentliches gegessen zu haben und sind bass erstaunt, wenn sie all die „unordentlichen" Kalorien aus Leberwurstbroten und Pralinees zusammenrechnen. Wieder andere verfallen vor lauter Entsetzen nach dem letzten Gang auf die Waage in die Strategie, ganze Mahlzeiten einfach ausfallen zu lassen.

Falls Sie sich zu der Gruppe von Menschen zählen, die „eigentlich" nicht essen, dennoch aber mit zu viel Speck durchs Leben ziehen, so beenden Sie diese Phase ganz bewusst. Ihr Leben nach dem Speck kommt ohne solche Verdrängungsmechanismen und Selbsttäuschungen aus. Sie essen ab sofort ordentliche Mahlzeiten, regelmäßig, mit Freude, gezielt und absichtlich. Sie wissen nämlich: Nur das, was Sie Ihrem Körper geben, kann er auch verwerten. Also geben Sie es ihm bewusst und gern. Und Sie lassen auch keine Mahlzeiten ausfallen, da Sie damit die regelmäßige Versorgung Ihres Körpers mit Energie und Nährstoffen gefährden würden. Sie passen lediglich die Größe der Portionen Ihrem tatsächlichen Kalorienbedarf an.

Eiweißpräparat überflüssig

Schon mehrmals haben Sie gelesen, dass es bei zu schneller Gewichtsabnahme zu einem größeren Verlust an Muskelmasse kommen kann. Vor allem, wenn Sie zu wenig Eiweiß und/oder Kohlenhydrate zuführen, was etwa beim Fasten der Fall ist. Viele denken nun, dass Eiweißpräparate notwendig sind, um das zu vermeiden. Falsch! Den Muskelabbau können Sie durch zweierlei hintanhalten: Eine Mindestmenge an Eiweiß über Lebensmittel zuführen und durch mehr Bewegung die Muskeln am Abbau hindern. Beides sollte miteinander kombiniert werden.

Etwa 50 bis 60 Gramm Eiweiß täglich braucht Ihr Körper. Mit folgenden Lebensmitteln erreichen Sie bereits die erforderliche Menge:

Magertopfen: 100 Gramm (ca. 3 gehäufte EL)	13 g Eiweiß
Vollkornbrot: 100 Gramm (2 Scheiben)	8 g
Halbfettmilch: 250 Milliliter (1 Glas)	9 g
Putenbrust : 100 Gramm (1 kleine Portion)	24 g
Kartoffeln: 100 Gramm (2 kleine)	2 g
Summe:	56 g Eiweiß

Warum essen Sie?

Ist für Sie die Einnahme eines Medikaments, das zwei Stunden nach den Mahlzeiten genommen werden soll, ein Problem, weil Sie ständig essen? Unkontrolliert, ohne eigentlich Hunger zu haben? Diese Routine zu durchbrechen und Ihre wirklichen Bedürfnisse zu erkennen, dabei hilft Ihnen Ihr Ernährungsprotokoll *(➜ Seite 62)*. Es geht um die rechte Spalte: In welcher Stimmung, in welcher Umgebung, aus welchem Grund essen Sie in jedem einzelnen Fall? Erkennen Sie gewisse Muster?

Nicht nur Essen, auch Bewegung bringt Energie.

Sie sind eigentlich gar nicht hungrig,
... aber es ist Essenszeit? Ja – wer zwingt Sie, jetzt zu essen?
... sondern brauchen Energie? Machen Sie Bewegung, so absurd das klingt. Bewegung bringt Energie, wie Sie dem folgenden Abschnitt *(➜ Seite 114)* entnehmen können.
... sondern müde? Dann üben Sie sich im 10-Minuten-Schlaf, oder wenn das nicht geht: Machen Sie bewusst eine Pause an der frischen Luft. Sorgen Sie für Abwechslung in Ihrer Arbeit.

Appetit oder Hunger?

Der größte Feind beim Abnehmen ist der Appetit. Hunger und Sättigung haben die Aufgabe, ein Zuwenig oder Zuviel zu signalisieren und damit die Energieversorgung des Körpers im Gleichgewicht zu halten. Der Appetit ist dabei quasi die angenehme Seite des Hungers. Wenn Sie Appetit verspüren, wollen Sie nicht unbedingt einen Mangel (an Kalorien) ausgleichen, sondern Genuss verspüren. Deshalb kann der Appetit auch, sprichwörtlich, beim Essen kommen. Selbst nach einer üppigen Portion Selchfleisch mit Krautsalat und einem Berg Kartoffeln bleibt immer noch der Appetit auf den süßen Nachtisch. Hunger ist schon längst keiner mehr zu spüren. Psychologen beschreiben, dass Hunger und Sättigung eher den körperlichen physiologischen Kontrollen unterstellt sind. Der Appetit gehorcht dagegen eher der Seele, also psychischen Befindlichkeiten, Gewohnheiten, Erziehung und äußeren Stimmungseinflüssen.

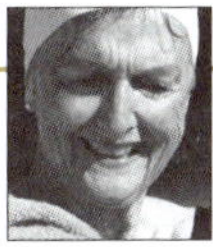

Anders kochen

Sie sind der Meinung, für den Rest Ihres Lebens genug gekocht zu haben? Erna K. hatte zwei Kinder großgezogen und stand über viele Jahrzehnte täglich in der Küche. Aufwendige Rezepte waren ihr mittlerweile ein Gräuel, und seit sie nur noch sich selbst zu versorgen hatte, griff sie hauptsächlich zu Fertiggerichten oder ging zum Mittagstisch ins Gasthaus.
Dort gab es deftige österreichische Küche mit fetten Soßen und viel Paniertem. Gemüse verirrte sich nur zu Dekorationszwecken auf den Teller, und der Salat bestand aus drei grünen Blättern, die in einer öligen Marinade schwammen. Mit dem Vorsatz, ihre Ernährungsweise zu ändern, konnte sie diese Gewohnheiten nicht mehr beibehalten. Wohl oder übel musste sie wieder öfter selbst an den Herd. Ihre Einschätzung, alles andere als Hausmannskost sei doch nichts Richtiges, machte sie zunächst skeptisch gegenüber den Rezepten, die sie in einem Kochbuch mit fettarmer, ausgewogener Mischkost fand.
Ihre Meinung änderte sich aber, nachdem sie einige Gerichte ausprobiert hatte. Die Mahlzeiten waren schmackhaft, und es gab viele Gerichte, die in kaum einer halben Stunde fertig waren. Erstaunlicherweise kehrte auch die Lust am Kochen zurück. Immer öfter lud sie nun sogar Freundinnen zu sich ein, und überraschte sie mit einem italienischen Nudelgericht.

… sondern könnten eine Dusche vertragen? Dann duschen Sie, oder klatschen Sie sich zumindest Wasser auf so viele Körperteile, wie Ihre Umgebung zulässt.
… sondern müssen auf die Toilette? Dann gehen Sie!
… sondern durstig? Dann trinken Sie!
… sondern genervt, verärgert, unzufrieden, gestresst, ängstlich, beleidigt, verletzt oder was auch immer? Dann tun Sie etwas, das Ihre Zufriedenheit herstellt. Ein flotter Gang um den Häuserblock, singen, über sich selbst lachen, Ihren Ärger, Ihre Sorgen niederschreiben, auf einen Punchingball einschlagen, dem anderen Ihre Meinung sagen, mit Ihrer Freundin telefonieren, was auch immer. (➜ *Seite 22*). Sie haben wirklich Hunger? Dann essen Sie!

Vielleicht essen Sie auch die abenteuerlichsten Dinge durcheinander, ohne schwanger zu sein? Oder Sie brauchen

! Kochen Sie nicht für fünf, wenn Sie nur zu zweit sind. Reste verleiten zum unkontrollierten Naschen.

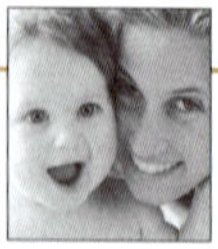

Zeit und Kalorien sparen

Mit der richtigen Planung benötigte Karin S. für das Vorhaben, sich auch selbst wieder richtige und sinnvolle Mahlzeiten zu gönnen, kaum mehr Zeit. Sie suchte sich Rezepte aus einem Kochbuch mit Kalorien reduzierter Mischkost, die sich mit wenig Aufwand für den Rest der Familie leicht abwandeln ließen. So dünstete sie zum Beispiel einfach ein wenig mehr Gemüse, wenn sie einen Brei für ihr Baby bereitete, und machte sich Nudeln oder Reis dazu. Sie kochte oft größere Mengen und fror sich den übrig gebliebenen Rest portionsweise ein. Sie erstellte für je eine Woche eine Einkaufsliste, mit der sie gezielt nur das besorgen ging, was sie auch wirklich brauchte, Verlockungen aus der Süßigkeitenabteilung des Supermarktes konnte sie so auch leichter widerstehen. Die Wahl der Rezepte folgte vor allem praktischen Überlegungen. Sind die Zutaten in der Nähe frisch und preiswert zu bekommen? Wie viel Zeit benötigt die Zubereitung? Ihre Vorratskammer entrümpelte sie gründlich, die Schokolade wurde verschenkt, eine Packung Gummibärchen blieb als fettfreie Reserve für Notfälle.

gleich nach einem opulenten Mahl ein Stück Brot, um das Gefühl zu haben, satt zu sein?

Ziehen Sie wieder Ihr Ernährungsprotokoll zu Rate. Enthält Ihre Ernährung alle Vitamine, Mineralstoffe und essenziellen Fettsäuren, die Ihr Körper braucht? Fehlen wichtige Nahrungsbausteine kann das dazu führen, dass wir immer wieder anfangen zu essen, obgleich wir eigentlich satt sein sollten – ein-

Genießen hält schlank

Vom ersten Bissen bis zum Beginn des Sättigungsgefühls können leicht 15 bis 20 Minuten vergehen. Das bedeutet zweierlei:
Wenn Sie innerhalb dieser 20 Minuten sehr langsam essen, Messer und Gabel mehrmals weglegen und Pausen zwischen den einzelnen Bissen machen, so haben Sie bis zu dem Zeitpunkt, an dem das Sättigungsgefühl für Sie spürbar wird, insgesamt weniger gegessen. Umgekehrt, wenn Sie im Stress sind, große Mengen in kurzer Zeit hinunterschlingen, dann kommt das Sättigungsgefühl zu spät. Will heißen: Sie merken erst viel zu spät, dass Sie zu viel gegessen haben, nämlich dann, wenn Ihnen das Essen im Magen liegt und Sie sich nicht nur satt, sondern übervoll fühlen.
Wenn Sie etwa 10 Minuten vor dem Essen ein Glas Wasser trinken, füllen Sie bereits den Magen und ziehen damit die Appetitbremse an. Der Sättigungsprozess beginnt bereits, bevor Sie zu essen begonnen haben, und Sie essen bis zum Eintreten des Sättigungsgefühls weniger, weil die Zeitspanne kürzer ist. Bedingung: Sie hören bewusst auf Ihren Körper und ignorieren das Sättigungsgefühl nicht.

fach, weil unser Organismus davon nicht genug hat. Wenn Sie Schwierigkeiten haben zu erkennen, wo bei Ihnen der Mangel begraben liegt, holen Sie sich professionelle Hilfe. Details dazu finden Sie ab ➜ *Seite 187*.

Kommt der Heißhunger etwa eine Stunde nach der Mahlzeit, kann auch der hohe glykämische Index mancher Kohlenhydrate (wie Erdäpfelpüree, Limonade, Süßigkeiten) die Ursache sein. Darüber gibt es mehr im Kasten Heißhungerattacken und Glyx ➜ *Seite 91*.

Wann essen Sie?

Es gibt keinen wissenschaftlichen Nachweis, demzufolge es irgendeinen Unterschied macht, wann Sie etwas essen. Ziehen Sie daraus die Konsequenz: Wenn Sie morgens nichts runterbringen, zwingen Sie sich nicht zum Frühstücken. Wenn das Mittagessen Sie müde macht und Sie es am liebsten erst nach Feierabend einnehmen würden, essen Sie nach Feierabend. Wenn Sie erst, nachdem die Kinder im Bett sind, in Ruhe und mit Genuss essen können, so essen Sie erst dann. Wenn Sie erst um Mitternacht richtig Hunger bekommen, essen Sie um Mitternacht.

Es macht keinen Unterschied, wann Sie essen.

> **! Nehmen Sie kleinere Portionen auf Ihren Teller und haben Sie keine Skrupel, etwas übrig zu lassen.**

Natürlich gibt es für alles gute Argumente. Für das Frühstücken spricht zum Beispiel, dass Sie damit Ihrem Körper Energie zuführen, die er gleich anschließend verbrennen kann – in einer Phase des Tages, die im Zeichen von Aktivität steht. Auch in der chinesischen Medizin gilt die Zeit von 7 bis 9 Uhr morgens als Zeit der größten Aktivität des Magens. Für das Essen am Abend (und gegen ein schweres Mittagessen) spricht zum Beispiel, dass Ihr Körper in der anschließenden Verdauungsphase keine zusätzliche Arbeit leisten muss, weil Sie danach schlicht und ergreifend schlafen. In einem Ernährungsrhythmus aus acht Stunden essen, acht Stunden verdauen und acht Stunden ausscheiden, wie er von der Hayschen Trennkost

Der ideale Speiseplan

Der ideale Weg, um abzunehmen, ist immer noch die kalorienreduzierte Mischkost. In welcher Relation die einzelnen Lebensmittelgruppen zueinander stehen sollten, können Sie an der Ernährungspyramide (➔ *Seite 90*) ablesen. Wichtig ist, dass Sie nicht in „gute" und „schlechte" Lebensmittel einteilen. So lange die Mengen im richtigen Verhältnis stehen, sind alle Lebensmittel erlaubt. Wichtig ist nicht die Zusammensetzung des täglichen Speiseplans eines Tages oder gar einer einzelnen Mahlzeit, sondern der Wochendurchschnitt.

formuliert wurde, müssen die acht Stunden Ernährung keineswegs zwischen 8 und 17 Uhr liegen, sondern können durchaus abends um 18 Uhr beginnen – und mit vollkommener Leistungsfähigkeit während des Tages verbunden sein –, es ist allein eine Frage der Gewöhnung.

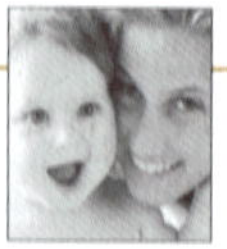

Am besten umdisponieren

Die gefährlichste Zeit für Mütter, die beschlossen haben ihrem Speck zu Leibe zu rücken, ist wohl der Abend. Für Karin S. waren diese Stunden heilig. Am liebsten belohnte sie sich für den anstrengenden Tag mit einem gemütlichen Fernseh- oder Leseabend auf dem Sofa, mit Knabbereien, belegten Broten und Süßigkeiten in Reichweite. Der Gedanke, im Zuge ihrer Ernährungsumstellung diese wohlverdiente Gewohnheit gleich völlig ablegen zu müssen, gefiel ihr überhaupt nicht. Um sich also nicht gänzlich um diesen wichtigen Ausgleich zu bringen, gewöhnte sie sich an, ein ganz kleines Stück Schokolade und dafür viel Rohkost – Karottenstreifen, Paprika, kleine Tomaten, Stangensellerie und Kohlrabi – mit einem Jogurtdip auf den Wohnzimmertisch zu stellen. Statt weiterer Schokolade und Kekse machte sie sich eine Schüssel Obstsalat oder knabberte getrocknetes Obst.
Ein zweites großes Problem waren die nächtlichen Heißhungerattacken, die sie regelmäßig überfielen. Dem unwiderstehlichen Ruf des Kühlschranks begegnete sie anfangs mit eiserner Disziplin. Nach einem Glas Wasser und langen Kämpfen schlief sie schließlich mit knurrendem Magen wieder ein, nur um eine Stunde später erneut aufzuwachen. Schließlich beschloss sie einfach, diesen Mitternachtsimbiss fix in ihren Ernährungsplan zu integrieren. Die Zwischenmahlzeit vormittags wurde halbiert und die zweite Hälfte für die Nacht im Kühlschrank bereitgestellt.

Wenn Sie gern frühstücken wie ein Kaiser, mittags essen wie ein Weiser und abends wie ein Bettler, ist Ihnen das ebenso unbenommen. Sie befinden sich dann sogar im Einklang mit den Empfehlungen der Ernährungswissenschafter. Prüfen Sie, was für Ihr neues Leben das Richtige sein könnte. Einzige Bedingung: Es muss auch eine Phase geben, in der Sie nicht essen.

Wo essen Sie?

Beobachten Sie sich selbst. Sie essen in der Küche im Stehen? Im Bus? Auf der Straße? Am Arbeitsplatz vor dem flimmernden Computerbildschirm? Vor dem Fernseher? Mit einem Wort: irgendwo? Ändern Sie das!

Ist die Einnahme von Mahlzeiten in zu viel Routine gebettet, so neigen wir dazu, uns nicht auf die Mahlzeit selbst zu konzentrieren. Wir merken oft gar nicht, was wir gegessen haben. Plötzlich ist die Wurstsemmel, die Topfengolatsche, das Eis weg, und es bleibt ein unbefriedigendes Gefühl der Leere. Die Unterbrechung dieser Routine ist eine ebenso einfache wie wirkungsvolle Möglichkeit, Raum für eine neue Routine, für eine Verhaltensänderung zu schaffen. Auch wenn Sie derzeit das tun, wozu alle Ernährungspsychologen raten, nämlich jede Mahlzeit am Tisch sitzend einzunehmen – unterbrechen Sie diese Routine: Suchen Sie sich einen neuen Platz am Tisch.

Wenn Sie essen, dann konzentrieren Sie sich darauf.

> **! Essen Sie nicht nebenbei, nicht beim Fernsehen oder Zeitunglesen.**

Ihr bisheriger fester Platz am Tisch steht symbolisch für einen Ort, an dem Sie nichts anderes tun als essen. Er gibt Ihnen den Rahmen, sich den Mahlzeiten zu widmen, mit denen Sie Ihren Körper im Leben nach dem Speck verwöhnen. Gestalten Sie diesen Rahmen angemessen.

Decken Sie für sich den Tisch. Gönnen Sie sich selbst die gleiche Aufmerksamkeit, die gleiche Sorgfalt wie einem Gast, auch wenn es nur für eine Tasse Kaffee ist. Zelebrieren Sie auch Zwischenmahlzeiten stilvoll. Was spricht dagegen, die Stoffserviette und eine Kerze zum Einsatz zu bringen? Schließlich geschieht an diesem Ort gleich etwas ganz Wichtiges: Sie werden essen. In Ihrem neuen Leben ist nämlich jede Mahlzeit ein kleines Fest. Feiern Sie es.

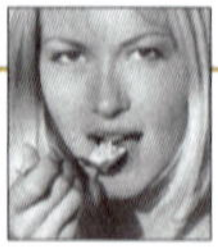

Essen statt hungern

Quälen Sie sich oft nur mit einem Magerjogurt und einem Apfel durch den Tag, um dann spätabends den Kühlschrank restlos zu plündern? Sabine M. gewöhnte sich an, bereits morgens und mittags anständig zu essen. Sie hatte bemerkt, dass ihre schlanken Kolleginnen immer für eine Stunde in die Kantine verschwanden, sie selbst aß ihr Käsebrot vor dem Bildschirm und schob sich zur Belohnung zwischendurch immer wieder einen Schokoriegel oder Kekse in den Mund. Trotzdem hatte sie meist das Gefühl, den ganzen Tag gedarbt zu haben.

Im Zuge ihrer Ernährungsumstellung begann sie, sich ein Frühstück zu machen, bevor sie das Haus verließ. Am liebsten aß sie eine große Schüssel Müsli mit viel Obst und Jogurt. Bis zur Mittagszeit hatte sie dann überhaupt keinen Hunger, auf dem Schreibtisch hatte sie nur eine Kanne Tee und Mineralwasser. Das Mittagessen in der Kantine war gar nicht so schlecht, wie sie gedacht hatte. Es gab ein großes Salatbuffet und immer wieder auch Gerichte mit viel Gemüse. Wenn sie nun abends nach Hause kam, hatte sie nicht mehr den Eindruck, überhaupt noch nichts Ordentliches gegessen zu haben. Ein kleiner Salat mit zwei Scheiben Vollkornbrot oder eine Portion Nudeln zum Abendessen genügten ihr nun völlig.

Wie essen Sie?

Schauen Sie in Ihr Ernährungsprotokoll. Was steht dort? Hastig und im Stehen? Mit anderen gemeinsam, während Sie sich über deren Probleme unterhalten? Während Sie am Bildschirm einen Text bearbeiten? Unterwegs, während Sie aus der Arbeit kommen? Mit einem Wort: nebenbei? Ändern Sie das.

Mit Essen spielt man nicht, haben wir als Kind gelernt. Eine großartige Methode, die alte Routine des Nebenbei-Essens zu unterbrechen, ist aber gerade das Spielen. Das kann durch extrem langsames, genussvolles Essen geschehen.

! Knabbern Sie ein Keks so langsam Sie können. Konzentrieren Sie sich dabei auf diesen Genuss.

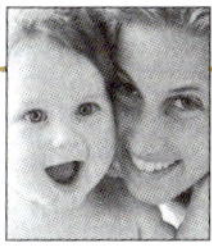

Ein Löffelchen für Mama

Sie haben seit Ihrer Schwangerschaft einige hartnäckige Kilos zuviel? Und haben dabei immer das Gefühl, nie zum Essen zu kommen und daher eigentlich rank und schlank sein zu müssen? Ihre Mahlzeiten nehmen Sie seit Monaten im Stehen ein, während Sie nebenbei Babybrei erhitzen oder Gemüse pürieren?
Was aber ist mit den vielen kleinen Löffelchen für Mama, den hastig ausgekratzten Babybreischüsseln, den belegten Broten, die Sie zwischendurch schnell hinunter geschlungen haben, der Familienpackung Kekse, die Sie binnen weniger Stunden im Vorbeigehen geleert haben?

Karin S. bekam ihr Gewicht erst wieder in den Griff, als sie einmal darüber Buch führte und dann beschloss, auch sich selbst wieder geregelte, warme Mahlzeiten zu gönnen und diese genauso wichtig zu nehmen wie die ihres Kindes.
Dreimal am Tag setzte sie sich in aller Ruhe an den Tisch, um zu essen. Morgens gab es ein ordentliches Frühstück mit reichlich Obst und einem Müsli. Statt den Mittagsschlaf ihres Kindes ausschließlich zum Aufräumen und Vorbereiten zu nutzen, gönnte sie sich nun eine halbe Stunde für ein ruhiges und genussvolles Mittagessen. Das Abendessen wurde um eine Stunde nach hinten verschoben. Sie konnte es nun gemeinsam mit ihrem Mann einnehmen, nachdem das Kind ins Bett gebracht war.

Ernährungswissenschafter raten nicht ohne Grund: „Kauen Sie jeden Bissen 30-mal!“ Kosten Sie den Geschmack voll aus – und werden Sie ganz nebenbei nach wenigen Bissen satt. Nach etwa 20 Minuten tritt nämlich der Sättigungseffekt ein (➜ *Kasten Seite 78*).

! Trinken Sie ein großes Glas Wasser vor jeder Mahlzeit. Das füllt den Magen bereits ein wenig.

Mit verbundenen Augen

Ein anderer spielerischer Ansatz, die Nebenbei-Routine beim Essen zu unterbrechen, lautet: Entdecken Sie Lebensmittel neu. Bitten Sie einen lieben Menschen, dem Sie zutrauen, dass er Sie nicht mit Ungenießbarem füttert, Ihnen die Augen zu verbinden und Ihnen auf einem Löffel verschiedenartige Lebensmittel zu essen zu geben – jeweils nur eine kleine Portion. Kiwis, Erdbeeren, Schnittkäse, Schinken, Brot, Marmelade, gekochte Erdäpfel, hart gekochtes Eiweiß und Eigelb, Naturjogurt – fast alles ist eine Entdeckung, wenn Sie es auf diese Weise serviert bekommen.

Essen – wie oft?

Ratschläge zur Anzahl der täglichen Mahlzeiten in diversen Diätbüchern sind verwirrend: Die einen empfehlen einen 3-Mahlzeiten-Rhythmus und mindestens vier Stunden Nahrungskarenz dazwischen, um den Insulinspiegel abzusenken. Die anderen warnen vor zu langen Pausen zwischen den Mahlzeiten und raten zu mindestens fünf kleineren Mahlzeiten am Tag. Die Deutsche Gesellschaft für Ernährung ist zu dem Schluss gekommen: „Aufgrund der vorliegenden Daten gibt es keine allgemein gültige Empfehlung für die Häufigkeit der Mahlzeitenaufnahme." Wenn Sie sich an Ihr Kalorienpensum halten, können Sie selbst entscheiden, wie viele Mahlzeiten Sie in Ihren Tagesablauf einbauen. Selbstbeobachtung ist dabei jedoch sinnvoll. Manche Menschen haben Schwierigkeiten, mit dem Essen aufzuhören, wenn Sie einmal begonnen haben. Trifft das auf Sie zu, wird es Ihnen leichter fallen, wenn Sie nur dreimal am Tag „aufhören" müssen. Bei anderen besteht wiederum die Gefahr, dass sie Heißhungergefühle entwickeln, wenn sie zwischen den Mahlzeiten zu lange nichts essen. In diesem Fall ist es besser, Sie schieben zwei, drei kleine Zwischenmahlzeiten ein. Die Betonung liegt auf „klein": Als Zwischenmahlzeit gelten schon ein Stück Obst, ein kleines Brot mit magerem Schinken, ein Glas Buttermilch, ein Jogurt u.Ä.

Ziel dieser Experimente ist, Essen wieder bewusst wahrzunehmen und genießen zu lernen. Dieser einmalige Impuls kann erstaunlich lange vorhalten. Weitere Tipps in dieser Richtung sind:

- Füllen Sie Ihre Gabel erst dann neu, wenn Sie den vorigen Bissen geschluckt haben.
- Legen Sie das Besteck mehrfach hin, und machen Sie kleine Pausen während der Mahlzeit.
- Bleiben Sie mit den Gedanken beim Essen.
- Lassen Sie einen kleinen Rest auf dem Teller.

Wohlgemerkt: Das Ziel dieser Spiele ist nicht, dass Sie weniger essen, sondern vielmehr, dass Sie aufhören, nebenbei zu essen, gedankenlos etwas in sich hineinstopfen, ohne zu merken, was eigentlich, sondern dass Sie sich ganz bewusst Ihren Mahlzeiten widmen – und dazu gehört der Genuss. Ihr neues Leben nach dem Speck hat viele genussvolle Seiten!

! Essen Sie langsam und mit Genuss! Erst nach etwa 20 Minuten stellt sich das Sättigungsgefühl ein.

Was essen Sie?

Was Sie derzeit essen, sehen Sie jeden Tag auf Ihrem Teller, in Ihrem Essprotokoll und auf Ihren Hüften und rund um Ihre Taille. Was Sie essen sollten, ist umstritten. Nur eines ist klar: Es sollten täglich rund 500 Kalorien weniger sein als bisher. Oder Sie müssen täglich etwa 500 Kalorien mehr verbrauchen, indem Sie sich mehr bewegen. Doch das ist nicht so leicht – Sie brauchen ziemlich viel Zeit für Sport, wenn Sie die Bilanz allein durch Bewegung ins Lot bringen wollen.

Schauen Sie sich also an, was Sie essen und woher die Kalorien kommen. Und dann überlegen Sie sich, wie Sie Kalorien einsparen könnten, ohne auf etwas verzichten zu müssen, das Sie besonders gern haben. Bei manchen Menschen reicht es bereits, wenn sie nur die Zwischendurch-Futterei einstellen und bewusst essen, ein Gefühl für Hunger und für Sättigung entwickeln und dem auch nachgeben.

Nur durch Bewegung allein lässt sich die Ernährungsbilanz schwer ins Lot bringen.

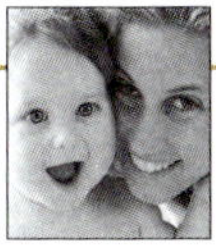

Kalorienfreie Alternativen

Hausfrauen mit Kindern sind Stress und Belastungen in hohem Maße ausgesetzt. Sie erledigen die Arbeit eines Topmanagers, erhalten dafür aber bei weitem nicht dieselbe Anerkennung. Ein Stück Torte, ein riesengroßes Schokoladeeis, eine 300-Gramm-Tafel Nougatschokolade, mit diesen Dingen belohnte Karin S. sich zumindest selbst für ihre täglichen Leistungen. Die Folge war, dass sich zu den zusätzlichen Kilos, die ihr von der Schwangerschaft geblieben waren, noch einige weitere gesellten. Je fülliger sie wurde, desto unzufriedener wurde sie mit ihrem Hausfrau-und-Mutter-Dasein. Karin S. durchbrach diesen Teufelskreis, indem sie sich die Wertschätzung für ihre Arbeit nicht mehr nur in Form von süßen Sonderrationen entgegenbrachte. Sie erstellte eine Liste all der schönen und kalorienfreien Dinge, die sie sich zuletzt immer seltener gestattet hatte. Und statt dem dritten Stück Gugelhupf gönnte sie sich nun wieder öfter einen Kinobesuch mit ihrer besten Freundin.

Allmähliche Veränderungen sind leichter durchzuhalten als radikale Brüche.

Verbote sind tabu

Der radikale Bruch mit Ihrer Routine könnte auch bedeuten: von heute auf morgen keine Pommes mehr, kein Junk-Food, keinen Schweinsbraten mit Knödeln, keine Chips vor dem Fernseher, keine Süßigkeiten im Auto, keine Cremeschnitten mit der Freundin zu essen. Wie lange, glauben Sie, halten Sie das durch? Na eben. Das schafft keiner.

> **! Denken Sie weniger daran, was Sie alles nicht, sondern was Sie sonst noch essen dürfen.**

Also machen Sie es anders. Sie machen sich bewusst, was Sie sonst noch alles essen könnten, vielleicht auch, was Sie essen sollten, und verändern auf diese Weis ganz allmählich Ihre angestammten Ernährungsgewohnheiten. Sie sind experimentierfreudig und probieren auch einmal ungewöhnliche Dinge aus. Wie zum Beispiel den Zucker wegzulassen. Freiwillig, aus Neugier, als Experiment. Das Erstaunliche ist: Es funktioniert. Wenn für Sie nach vier Wochen ohne Zucker Ihre Lieblingsschokoladeeier mit Marzipanfüllung (auf die Sie sich vier Wochen lang gefreut haben) plötzlich wie Stroh schmecken, wissen Sie, was gemeint ist. Was wir gern essen IST eine Frage der Gewöhnung, und wir haben es in der Hand, unseren Geschmack zu verändern.

Der Schlüsselsatz von Menschen, die abnehmen, war früher: „Ich muss abnehmen, ich darf jetzt kein Fett und keinen Zucker und kein… (ergänzen Sie selbst) essen." Das hatte immer etwas von Kasteiung und Verzicht und ist auf zeitliche Begrenztheit angelegt. Ihr Schlüsselsatz aber lautet: „Seit ich meine Ernährung umgestellt habe, schmeckt mir das ganze süße Zeug nicht mehr so gut wie früher." Oder das viele Fett oder das fade Fleisch oder was immer. Sie wissen, was gemeint ist. Das hat etwas von neuer, geschmackvoller Ernährung für den Rest des Lebens und klingt durchaus verlockend.

> **! Mühelosen Gewichtsverlust ohne Ernährungsumstellung und Sport gibt es nicht.**

Trinken Sie genug?

Essen und Trinken hält Leib und Seele zusammen. Also, vergessen Sie nicht aufs Trinken. Gemeint ist damit natürlich nicht literweise Bier, Schnaps, Wein oder Kaffee, sondern literweise Hochquellwasser, Mineralwasser mit oder ohne Kohlensäure,

> **! Trinken Sie ausreichend. Das verhindert, das Sie Durst mit Hunger verwechseln.**

wechselnde Früchte- und Kräutertees und ab und zu ein Bier, ein Glas Wein, ein Stamperl Schnaps, eine Schale Kaffee. Trinken hat mehrere Funktionen. Es füllt den Magen, es unterstützt den Stoffwechsel sämtlicher Zellen, es erhöht den Innendruck der Hautzellen, wirkt also wie eine gute Feuchtigkeitscreme, es reinigt die Nieren, es hilft der Haut, den Körper zu kühlen. Lesen Sie selbst, was Ernährungsgurus dazu schreiben.

Wenn Sie zu den Menschen gehören, die auf die Frage: „Was kann ich dir anbieten?" ohne Hemmungen mit „Vier Gläser

Der Freund des Hungers heißt Durst!

Ohne Nahrung können Sie zur Not einige Wochen überstehen. Ohne Flüssigkeit in der Regel aber nicht einmal drei Tage! Ihr Körper besteht zu etwa 60 Prozent aus Wasser. Wenn Ihre Gesamtkörperflüssigkeit nur um 3 Prozent abnimmt, macht sich das bereits durch einen Rückgang der Speichelsekretion bemerkbar, Ihr Mund wird trocken. Auch die Harnmenge wird geringer und der Harn konzentrierter, erkennbar durch eine dunklere Gelbfärbung. Ab einem Wasserverlust von 10 Prozent des Gesamtkörperwassers kommt es zu Verwirrungszuständen, und bei über 20 Prozent tritt der Tod ein.

Der Körper besitzt aber genügend Schutzmechanismen, um uns vor dem Austrocknen zu warnen. Bereits wenn Sie ein halbes Prozent Ihres Körpergewichts an Flüssigkeit verlieren, verspüren Sie Durst. Pro Tag sollten Sie mindestens 1,5 Liter Wasser trinken. Größere Mengen benötigen Sie bei Fieber, Hitze, Durchfall, schweißtreibender (sportlicher) Tätigkeit oder hohen Temperaturen.

Übrigens: Wenn Sie sehr viel schwitzen (in der Sauna, beim Sport…) können Sie den genauen Flüssigkeitsverlust durch den Schweiß feststellen, indem Sie sich unmittelbar vor und nach der körperlichen Anstrengung auf die Waage stellen. Die Differenz ist der Flüssigkeitsverlust. Spitzensportler stellen so ihren Schweißverlust fest.

Trink-Training

Bereiten Sie morgens 1 oder 2 Flaschen mit Wasser, verdünntem Fruchtsaft, Früchte- oder Kräutertee vor. Sorgen Sie dafür, dass Sie diese Flaschen bis zum Abend leertrinken. Stellen Sie die Flaschen an Ihren Arbeitsplatz, nehmen Sie sie für unterwegs mit. Trinken können Sie trainieren! Oder Sie führen ein „Trinkprotokoll“: Für jedes Glas Wasser gibt es einen Strich in Ihrer Stricherlliste.
Kaffee und schwarzer oder grüner Tee wirken übrigens harntreibend. Am besten Sie gewöhnen sich an, zu jeder Tasse ein Glas Wasser zusätzlich zu trinken.

Kontrollieren Sie Ihre Flüssigkeitsaufnahme.

Wasser“ antworten, ist das Thema Trinken für Sie wahrscheinlich kein Problem. Die Mehrheit der Menschen, vor allem der Frauen, hat aber ein so unklares oder unterentwickeltes Durstgefühl, dass sie zu oft aufs Trinken vergessen und oft auch essen, obgleich sie eigentlich keinen Hunger, sondern Durst haben. Beobachten Sie sich selbst. Und achten Sie darauf, stets ein großes Glas Wasser auf dem Tisch stehen zu haben und dieses auch mehrmals täglich leer zu trinken. Denn: Es macht schön und füllt den Magen.

Die Sache mit dem Kaffee

Kaffee brauchen Sie sich nicht verbieten zu lassen.

Viele Diäten verbieten Kaffee. Und auch wenn Sie keine Diät machen, werden Sie mit dem Kaffeeverbot immer wieder konfrontiert werden.

Lassen Sie sich davon nicht verunsichern. Kaffee ist nicht grundsätzlich ungesund, und er ist es weder vor noch nach einer Diät, weder vor noch in Ihrem neuen Leben nach dem Speck. Auf die Menge kommt es an. Drei bis fünf Tassen pro Tag sind nach Ansicht vieler Experten in Ordnung *(➜ Kasten, Seite 89)*.

Das Kaffeeverbot vieler Diäten hat aber zwei sinnvolle Aufgaben: Sie trinken auch nachher möglicherweise weniger Kaffee, und es durchbricht Ihre Essgewohnheiten an einer Stelle, an der Sie es merken.

Kaffee – wieviel ist erlaubt?

Gegen 3 bis 5 Tassen Kaffee pro Tag ist nichts einzuwenden. Der anregende Effekt von Koffein ist übrigens nicht durch höhere Dosierungen steigerbar. Die Wirkung einer Tasse Kaffee kann nicht durch weiteres Kaffeetrinken gesteigert werden. Im Gegenteil: Durch übermäßigen Kaffee-Konsum können Konzentrationsschwäche, Gedankenflucht, Fahrigkeit, Nervosität, Herzklopfen und Schlaflosigkeit auftreten. Erst nach 2 bis 3 Stunden macht es Sinn, die aufmunternde Wirkung des Koffeins durch eine weitere Tasse Kaffee aufzufrischen. Die Reaktionen auf das Koffein sind individuell sehr verschieden. Körpergewicht, die Zusammensetzung des koffeinhaltigen Getränks, die Magenfüllung, die Geschwindigkeit der Magenentleerung und die Magen-Darm-Passage spielen dabei eine Rolle. Interessant: Raucher bauen das Koffein schneller ab, weil bei ihnen das entsprechende Enzym aktiver ist. Noch eine gute Nachricht: Der Kaffee beziehungsweise das Koffein ist nicht ursächlich für hohen Blutdruck verantwortlich. Bluthochdruck ist daher keine Kontraindikation für Kaffeegenuss. Auch Personen, die erhöhte Harnsäurewerte haben, brauchen auf Kaffee nicht zu verzichten.

Schwangere und Stillende sollten Kaffee und andere koffeinhaltige Getränke nur in kleinen Mengen (maximal 1 bis 2 Tassen/Tag) konsumieren, da Koffein durch die Plazentaschranke treten kann und in die Muttermilch abgegeben wird.

Menschen mit empfindlichem Magen, Herzrhythmusstörungen, Schilddrüsenüberfunktion oder Schlafstörungen verzichten besser auf den Muntermacher.

Starker Kaffee verringert die Wirkungen von Alkohol nicht und führt auch nicht zu einem schnelleren Abbau! Eine bessere Reaktionsfähigkeit wird lediglich vorgetäuscht.

Die Ernährungspyramide

Über die Zusammensetzung der optimalen Ernährung gibt es viele unterschiedliche Ansichten. Sie verändern sich je nach den Erkenntnissen der Ernährungswissenschaft. Derzeit gilt die Ernährungspyramide *(➜ Seite 90)* als Modell der Wahl. Sie enthält viel Obst und Gemüse. Salate bereiten Sie am besten mit hochwertigen Ölen *(➜ Seite 99)* zu. In regelmäßigen Abständen gehören mageres Fleisch, Fisch, fettarme Milchprodukte, Eier, Nüsse und Hülsenfrüchte auf Ihren Teller. Wenn Sie's lieber vegetarisch mögen, müssen Sie auf die richtige Kombination der Lebensmittel achten. *(➜ Seite 97)*. Weißmehlprodukte, Süßigkeiten, Kuchen, Torten, Schokolade bilden die Spitze der Pyramide und sollten daher nur selten verspeist werden.

Selten essen!
Süßigkeiten, Weißmehlprodukte

Mäßig essen!
Reis, Nudeln, Vollkornprodukte

Regelmäßig essen!
Mageres Fleisch, Fisch, fettarme Milchprodukte, Eier, Nüsse, Hülsenfrüchte

Reichlich essen!
Obst, Gemüse – zubereitet mit Oliven-, Raps-, Nussöl

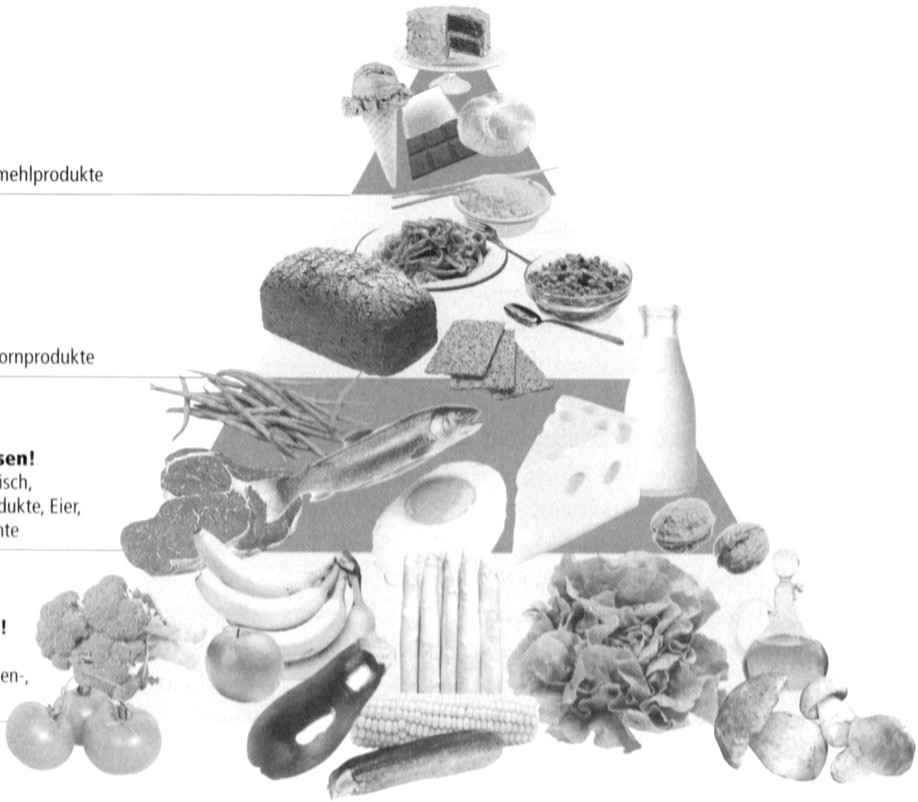

Komplexe und einfache Kohlenhydrate

Bei den Kohlenhydraten sind solche, die leicht abbaubaren Zucker enthalten, von jenen zu unterscheiden, die komplexe Kohlenhydrate enthalten, die nur langsam zu Zucker abgebaut und ins Blut abgegeben werden. Diesen Unterschied beschreibt der hypoglykämische Index, griffig als Glyx bezeichnet. Diabetiker kennen ihn seit langem, denn sie müssen darauf achten, den Zuckerpegel im Blut möglichst konstant zu halten. Als Nichtdiabetiker erkennen Sie Nahrungsmittel mit einem hohen Glyx daran, dass Sie etwa eine Stunde nach der Mahlzeit Heißhunger verspüren, obgleich Ihr Bauch möglicherweise bis zum Platzen gefüllt ist. Der Hunger ist unter anderem die Folge eines überhöhten Insulinspiegels nach der Mahlzeit. Futtern Sie aber Erdäpfel und Karotten in Maßen und ersetzen Kuchen durch Dinkelcracker und Weißmehl durch Vollkornmehl, kann Ihnen keine Heißhungerattacke drohen.

Heißhungerattacken und Glyx

Glyx ist die Abkürzung für glykämischer Index. Diese Zahl gibt an, wie stark ein bestimmtes Lebensmittel den Blutzuckerspiegel ansteigen lässt. Je höher der Glyx-Wert ist, desto höher steigt der Blutzucker an. Je niedriger, desto weniger hoch steigt der Blutzucker. Ihre Bauchspeicheldrüse reagiert auf einen steigenden Blutzuckerspiegel mit der Ausschüttung von Insulin. Dieses Hormon schleust den Zucker aus dem Blut in die Zellen der Organe, der Muskeln und anderer wichtiger Gewebe. Nachdem das geschehen ist, sinken sowohl der Blutzuckerspiegel als auch der Insulinspiegel im Blut wieder ab. Nun macht es für den Körper einen Unterschied, ob ein Lebensmittel, das Kohlenhydrate enthält, schnell oder langsam in Einfachzucker gespalten und ins Blut aufgenommen wird. Im ersten Fall, wenn der Blutzucker rasch und hoch ansteigt, wird auch rasant Insulin von der Bauchspeicheldrüse ausgeschüttet. Das Insulin baut den Blutzucker ab, schießt dabei aber leider auch etwas über das Ziel hinaus. Der Blutzucker sinkt sogar unter den Ausgangswert. Ein niedriger Blutzuckerspiegel ist aber ein Zeichen für das Gehirn, Hungergefühle auszulösen. Durch diese leichte Unterzuckerung wird also eine Heißhungerattacke ausgelöst. Um diese zu bekämpfen, essen Sie wieder eine süße Kleinigkeit, die schnell ins Blut geht, und das Spiel beginnt von vorn.
Im anderen Fall, wenn ein Lebensmittel einen niedrigen glykämischen Index hat, bedeutet das, dass die enthaltenen Kohlenhydrate langsam und über einen längeren Zeitraum ins Blut übergehen. Der Blutzuckerspiegel steigt langsam, nicht so hoch wie im vorigen Fall, bleibt aber über längere Zeit auf höherem Niveau. Insulin wird dadurch auch nicht überfallsartig, sondern gleichmäßiger ausgeschüttet. Das bedeutet auch, Sie fühlen sich länger satt.

Wenn Sie es genauer wissen wollen: In der „Vollweib-Diät“ von Christine Neubauer finden Sie Anstöße und Tipps für eine fettreduzierte Mischkost unter Berücksichtigung des Glyx, Michael Hamms „Fit und schlank mit dem Glyx“ enthält ein rundherum empfehlenswertes Ernährungsprogramm. Das Prinzip predigt auch Michel Montignac in seinen Büchern, doch in der Praxis enthält seine Nährwertzusammensetzung mehr

Fett und Eiweiß, als die Ernährungspyramide empfiehlt. Genaueres dazu finden Sie in unserem Konsument-extra „Die besten Diäten", wo wir 80 verschiedene Diäten genau unter die Lupe genommen haben.

Was den Glyx beeinflusst

Diese Faktoren beeinflussen den glykämischen Index:

Ballaststoffgehalt: Je höher der Ballaststoffgehalt eines Lebensmittels oder einer Speise ist, desto niedriger ist der Glyx. Vollkorngetreide und Produkte daraus lassen den Blutzucker langsamer ansteigen als vergleichbare Lebensmittel aus Weißmehl. Grund: Durch die Kleiehülle brauchen die Verdauungsenzyme länger, um die Kohlenhydrate aus den Stärkekörnern herauszuholen.

Zubereitung: Unerhitzte Getreideprodukte (Müsli, Frischkornbrei) haben einen niedrigeren Glyx als erhitzte (Vollkornweckerl, Palatschinken aus Vollkornmehl). Grund: Durch das Erhitzen werden Zellwände und Zellverbände im Getreide bereits teilweise aufgelöst, sodass die Verdauungsenzyme rascher zu den Stärkekörnern kommen.

Konsistenz: Kohlenhydrate in Getränkeform (etwa der natürliche Zucker in Traubensaft) haben einen höheren Glyx als dieselbe Menge in fester Form (die ganzen Trauben). Grund: Durch das Pressen und Mixen ist auch hier für die Verdauungsenzyme der Zugang zu den enthaltenen Kohlenhydraten einfacher.

Hülsenfrüchte: Erbsen, Bohnen, Linsen enthalten zwar ebenfalls Kohlenhydrate, sind aber kaum blutzuckerwirksam. Grund: die enthaltenen Ballaststoffe.

Welches Lebensmittel welchen Glyx-Wert hat, können Sie zwar aus Tabellen ablesen, Sie müssen aber folgendes beachten: Die Werte in diesen Tabellen beziehen sich auf das isolierte Lebensmittel. In der Regel essen Sie aber Speisen oder Mahlzeiten, die aus mehreren Lebensmitteln bestehen. Ob eine Speise länger oder kürzer sättigt, können Sie selbst sehr gut beeinflussen:

- Essen Sie Obst und Gemüse möglichst im Ganzen, wenn möglich mit Schale und nicht als Saft.
- Bevorzugen Sie die Vollkornvariante vor der Weißmehlvariante.
- Essen Sie hin und wieder Getreide auch in roher Form als Müsli.
- Bauen Sie öfter Hülsenfrüchte in Ihren Speiseplan ein.

Zucker ist an allem schuld?

Könnten wir ohne Zucker leben? Traubenzucker ist doch gesund? Haben wir nicht alle von Muttern vor einer Schularbeit das Päckchen Traubenzucker zugesteckt bekommen, damit wir uns besser konzentrieren konnten?

Nun, Zucker hat schon seine Berechtigung – nicht nur, wenn man der Zuckerindustrie Glauben schenkt. Er liefert rasch verfügbare Energie. Am schnellsten in Form von Traubenzucker. Bei einer Prüfungsarbeit, wenn uns der Kopf raucht, kann dieser Energieschub sehr hilfreich sein.

Zucker und Gesundheit

Zucker, und damit meinen wir Haushaltszucker, polarisiert. Er macht krank, ist für Diabetes, Karies sowie andere Krankheiten verantwortlich und ein Vitaminräuber, sagen die einen. Die anderen meinen, dass er lediglich leere Kalorien enthält. Wissenschaftlich betrachtet stimmt eher zweiteres. Dennoch: Zucker fördert Karies. Zucker sind leere Kalorien. Sowohl weißer als auch brauner oder Rohzucker enthalten nur völlig unbedeutende Mengen an Mineralstoffen oder Spurenelementen. Zucker ist aber kein Vitaminräuber. Er benötigt zwar bestimmte B-Vitamine für seine Verstoffwechslung, er zerstört diese aber nicht. Allerdings liefert er auch keine nach (so wie andere vitaminreichere Kohlenhydratquellen). Zucker ist nach derzeitigem Wissen nicht an der Entstehung von Diabetes beteiligt. Und: Übergewicht entsteht im Wesentlichen nicht durch zu viel Zucker, sondern durch zu viel Fett kombiniert mit zu wenig Bewegung.

Maximal 10 Prozent der täglichen Kalorien sollten aus Zucker stammen. Bei einer täglichen Kalorienzufuhr von 2300 kcal würden 10 Prozent davon 230 kcal ausmachen. Auf Gramm Zucker umgerechnet heißt das immerhin noch knapp 60 g Zucker. Das entspricht etwa 12 gestrichenen Teelöffeln. Achtung: In diesen 12 TL sind auch die versteckten Zucker, die Sie mit Süßigkeiten, Schokolade, Kuchen und so manchen Salatdressings zu sich nehmen, bereits eingerechnet!

Für den Körper langsam verfügbarer Zucker findet sich dagegen in all jenen Nahrungsmitteln, die komplexe Kohlenhydrate mit einem niedrigen Glyx *(➜ Kasten Seite 92)* enthalten. Das sind solche, in denen die Zuckerbausteine durch das Zerlegen großer Moleküle freigesetzt werden. Über die Form der Zubereitung bestimmen wir, wie rasch der Zucker in einem Nahrungsmittel unserem Organismus zur Verfügung steht .

Es liegt bei Ihnen: Bevor Sie zur nächsten Schaumrolle greifen, fragen Sie sich, ob Sie jetzt wirklich einen längeren raschen Lauf, die Besteigung des Stephansdomes oder einen Marsch durch Eis und Schnee in T-Shirt und kurzer Hose vorhaben. Wenn Sie entsprechend leben, kann Zucker für Sie sehr wichtig sein. Die meisten von uns tun das allerdings nicht.

Kurbeln Süßstoffe den Appetit an?

Nein. Auch wenn diese Behauptung immer wieder auftaucht. Süßstoffe bewirken keine Ausschüttung von Insulin mit nachfolgenden Heißhungergefühlen. In einer Studienanordnung wurde untersucht, wie sich eine Süßstofflösung (Wasser + Süßstoff), eine Zuckerlösung (Wasser + Haushaltszucker) und reines Wasser im Vergleich zueinander verhalten. Das Ergebnis: Lediglich die Zuckerlösung führte, wie erwartet, bei den Testpersonen zu einem Anstieg des Blutzuckers und einer damit verbundenen Ausschüttung von Insulin. Die Süßstofflösung verhielt sich genauso wie das reine Wasser: Sie veränderte weder den Blutzuckerspiegel noch bewirkte sie eine Insulinausschüttung.

Ab und zu nachgeben

Wenn Sie eine unbändige Lust nach Süßem oder etwas Fettem überkommt, gehen Sie folgendermaßen vor: Schenken Sie sich zuerst ein Glas Wasser ein und trinken Sie es in ruhigen Schlucken aus. Wenn danach dieser unbändige Appetit auf eine kalorienreiche Kleinigkeit immer noch besteht und Sie der Meinung sind, das muss jetzt sein, dann gönnen Sie es sich. Beschränken Sie sich aber auf ein möglichst kleines Stück.

Naschen Sie sich schlank!

Dieser Rat ist eine der paradoxen Empfehlungen der modernen Ernährungswissenschaft. Er gilt weniger für Leberstreichwurst- oder Schweinsbraten-Tiger als vielmehr für all jene Menschen, die durchs Naschen mehr Kalorien aufnehmen als sie verbrauchen. Die Bedingung: Das Naschen muss innerhalb von 30 Minuten nach einer Mahlzeit passieren, und Sie dürfen deswegen keine Mahlzeit auslassen. Dieser Vorschlag klingt widersinnig, hat aber seine guten Seiten: Er durchbricht nämlich alle üblichen Routinen, die mit Naschen verbunden sind, aufs Nachhaltigste.

Zum Naschen gehört eine gewisse Heimlichkeit und dass es unkontrolliert geschieht. Wenn Sie Süßigkeiten aber nach dem Essen, ganz bewusst und gleichsam auf fachliche Empfehlung „einnehmen", dann fangen Sie mit einem Mal an, darüber nachzudenken: Brauche ich diesen Süßekick jetzt wirklich? Ist mir nicht eigentlich mit einem Glas Wasser ebenso gedient? Wie viel muss ich jetzt naschen? Und plötzlich macht es keinen Spaß mehr, sondern wird zum Abschluss einer bewusst und genussvoll eingenommenen Mahlzeit. Und diese Form des Naschens bietet sich geradezu an, sie in Ihr neues Leben einzubauen, oder nicht?

Pro und kontra Eiweiß

Beim Fleisch scheiden sich die Geister. Ernährungsgesellschaften und Ärzte empfehlen, weniger Fleisch zu essen; höchstens 20 Prozent der täglichen Kalorien sollten aus

> **! 300 – 450 Gramm Fleisch pro Woche sind genug! Wählen Sie fettarme Sorten und magere Zubereitungsarten.**

Eiweiß stammen, zwei bis drei Portionen Fleisch (je 100 bis 150 Gramm), zwei bis drei Portionen Wurst (je 50 Gramm) und drei Eier pro Woche sind ausreichend. Unter Berufung auf die Steinzeit-Gene des Menschen kommen andere Experten zu ganz anderen Empfehlungen: Allen Carr („Endlich Wunschgewicht") vertritt die Ansicht, dass die Nahrung unserer Vorfahren aus rohem Obst und Gemüse bestand, und empfiehlt eine vegetarische Ernährung. Dagegen ist Nicolai Worm („Das Mammut auf dem Teller", „Täglich Fleisch") davon überzeugt, dass unsere Vorfahren regelmäßig Fleisch und Fisch verzehrten, und empfiehlt uns, es ihnen gleichzutun – bis zu 27 Prozent unserer Nahrung sollten Eiweiß sein. Allerdings, so Worm, sollte das Fleisch

Im Zweifelsfall weniger Fleisch, Wurst und Eier.

Vorsicht, Purine

Purine sind Inhaltsstoffe in bestimmten Nahrungsmitteln. Besonders purinreich sind zum Beispiel Innereien (Leber, Niere, Herz, Milz und Zunge), Fische mit Haut (Forelle, Hering, Kabeljau, Karpfen), Räucherfisch, Fischkonserven, Hülsenfrüchte (Erbsen, Bohnen, Linsen) und auch manche Fleisch- und Wurstsorten.

Wenn Sie zu Gicht neigen, sollten Sie Ihre Purinzufuhr gering halten, da Ihr Purinstoffwechsel gestört ist. Das führt zu erhöhten Harnsäurespiegeln im Blut und in weiterer Folge zu den klassischen Gichsymptomen: Gelenkschmerzen und -entzündungen. Die Harnsäure kristallisiert in kleinen, spitzen Kristallen aus. Diese „Kristallnester" lagern sich in den Gelenken ab und führen durch die mechanische Reizung des Gewebes zu Entzündungen. Durch den hohen Harnsäurespiegel steigt auch das Risiko für Harnsäuresteine. Die Entstehung beziehungsweise das Ausbrechen der Gicht wird vor allem durch eine zu hohe Zufuhr von Purinen begünstigt. Exzessiver Alkoholkonsum kann ebenfalls einen Gichtanfall auslösen. Und auch Übergewicht steht in Zusammenhang mit einem erhöhten Gichtrisiko.

Übergewicht und Alkohol erhöhen das Gichtrisiko.

von artgerecht gehaltenen Tieren stammen – aus ethischen Gründen und weil das Fleisch von Tieren, die sich bewegen können, einen höheren Gehalt an Omega-3-Fettsäuren habe.

Omega-Fettsäuren

Omega-3-Fettsäuren: Dazu zählen die Alpha-Linolensäure sowie die beiden nur im Fischöl von Meeresfischen vorkommenden Fettsäuren EPA und DHA. Alle drei sind essenziell, das heißt, der Körper kann sie nicht selbst erzeugen, sondern sie müssen mit der Nahrung von außen zugeführt werden.
Omega-6-Fettsäuren: Sie sind ebenfalls mehrfach ungesättigt und leiten sich von der Linolsäure ab. Sie kommen besonders in Pflanzenölen wie Sonnenblumenöl, Maiskeimöl oder Sojaöl vor.

Ein- bis zweimal Meeresfisch pro Woche liefert ausreichend Omega-Fettsäuren.

Im Stoffwechsel haben diese verschiedenen Fettsäurefamilien unterschiedliche Auswirkungen: Omega-3-Fettsäuren sind blutverdünnend und wirken daher Blutdruck senkend. Omega-6 Fettsäuren bewirken eher das Gegenteil. Für die Praxis bedeutet das: Als vorbeugende Maßnahme gegen Herz-Kreislauf-Erkrankungen sollte bei den derzeit herrschenden Essgewohnheiten der Anteil an Omega-3-Fettsäuren erhöht werden. Im Klartext: Bauen Sie ein bis zwei (Meeres)Fischmahlzeiten pro Woche ein! Besonders geeignet sind Hering, Makrele, Lachs oder Tunfisch (auch Fischkonserven).

Vegetarisch – ja bitte?

Die Entscheidung für oder gegen Fleisch auf dem Teller ist letztlich eine Frage des Geschmacks oder der Ethik. Sie hat mit dem Eiweißanteil unserer Nahrung nicht viel zu tun. Das Eiweiß, das wir benötigen, muss nämlich gar nicht aus Fleisch oder Fisch stammen – auch Sojabohnen und andere Hülsenfrüchte sind ausgezeichnete Eiweißlieferanten, wie zum Beispiel Susan Powter in ihrem Buch „Ohne Diät geht's auch" systematisch propagiert. Wer sich vegetarisch ernähren möchte, braucht also keine Angst zu haben, dass er an Eiweißmangel leidet, sofern er eini-

Fleisch, nein danke?

Auch wenn Sie vegetarisch – also fleischlos – essen, können Sie zu viel Fett, Cholesterin oder Gesamtkalorien aufnehmen. Wenn Sie Fleisch einfach nur weglassen und durch andere fett- und kalorienreiche Lebensmittel ersetzen, ist das keineswegs gesünder oder führt schon gar nicht automatisch zum Gewichtsverlust. Man nennt diese Gruppe von Personen auch „Puddingvegetarier“. Das sind jene, die zwar kein Fleisch essen, aber ansonsten an ihrer Ernährung nicht viel verändern. Das Fleisch ersetzen sie oft durch Fertigprodukte, Pudding, Kuchen und Ähnliches.

ge Regeln befolgt *(➜ Kasten Vegetarisch – aber richtig)*. Wer allerdings nicht nur kein Fleisch, sondern auch keine Milchprodukte und Eier essen mag, muss besonders sorgfältig darauf achten, seinen Vitamin-B- und Eisenbedarf aus anderen Nahrungsmitteln zu decken, will er keine Mangelerscheinungen riskieren.

Vegetarisch – aber richtig!

Vegetarisch essen heißt nicht nur Fleisch wegzulassen. Sie sollten auch einige andere Grundsätze beachten. Fleisch ist nämlich u.a. ein wichtiger Lieferant für Eiweiß, Eisen, Zink oder B-Vitamine (v.a. Schweinefleisch).

- Bauen Sie öfter Hülsenfrüchte (Erbsen, Bohnen, Linsen) in Ihren Speiseplan ein. Sie sind eine gute fettarme pflanzliche Eiweißquelle.
- Ersetzen Sie Weißmehlprodukte durch Vollkornprodukte. Im vollen Korn ist die eiweißreiche Aleuronschicht noch vorhanden. Außerdem trägt es zur Versorgung mit Eisen, Zink und anderen Nährstoffen bei.
- Kombinieren Sie pflanzliche Eisenquellen mit Vitamin-C-reichen Lebensmitteln. Durch das Vitamin C kann Ihr Körper das pflanzliche Eisen besser ausnutzen. Beispiel: Spinat mit frischem Orangensaft, Vollkornbrot mit Paprikastreifen.
- Kombinieren Sie Lebensmittel richtig:
  - Getreide + Eier oder Milch: Palatschinken, Käsebrot, Müsli mit Milch oder Jogurt, Eierspeise mit Brot...
  - Getreide + Hülsenfrüchte: Erbsensuppe mit Brot, Bohnensupppe mit Reis...
  - Kartoffeln + Eier oder Milch: Erdäpfel mit Topfen, Erdäpfel mit Ei oder Käse überbacken...

Ausführlichere Literatur zu diesem Thema finden Sie im Serviceteil *auf Seite 186*.

Ganz gleich, ob unsere Vorfahren sich pflanzlich oder vegetarisch ernährt haben – eines ist sicher: Salami, Käsekrainer und Leberwurst standen nicht auf ihrem Speiseplan. Sie sollten allein schon wegen des Kaloriengehalts durch Putenbrust, mageren Schinken und Roastbeef ersetzt werden. Oder durch Jogurt und Cottage Cheese – ganz, wie Sie möchten.

Die Fett-Frage

Auch beim Fett scheiden sich die Geister. Die einen (Dr. Atkins: „Die neue Atkins-Diät") propagieren eine Diät aus Eiweiß und Fett und ohne Kohlenhydrate. (Die gute Nachricht: Ein halbes Grillhendl und ein Berg grüner oder roter Salat machen satt. Die schlechte Nachricht: Das halten Sie vermutlich nicht für den Rest Ihres Lebens durch – irgendwann wird Ihre Sehnsucht nach Erdäpfeln oder Brot so groß, dass Sie es sein lassen.) Die anderen fordern uns auf, Fett zu sparen. Ihr Ansatz klingt logisch. Wir

Wie viel Fett?

Die Ernährungsgesellschaften empfehlen, maximal 30 Prozent der Kalorien in Form von Fett aufzunehmen. Beim durchschnittlichen Tagesbedarf einer berufstätigen Frau mit Bürotätigkeit sind das 30 Prozent von ca. 2300 Kilokalorien (kcal), also 690 kcal. 1 Gramm (g) Fett hat 9 kcal. 690 dividiert durch 9 sind rund 76 g Fett. Bei durchschnittlichen österreichischen Essgewohnheiten wird rund die Hälfte davon in Form von Streich- und Kochfett, die andere Hälfte als so genanntes „verstecktes" Fett aufgenommen. Das bedeutet: etwa 38 g werden in Form von Butter, Margarine, Öl oder Schmalz gegessen. Die anderen 38 g sind versteckt in Fleisch, Wurst, Soßen, fettem Käse, anderen fettreichen Milchprodukten, vielen Fertigprodukten und einer Reihe weiterer Lebensmittel. So weit, so gut. Allerdings: Für die Zeitspanne, in der Sie abnehmen wollen, sollten Sie diese Fettmenge nochmal auf etwa die Hälfte reduzieren. In unserem Beispiel wären das ca. 20 g Streich- und Kochfett pro Tag. Das entspricht zwei gestrichenen Esslöffeln (EL). Nicht besonders viel. Zur Orientierung: 1 gestrichener EL Butter, Margarine oder Öl enthält etwa 10 g reines Fett, ein gestrichener Kaffeelöffel etwa 5 g.

Übrigens: Butter und Margarine bestehen zu 82 Prozent aus reinem Fett (der Rest ist Wasser), Speiseöle bestehen immer zu 100 Prozent aus Fett! Lediglich Halbfettmargarine oder Halbfettbutter enthalten nur die Hälfte, nämlich 40 Prozent Fett (der Rest wurde durch Wasser ersetzt, weshalb diese Produkte nicht zum Erhitzen geeignet sind).

wollen Speck abbauen? Führen wir dem Körper einfach kaum Fett zu, dann muss er es sich aus den Depots holen. Maximal 30 Prozent der täglichen Kalorienmenge sollten es den Low-Fat-30-Vertretern zufolge sein, und diese Grenze ist schnell erreicht – ein Gramm Fett hat stolze neun Kilokalorien. Das ist fast doppelt so viel wie ein Gramm Schokolade!

Fett hat seine guten Seiten

Diese Rechnung hat nur einen Haken. Wir sind auf Fette in unserer Nahrung angewiesen. Allerdings nur auf bestimmte, die wir nicht selbst erzeugen können *(➜ Kasten, Seite 96)*. Außerdem sind viele Vitamine fettlöslich, können also nur in Verbindung mit Fett aufgenommen werden (A und seine Vorstufe Betacaro-

Welches Fett für wen?

Wenn Sie keine Probleme mit Ihrem Cholesterinspiegel haben, ist es Geschmackssache, ob Sie Butter oder Margarine verwenden. Butter ist das naturbelassenere Produkt, besteht aber vor allem aus gesättigten Fetten und enthält Cholesterin.
Wenn Ihr Cholesterinspiegel an der Grenze oder schon zu hoch ist (fragen Sie Ihren Arzt), dann ist als Streichfett Margarine mit einem hohen Anteil an mehrfach ungesättigten Fettsäuren besser. Im Kühlregal finden Sie Margarine mit besonders günstiger Fettsäurenzusammensetzung unter der Bezeichnung „Diätmargarine".
Öle (mit Ausnahme von Fischöl) sind immer pflanzlicher Herkunft. Und sind immer cholesterinfrei. Wird das noch extra herausgestrichen, so ist das Werbung mit einer Selbstverständlichkeit.
Pflanzenöle kann man grob in zwei Gruppen unterteilen: jene mit einem besonders hohen Anteil an mehrfach ungesättigten Fettsäuren und jene mit einem besonders hohen Anteil an der einfach ungesättigten Ölsäure. Zu letzteren gehören Olivenöl (sowohl das kalt- wie auch das heißgepresste), das heimische Rapsöl sowie Erdnussöl. Alle drei Sorten sind zum Erhitzen geeignet. Durch den hohen Anteil an Ölsäure sind diese Ölsorten hitzestabiler als andere Öle.
Zur Gruppe mit einem besonders hohen Anteil an mehrfach ungesättigten Fettsäuren gehören u.a. Distelöl, Weizenkeimöl oder Leinöl. Diese Öle sind, wenn sie kaltgepresst sind, nur für die kalte Küche (Salate, Dips) geeignet. Sonnenblumenöl, Maiskeimöl, Traubenkernöl oder Kürbiskernöl können Sie auch zum Erhitzen verwenden. Zum Frittieren verwenden Sie bitte eigene Frittierfette (ist auf der Verpackung angegeben).
Die Pflanzenfette, Palmfett und Kokosfett, bestehen dagegen – ähnlich wie tierische Fette – zum Großteil aus gesättigten Fettsäuren und wirken sich damit ungünstig auf die Blutfettwerte aus.

tin, D, E und, K). Fett ist ein wichtiger Geschmacksverstärker (mit etwas Butter oder einem Löffel Schlagobers schmeckt's einfach besser). Eine nahezu fettfreie Küche, wie sie gelegentlich propagiert wird, wäre für unsere an cremige Suppen und gehaltvolle Soßen gewöhnte Gaumen eine recht freudlose Angelegenheit. Dass mehr Fett im Körper (= mehr Gewicht) außerdem der Osteoporosegefahr entgegenwirkt, ist zwar zutreffend, aber nur die halbe Wahrheit: Damit diese Form der Osteoporose-Prophylaxe wirkt, müssen Sie Ihren Körper auch bewegen!

! Achten Sie auch auf versteckte Fette. 20 Gramm (2 EL) Streich- und Kochfett pro Tag sind ausreichend.

Und wieder unser Steinzeitprogramm

Bei alledem bleibt eine Tatsache: Zu viel Fett gepaart mit zu wenig Bewegung macht dick. Das Fett aus dem Schlagobershäubchen wandert, bleibt die Bewegung aus, direkt auf die Hüften, in die Fettdepots. Eine wichtige Aufgabe des Fetts im

Gesättigt oder ungesättigt?

Was hat das mit Ihrer Gesundheit zu tun, ob Fettsäuren gesättigt, einfach ungesättigt oder sogar mehrfach ungesättigt sind? Eine ganze Menge! Aus verschiedenen Studien und Untersuchungen weiß man, dass gesättigte Fettsäuren Ihre Blutfettwerte negativ beeinflussen. Sie können beispielsweise das „böse" LDL-Cholesterin erhöhen. Das bedeutet, das Risiko für Arteriosklerose oder andere Herz-Kreislauf-Erkrankungen steigt. Einen hohen Anteil gesättigter Fettsäuren enthalten tierische Produkte wie Fleisch, Wurst, Speck, Butter, Schmalz, Milchprodukte. Ausnahmen gibt es auch: Fischöl ist ein tierisches Fett, aber reich an mehrfach ungesättigten Fettsäuren. Kokos- und Palmfett ist zwar pflanzlich, besteht aber zum Großteil aus gesättigten Fettsäuren.

Einfach ungesättigte Fettsäuren hingegen haben den gegenteiligen Effekt. Sie können Ihre Blutfettwerte positiv beeinflussen, also Ihren Cholesterinspiegel senken. Wobei sie den Vorteil haben, dass sie nur das unerwünschte „böse" LDL-Cholesterin senken, das erwünschte „gute" HDL-Cholesterin aber nicht beeinflussen.

Mehrfach ungesättigte Fettsäuren wirken ähnlich wie die einfach ungesättigten, allerdings sind sie nur dann cholesterinspiegelsenkend, wenn sie gleichzeitig gesättigte Fettsäuren ersetzen.

Steinzeitprogramm lautet ja: Kalorienvorräte für den Winter schaffen. Kalorien sind Wärmeeinheiten, und wer viel friert, braucht sie, um die Körpertemperatur aufrechtzuerhalten. Im Zeitalter der geheizten Wohnungen und überheizten Büros ist dieser Teil unseres Steinzeitprogramms allerdings obsolet geworden.

Fett sparen ist also in jedem Fall ein guter Rat: Roher Schinken statt Salami, Putenbrust statt Leberwurst, Soletti statt Chips – das sind vergnügliche und dabei ausgesprochen ergiebige Ansätze, um das tägliche Energiekonto um 500 Kalorien zu senken.

Fett sparen heißt auch immer eine Menge Kalorien sparen.

Nahrungsergänzungsmittel

Immer wieder verunsichern uns geschäftstüchtige oder publicitysüchtige Menschen mit der Behauptung, unsere Lebensmittel seien inzwischen so „degeneriert", unsere Böden so ausgelaugt, dass unsere Nahrung nicht mehr die nötigen Mineralstoffe und Vitamine liefern könne, um uns gesund zu halten. Apotheken und Supermärkte sind voll von Nahrungsergänzungsmitteln und finden zahlreiche Käufer, obwohl die Produkte nicht gerade billig sind.

Viele Menschen, die scheinbar wahllos durcheinander futtern, was die Küche hergibt, haben das Gefühl: „Irgendetwas fehlt mir, ich weiß aber nicht, was genau." Und sie suchen und kaufen. Ist Ihnen das vertraut? Diesen Mechanismus können Sie von drei Seiten unterbrechen:

- Durch die Veränderung Ihrer Ernährung. Alle Konzepte, die in unserem letzten großen Diäten-Test sehr gut oder gut beurteilt wurden, sehen die Umstellung auf eine vollwertige, ausgewogene Kost vor, die Vitaminpillen & Co überflüssig macht.
- Durch die Überprüfung Ihrer derzeitigen Ernährung. Wann war der letzte Kohl, die letzte Kiwi, die letzte reife Paprikaschote auf dem Speiseplan? Wann gab es zuletzt Mangold oder Spinat? Ihr Ernährungsprotokoll *(→ Seite 62)* hilft Ihnen, tatsächliche Unzulänglichkeiten zu erkennen und die Suche vor dem Kühlschrank abzukürzen.

● Wenn es denn unbedingt sein muss, weil Sie sonst das Gefühl haben, es fehlt Ihnen etwas Wichtiges, durch die bewusste und zeitlich begrenzte Einnahme von Multivitamin-Präparaten. Gepaart mit der Botschaft an Ihr Unbewusstes: „So, jetzt hast du alles, was du brauchst, und der Kühlschrank bleibt bis zur nächsten Mahlzeit zu."

Obst und Gemüse

Obst und Gemüse sind auf jeden Fall gesund.

So unterschiedlich die Ernährungskonzepte der diversen Fachleute oder Gurus ausfallen – in einer Hinsicht sind sich alle einig: Obst und Gemüse sind gesund. Und auch die Wissenschaft trägt das Ihre dazu bei, diese Überzeugung sachlich zu untermauern *(➜ Kästen Sekundäre Pflanzenstoffe, Bioaktive Substanzen, Seite 110)*. Sicher ist: Die meisten von uns essen viel zu wenig davon oder verbinden mit dem Begriff Gemüse nur Mischgemüse aus der Tiefkühltruhe in einer fettigen Einbrenn.

Sekundäre Pflanzenstoffe

Sekundäre Pflanzenstoffe sind keine Vitamine, sie sind auch keine Mineralstoffe oder Spurenelemente. Und dennoch dienen sie Ihrer Gesundheit. Sekundär heißen sie auch nicht deswegen, weil sie unwichtig sind. Ganz im Gegenteil. Die Forschung hat in den letzten Jahren eine Unzahl verschiedenster chemischer Verbindungen in Pflanzen entdeckt, die auch dem Menschen als Schutz vor verschiedenen Erkrankungen dienen können. Noch lange ist nicht alles erforscht. Gesichert ist die Bedeutung von Gemüse und Obst als Präventionsmaßnahme bei Krebserkrankungen.

Roh oder gekocht?

Für manche ist es eine Frage des Weltbilds, ob sie ihr Gemüse roh oder gegart essen. Sie berufen sich auf die seligen Zeiten, in denen unsere Urahnen auf Bäumen saßen und sich von Früchten und Gemüse ernährten – in roher Form, versteht sich. Wenn man diese Autoren liest, drängt sich allerdings der Gedanke auf, es könne gerade das Feuer, das Kochen gewesen sein, das uns von unseren Vorfahren auf den Bäumen abhebt...

Doch auch heute noch scheiden sich bei der Frage „roh oder gekocht?" die Geister. Kinder, die ausgesprochene Gemüsemuffel sind, wenn es um gedünstetes oder gekochtes Gemüse auf dem Teller geht, werden zu wahren Kaninchen, wenn sie die verschmähten Karotten geputzt und in Längsstreifen geschnitten vorgesetzt bekommen, und finden, man könne Tomaten und rote und gelbe Paprika überhaupt nur in dieser Form zu sich nehmen.

Hauptsache Vitamine, ob roh oder gekocht.

Saisongerecht einkaufen

Orientieren Sie sich am Saisonangebot. Erdbeeren im Jänner müssen nicht sein. Abgesehen davon, dass sie geschmacklich nicht mit frischen heimischen mithalten können, müssen sie auch noch vorzeitig geerntet und mit Pflanzenschutzmitteln behandelt werden, damit sie den Transport aus fernen Ländern überstehen. Verschiedene Broschüren oder Websites bieten Saisonkalender an, in denen Sie ablesen können, wann welches Obst oder Gemüse bei uns reif geerntet wird, wann es aus dem Glashaus kommt oder als Lagerware angeboten wird. Im Winter sind Lagergemüse wie Kraut, Erdäpfel oder Sellerie angesagt.

Sie mögen kein Gemüse?

Wenn es Ihnen auch so geht, dass Sie um Gemüse in bestimmter Form einen großen Bogen machen, dann prüfen Sie einmal, was es genau ist, das Sie daran stört. Meist ist es nämlich gar nicht das Gemüse selbst, das wir nicht mögen, sondern irgendeine Art der Zubereitung. Es ist kalt und nass? Dünsten Sie es. Es ist zu weich gekocht? Probieren Sie es roh, oder dünsten Sie es kürzer. Sie mögen keine Einbrenn? Lassen Sie sie weg, und ent-

Experimentieren bringt Sie auf den Geschmack.

! Vergessen Sie Verbote! Es gibt keine Tabus. Wichtig ist lediglich das richtige Maß.

decken Sie den Geschmack des Gemüses selbst. Würzen Sie es mit Kräutersalz oder frischen Kräutern. Sie mögen eingebrannte Bohnen nicht, die schmecken so nach Bohnenkraut? Lassen Sie es weg, und probieren Sie Piment, Nelken und Garam Marsala.

Der Mythos von den Schlacken

Jedes Frühjahr führen Scharen von Menschen „Entschlackungskuren" durch. Sie quälen sich durch Tage oder Wochen, in denen sie nichts oder fast nichts essen. Das Gemeine daran: In der Medizin kennt man den Begriff „Schlacken" nicht. Nicht verwertbare Substanzen werden bei ausreichender Flüssigkeitszufuhr über den Darm und die Nieren ausgeschieden. Von Entschlackungsanhängern kommt oft: Und warum müssen Sie nach einer Woche Nulldiät samt Einläufen oder Glaubersalz trotzdem noch immer aufs Klo? Sicher nicht der ominösen Schlacken wegen. Der Grund für regelmäßigen Stuhlgang auch während einer Nulldiät sind die Darmbakterien. Sie sterben laufend ab beziehungsweise vermehren sich, und die Darmschleimhaut erneuert sich ebenfalls alle paar Tage. Und diese „Abfälle" müssen ausgeschieden werden.
Wer glaubt, dass die paar Bakterien und Schleimhautzellen nicht ins Gewicht fallen, der irrt gewaltig: Das Gesamtgewicht der vorhandenen Darmkeime beträgt zwei bis drei Kilo! Üblicherweise besteht der „normale" Stuhl aus bis zu 50 Prozent Bakterienmasse und abgeschilferten Schleimhautzellen.

Experimentieren Sie. Bereiten Sie Gemüse auf neue, andere Arten zu und durchbrechen Sie auf diese Weise alle Routinen Ihrer bisherigen Ernährung. Je mehr Aussagen vom Stil „Das gehört so, das haben wir schon immer so gemacht" dabei auf der Strecke bleiben, umso besser.

Und wenn Sie dahinter kommen, dass Sie ein bestimmtes Gemüse tatsächlich wegen seines Eigengeschmacks oder seiner Konsistenz nicht mögen, dann lassen Sie es weg – es gibt genügend andere Sorten, die Sie essen können und die Ihnen bestimmt schmecken werden..

! Obst und Gemüse sollten den Grundstock Ihrer Ernährung bilden. Bevorzugen Sie Vollkornprodukte statt Erzeugnissen aus Weißmehl.

Wie viel und was?

Bei der Frage, wie viel Sie von den bunten Vitamin-, Mineral- und Ballaststoffspendern zu sich nehmen sollten, haben sich erstaunlich viele Fachleute auf das (aus den USA stammende) Fünf-am-Tag-Konzept geeinigt. Fünfmal am Tag sollten Sie also Obst oder Gemüse und Salat speisen. Wie um den Aufwand zu erhöhen, sollte es nur zweimal Obst sein und Sie sollten auch nur eine dieser Portionen durch einen Viertelliter reinen Saft ersetzen, weil Ihnen sonst zu viele Ballaststoffe entgehen. Fünf Gläser reiner Orangen- oder Karottensaft am Tag sind also ebenso wenig das Ziel wie fünf Äpfel am Tag. Hin und wieder können Sie eine Portion Obst gegen eine kleine Portion (ca. 25 Gramm) Trockenfrüchte austauschen.

„5 am Tag!"

Das ist Ihre Faustregel im wahrsten Sinn des Wortes: Essen Sie fünfmal am Tag eine Hand voll Obst oder Gemüse. Übersetzt für diejenigen von Ihnen, die es lieber in Gramm lesen: ca. 400 Gramm geputztes Gemüse plus ca. 250 Gramm frisches Obst pro Tag. Diese Faustregel gilt auch für Kinder. Außerdem sollten möglichst viele Farben auf Ihren Teller! Essen Sie viele verschiedene und verschiedenfarbige Obst- und Gemüsesorten. Damit ist die Wahrscheinlichkeit, dass Sie eine gute Mischung an sekundären Pflanzenstoffen aufnehmen, am größten.

400 Gramm Gemüse und 250 Gramm frisches Obst pro Tag sollten es sein.

Farbe auf dem Teller

Folgen Sie diesen Empfehlungen, so wird Ihr Leben nach dem Speck tatsächlich bunt und farbenfroh – zumindest, was Ihre Ernährung angeht. Das Konzept lautet:

- 1 Portion gegartes Gemüse (ca. 100 – 200 Gramm) – stellen Sie sich gerade das leuchtende Grün von gedünstetem Brokkoli vor, das warme Violett von Rotkraut, das fröhliche Orange von Karottenscheiben?
- 1 Portion rohes Gemüse (ca. 100 – 200 Gramm) – denken Sie an das frische Hellrot von Tomaten, das saubere Rot-Weiß von Radieschen, das saftige Gelb von Paprika?

- 1 Portion Salat (ca. 100 Gramm) – sehen Sie den Berg knackiger Blätter in allen Grüntönen?
- 2 Portionen frisches Obst (je ca. 125 Gramm) – freuen Sie sich am Goldgelb einer Birne, am Samtrot reifer Himbeeren?

Vom Frühstück bis zum Abendessen knackig Frisches.

Beispiel 1:
Frühstück: frisch gepresster Orangensaft
Zwischenmahlzeit: 1 Birne
Mittagessen: 1 Schöpflöffel Mischgemüse
Zwischenmahlzeit: knackige Rohkost mit Kräuterdip
Abendessen: 1 Salatschüssel

! Essen Sie jeden Tag fünf Hand voll frisches Obst und Gemüse.

Beispiel 2:
Frühstück: 1 Apfel
Zwischenmahlzeit: 1 Glas Tomatensaft
Mittagessen: Salat als Beilage
Zwischenmahlzeit: Obstsalat
Abendessen: Gemüsepizza mit reichlich frischem Belag

Beispiel 3:
Frühstück: 1 Banane ins Müsli
Zwischenmahlzeit: eine Hand voll Trauben
Mittagessen: Brokkoliauflauf
Zwischenmahlzeit: 1 kleiner Blattsalat
Abendessen: Mozzarella mit Tomaten

! Ein farbenfroher und vielfältiger Speiseplan sorgt für ausreichend Vitamine.

Ist das zu schaffen?

Am Anfang kann es Ihnen schwer fallen, tatsächlich fünf Obst- oder Gemüseportionen zu verputzen. Wenn Sie kein vollständiges Ernährungsprotokoll mehr führen wollen, führen Sie zumindest eine Strichliste über Ihren Gemüse- und Obstkonsum. Wenn Sie an einem Tag „sündigen“ (Die „Sünde“ besteht darin, dass Sie etwas NICHT essen!), ist das kein Problem: Im Wochendurchschnitt sollte es ungefähr hinkommen. Beim Aufholen hilft Ihnen ein Obst- oder Gemüsetag.

Sinnvoller Ballast!

Früher wurden Ballaststoffe tatsächlich als unverdaulicher und unnützer Ballast angesehen. Inzwischen weiß man es besser. So helfen Ballaststoffe beim Abnehmen:

☞ Sie quellen in Magen und Darm auf und lösen so das Sättigungsgefühl aus beziehungsweise verlängern die sättigende Wirkung einer Mahlzeit. Sie regen die Darmtätigkeit an und verhindern Verstopfung.

☞ Sie wirken sich positiv auf den Cholesterinspiegel aus. Besonders Pektin (in vielen Obstsorten) und andere lösliche Ballaststoffe in Haferkleie und Hülsenfrüchten sind hilfreich.

☞ Sie liefern praktisch keine Energie und kommen häufig in Lebensmitteln vor, die kalorienarm sind (Obst, Gemüse, Vollkorn, Hülsenfrüchte).

Wichtig ist ausreichendes Trinken! Ballaststoffe können nur quellen, wenn ihnen ausreichend Flüssigkeit zum „Aufsaugen" zur Verfügung steht. Wie viel Ballaststoffe in einem Lebensmittel enthalten sind, können Sie in Nährwerttabellen nachlesen. Falls Sie Kleie extra essen: Pro Kaffeelöffel Kleie ein Glas Wasser zusätzlich! Wenn Sie nämlich zu wenig trinken, kann das Gegenteil eintreten: Verstopfung.

Kaufen Sie Obst und Gemüse für einige Tage auf Vorrat. Was griffbereit daliegt, verleitet eher zum Zugreifen. Aber Achtung: Zu lange und zu warme Lagerung führt zu einem Verlust an empfindlichen Vitaminen (wie Vitamin C, Folsäure...). Bei zwei Einkäufen pro Woche sollte es aber keine Schwierigkeiten geben. Machen Sie sich einen Plan, der genügend Portionen vorsieht, und lassen Sie sich dann vom saisonalen Angebot leiten.

Fertignahrung versus selbst Gekochtes

Wer ein Baby hat, weiß sie zu schätzen: Fertignahrung. Auch wenn Sie allein leben, könnten Sie sich auf den Standpunkt stellen, für Sie allein lohne es sich nicht zu kochen. Und da beim Tiefkühlen Vitamine und Nährstoffe geschont werden, bietet sich gerade Tiefkühlkost als Fertignahrung an. Aber ist das wirklich so?

Tiefkühlgemüse enthält viele Vitamine, da es reif geerntet und sofort nach der Ernte schockgefroren wird.

Achten Sie bei verarbeiteten Produkten auf die Nährstoffzusammensetzung.

Nicht alles, was aus der Tiefkühltruhe kommt, ist über einen Kamm zu scheren. Und nicht alle Fertignahrung, die nicht aus der Tiefkühltruhe kommt, ist abzulehnen. Es kommt auf die Details an. Leicht haben Sie es, wenn nicht nur die Zutaten auf der Packung stehen, sondern auch die Nährstoffzusammensetzung.

Dann wissen Sie, wie viel Fett, Eiweiß, Kohlenhydrate und Kalorien Sie mit der Fertigmahlzeit zu sich nehmen. Fehlt diese Angabe? Dann lassen Sie besser die Finger davon. Nicht nur Lasagne und Pizza, auch gefüllte Paprika und Gulaschsuppe können sich als schwere Kalorienbomben entpuppen – von Pommes und allen panierten Speisen einmal ganz zu schweigen.

Grünes Licht für unverarbeitete Produkte

Was Sie dagegen bedenkenlos in Ihre Küche aufnehmen können, sind nicht oder kaum bearbeitete Produkte: die Packung Tiefkühlerbsen, aus der Sie immer nur so viel entnehmen, wie Sie für eine Mahlzeit brauchen; die gefrorenen Fischfilets natur; die gekochten Roten Rüben aus dem Kühlregal, die Ihnen viel Zeit in der Küche ersparen und mit Pfeffer, Salz, Zitronensaft und einem Tropfen Öl einen köstlichen Salat ergeben; die geschälten Tomaten aus der Dose – gegen diese Form von Fertignahrung ist nichts einzuwenden. Und mit der können Sie sich Ihr buntes Leben nach dem Speck auf gesunde und vergnügliche Weise erleichtern.

Zusatzstoffe

Nehmen Sie irgendein Fertigprodukt aus dem Kühlregal – zum Beispiel gekochten Schinken oder Speiseeis –, lesen Sie die Liste der Zutaten, und Sie werden sich wundern. Geschmacksverstärker, Umrötehilfsmittel, Stabilisatoren, Emulgatoren, Konservierungsstoffe, Farbstoffe – es wimmelt nur so von Zusatzstoffen. Muss das sein?

Die ernüchternde Antwort lautet: ja. Sofern wir haltbare Nahrung wünschen. Wenn wir nicht mit unseren Nachbarn gemeinsam einen ganzen Schinken kaufen, kochen und innerhalb relativ kurzer Zeit verzehren möchten, wenn wir nicht unser Eis am Sonntag selbst herstellen und gleich aufessen möchten, müssen wir diese Stoffe in Kauf nehmen. Sie sind nicht willkürlich zugesetzt, sondern erfüllen unsere Erwartungen. Wir wollen wenig Fett? Dann brauchen wir Geschmacksverstärker. Wir wollen wenig Zucker? Dann sind Geliermittel oder Konservierungsstoffe nötig. Wir wollen kein rohes Ei im Eis? Dann brauchen wir andere Emulgatoren.

Haltbare Nahrung gibt es nur mit Zusatzstoffen.

Kochen macht schlank

Gehören Sie auch zu jenen Menschen, für die Wochenenden die pure Kalorienfalle sind? Oder die zu Hause arbeiten und immer dann, wenn es bei der Arbeit nicht weitergeht, in der Küche landen? Und dort natürlich nicht abwaschen (denn das ist irgendwann einmal erledigt), sondern etwas essen? Ertappen Sie sich auch bisweilen dabei, dass Sie in der Küche stehen und sich fragen: „Und was wollte ich hier eigentlich?"

Wie praktikabel die Ernährungskonzepte sind, hängt auch davon ab, ob sie aufwendig in der Zubereitung und ob sie bürotauglich sind. Wenn Sie zu den Menschen gehören, die fast jedes Bedürfnis erst einmal in die Küche treibt, sind diese Kriterien für Sie belanglos – im Gegenteil! Für Sie ist eine Ernährungsweise, bei der man mehrmals am Tag in der Küche stehen und etwas schnipseln oder dünsten oder anbraten darf, möglicherweise optimal. Jeder Weg in die Küche endet dann mit irgendeiner Form der Zubereitung von Nahrung, nicht aber zugleich mit deren Einnahme. Meist ist Ihr Bedürfnis nach Bewegung, nach Abwechslung, nach Abstand oder nach einer kurzen Pause, das Sie vom Bügel- oder Schreibtisch weggeführt hat, erfüllt, wenn Sie in der Küche das Suppengrün fürs Mittagessen klein schneiden oder die Linsen fürs Abendessen aufsetzen.

! Bauen Sie ein- bis zweimal in der Woche Fisch in Ihren Speiseplan ein.

Bioaktive Substanzen

Carotinoide: Das ist der Farbstoff in gelben, orangen und roten Obst- und Gemüsesorten (Karotten, Tomaten, Paprika, Kürbis oder Marillen). Aber auch grüne Farbstoffe gibt es unter den Carotinoiden – in Spinat oder Grünkohl. Carotinoide können vor Krebs schützen und helfen gegen einen zu hohen Cholesterinspiegel. Carotinoide werden vom Körper besonders gut aufgenommen, wenn die Lebensmittel zerkleinert und mit kleinen(!) Mengen Fett erhitzt werden. Carotinoide in dunkelgrünem Gemüse verlieren dagegen einen Teil ihrer Wirkung beim Erhitzen. Spinat daher auch als Salat genießen.

Phytosterine: Sie kommen in fetthaltigen pflanzlichen Lebensmitteln vor – Öle, Nüsse und Pflanzensamen – und behindern im Darm die Cholesterinaufnahme. Außerdem schützen sie vor Dickdarmkrebs.

Polyphenole: Diese Inhaltsstoffe geben Trauben, Walnüssen und schwarzem Tee ihren herben Geschmack. Eine Untergruppe davon, die Flavonoide, verleihen Kirschen, Radieschen, Roten Rüben, Radicchio oder Melanzani ihre intensiv rot-violette Färbung. Polyphenole kommen auch in Vollkorngetreide vor und wirken ebenfalls als Schutzfaktor vor Krebs und Herz-Kreislauf-Erkrankungen oder entzündungshemmend. Polyphenole befinden sich meist in oder knapp unter der Schale. Obst und Gemüse, soweit möglich, daher mit der Schale essen (vorher gut waschen und bevorzugt Produkte aus biologischem Landbau auswählen).

Glycosinolate: Diese Inhaltsstoffe können Sie vor allem schmecken. Sie machen den scharfen Geschmack von Kren, Rettich, Kresse, Senf oder Radieschen aus. Auch hier steht die krebsvorbeugende Wirkung im Vordergrund.

Sulfide: Sulfide kommen in Zwiebeln, Knoblauch, Schalotten, Lauch oder auch Schnittlauch vor. Interessant: Erst nach dem Zerkleinern oder beim Kauen werden diese Substanzen frei. Auch Sulfide können vor Krebs schützen (besonders vor Magen- und Dickdarmkrebs), sie wirken aber auch antibakteriell und hemmen die Blutgerinnung. Daher regelmäßig frischen Zwiebel oder Knoblauch essen.

Phytoöstrogene: Das sind pflanzliche östrogenähnliche Inhaltsstoffe. Die Hauptquellen sind Sojaprodukte, Rotklee, Hülsenfrüchte und Vollkornprodukte. Sie haben eine krebsvorbeugende Wirkung und tragen zur Vorbeugung vor Osteoporose und Arteriosklerose bei.

Der Bruch mit der Routine

Ebenso wichtig wie das, was Sie essen, ist das Wie, das Drumherum. Doch auch bei dem, was Sie essen, sollten Sie sich eine Tatsache immer wieder vor Augen führen: So, wie Sie es bisher gemacht haben, war es nicht optimal. Das zeigen Ihnen die Waage, die geplatzten Nähte oder Ihre Atemlosigkeit, wenn Sie vor Ihrer Wohnungstür im dritten Stock ankommen.

Vom Nutzen der Trennkost

Ein heftig umstrittenes Ernährungskonzept ist die Trennkost. Sie propagiert eine Trennung der vorwiegend eiweißhaltigen von den vorwiegend kohlenhydrathaltigen Nahrungsmitteln und begründet dies mit dem unterschiedlichen pH-Wert, den sie zu einer optimalen Verdauung brauchen – tierische Nahrungsmittel sind überwiegend Säuren bildend, pflanzliche überwiegend Basen bildend. Das Konzept wurde einerseits lange verlacht – sein Nutzen sei durch nichts bewiesen –, andererseits aber auch wegen der mangelnden Alltagstauglichkeit abgelehnt.

Trennkost ist der Abschied von der Leberkässemmel und vom Schweinsbraten mit Knödeln. Essen Sie erst den Leberkäse und vier Stunden später die Semmel. Essen Sie den Schweinsbraten mit Gemüse und Salat oder den Knödel mit Gemüse und Salat – der in diesem Fall ohne Essig angemacht sein soll. Essen Sie die Semmel mit Butter, aber das Ei mit Schinken erst vier Stunden später.

Das Aufschieben der Gelüste unterbricht das unkontrollierte Essen zwischen den Mahlzeiten, kann aber auch zu Heißhungerattacken führen. Das Nachdenken über die Trennkost regt Sie immerhin zu einem bewussten Umgang mit dem an, was Sie wann zu sich nehmen.

Die getesteten Trennkostbücher fielen bei unserem großen „Konsument"-Test trotzdem durch. Nicht in erster Linie wegen der Trennerei, sondern weil ihre Nahrungszusammenstellung nicht den Empfehlungen der Ernährungsgesellschaften entsprach (zu viel Fett) und weil sie rein auf die Säule Ernährung beschränkt blieben. Außerdem ist das Konzept inzwischen völlig veraltet.

Erlaubt ist, was bekommt

Vielleicht sind Sie von all den Ratschlägen der verschiedenen Schulen der Ernährungswissenschaft verunsichert. Das darf ruhig so sein. Denn in Ihrem neuen Leben nach dem Speck essen Sie nicht, was Herr Hay, Frau Powter, Herr Pudel oder irgendwer Ihnen sagt, auch nicht das, was Ihre Mutter oder Ihr/e Partner/in vorlebt, sondern einzig das, was Sie für richtig halten.

Bewegung

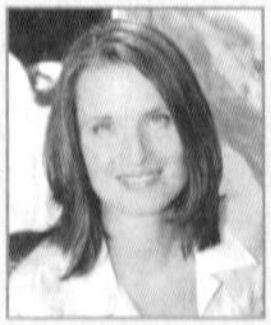

Das Rezept ist ja ganz einfach: Nichts frisst mehr Fett als ein gut durchtrainierter Muskel! Die Schlussfolgerung ist nur allzu logisch: Wer abnehmen will, muss sich bewegen! Was so einfach klingt, birgt im Alltag so manche Tücke und kostet regelmäßig Überwindung. Einfach bewegen, das kennen wir Bürostuten doch gar nicht mehr. Unser Körper mag sitzen, sich im Auto fortbewegen, dann bequem vor dem Fernseher liegen. Die Angebote, sich sportlicher Betätigung hinzugeben, sind reichhaltig, und am allerwichtigsten scheint mir diesbezüglich, dass jeder den für sich geeigneten und richtigen Sport herausfindet. Es nutzt Ihnen nämlich gar nix, das zu tun, was alle machen. Nur Sie selbst müssen sich dabei wohlfühlen!

Hier die verschiedenen Typen:

Typ 1
Ich möchte so sein wie Ulrich Strunz

Laufen macht schlank, heißt es allerorts. Also sieht man sie durch die Städte traben, leicht zu erkennen am federnden Schritt und Kopfhörern im Ohr, denn ohne die passende Musik aus dem Walkman geht gar nix. Keep on running, sozusagen. Ich leide mit jedem, der mir da vors Auto rennt, weiß ich doch zu gut, wie man sich fühlt, wenn man dem Laufvirus nachläuft. Ich bin auch gelaufen, doch diesen Laufvirus hab ich nie erwischt. Ich hab mir auch einen hochtechnischen Pulsmesser gekauft, hab mich mit ultraleichten Laufschuhen und atmungsaktiven Joggingutensilien ausgestattet. Dann bin ich gelaufen. Kilometer um Kilometer, bei Regen und bei Sonnenschein hab ich meine Runden gezogen, schwitzend und keuchend, und hab darauf gewartet, dass der Laufvirus mich packt. Ich hab die wunderbare Landschaft genossen, die Sauerstoffdusche inhaliert, doch ich gestehe heute ehrlich: Der Moment, in dem der Körper beginnt, Glückshormone auszustoßen und man süchtig nach dem Laufsport wird, dieser Moment hat sich auch nach Monaten bei mir einfach nicht eingestellt. Dafür schmerzen die Knie und das Kreuz. Laufen ist einfach nicht mein Sport. Das ist mir heute klar. Da können die abgemagerten Marathonläufer vom siebenten Laufhimmel schwärmen, so viel sie wollen.

Typ 2
Gehen heißt die Alternative

Ich gehe lieber. Flottes Gehen, über Stock und Stein, ohne Pulsuhr, dafür mit innerer Uhr ausgestattet, das reicht schon, um in Bewegung zu bleiben. Spazieren gehen heißt das altmodisch, doch das ist imagemäßig nicht wirklich zu verkaufen. Vielleicht rührt das daher, dass mit „Gehen" doch irgendwie das Bild verbunden ist, das man von den verzweifelten Hüftewacklern in der Leichtathletik kennt. Die gelten ja unter uns

Sportinteressierten auch eher als sportliche Belustigung denn als athletische Hochleistung. Also gibt es trendige Alternativen:

Power Walking, die dynamische Variante, Nordic Walking für die Modebewussten, Wandern für alpine Zeitgenossen und Freunde der Höhenluft. Die Sport-Geher sind von den Spazieren-Gehern auch leicht zu unterscheiden, die gewollt schwingende Armbewegung macht den Unterschied und die tiefe, stoßweise Atmung. Zum Gehen brauchen Sie übrigens keine spezielle Kleidung, keine passende Gelegenheit, das geht immer und überall. Lassen Sie das Auto einfach einmal stehen, und gehen Sie zu Fuß einkaufen. Fahren Sie nicht mit dem Lift, sondern nehmen Sie die Stiegen. Ihr Körper wird es Ihnen danken.

Typ 3
Schwimmen ohne Badehaube

Schwimmen ist gesund, schwimmen tut gut. Und weil die Belastung der Gelenke dabei viel geringer ist als beispielsweise beim Laufen oder Gehen, das Wasser gewissermaßen als „Dämpfer" fungiert, ist Schwimmen auch ein idealer Abnehmsport. Für mich ist allerdings der Ort entscheidend. Ich liebe es, in österreichischen Seen zu schwimmen, im Meer scheinbar bis zum Horizont zu gleiten, und selbst ein fast leeres Schwimmbad bereitet mir Vergnügen. Einfach hinein, sich im Wasser wie ein Fisch fühlen, in jeder Lage spüren, wie einen das Wasser trägt. Und diese Leichtigkeit dazu nutzen, den Körper zu trimmen. Die Sache sieht allerdings ganz anders aus, wenn man in einem gut besuchten Schwimmbad versucht, seine Längen zu ziehen. Ein Schwimmzug, ein Ausweichmanöver. Kinder, die ins Wasser springen und dabei kein Erbarmen kennen. Nächster Schwimmzug, nächstes Ausweichmanöver. Diesmal kreuzt eine freundliche Pensionistin mit Badehaube (siehe Typ 4) die Bahn. Ein letzter Versuch noch, ein weiterer Schwimmzug, und diesmal schwappt das Chlorwasser direkt in meinen offenen Mund, was ein unwillkürliches Prusten und Schnauben zur Folge hat. Wie weggeblasen ist es da, das Gefühl von Fisch-Sein und Leichtigkeit. Einziger Ausweg: sich an den Rand des Schwimmbeckens zurückziehen und möglichst unbeobachtet ein paar Aqua-Fitness-Übungen absolvieren.

Typ 4
Brustschwimmen mit Badehaube

Sie sind ein eigener Menschenschlag, ist ihre oberste Devise beim Schwimmen doch die, dass die Frisur nicht verrutscht, kein Haar nass wird. Trotz Badehaube scheint das nur mit eigener Haltung zu funktionieren, die schwer zu beschreiben ist und die doch jeder kennt: Diese Ich-will-ins-Wasser-aber-nicht-nass-werden-Schwimmhaltung, die durch extrem aufrechten Oberkörper, seitlich gewendeten Kopf, starren Hals und steifen Nacken gekennzeichnet ist. Das sieht nicht nur ungesund aus, das ist es auch.

Typ 5
Im Fitnesscenter

Das Fitnesscenter ist der geeignete Ort für all jene, die jeden Schritt, jeden Klimmzug ➔

➔ wiegen, bewerten, messen wollen. Zehn Minuten am Laufband? Gewicht, Körpergröße, Geschwindigkeit und Widerstand eingeben, und schon erscheint der Kalorienverbrauch und die zurückgelegte Strecke. Du bist nur, was du misst. Für leistungsorientierte Menschen liegt darin aber auch eine gewisse Motivation. Da heißt es nicht einfach: „Ich war laufen!" Nein, im Fitnesscenter geht's genauer: „Ich bin 10,3 Kilometer gelaufen, bei 115 Watt und hab 200 Kalorien verbraucht!" Außerdem bietet das Fitnesscenter einen nicht zu unterschätzenden gesellschaftlichen Faktor. Hier bist du nicht allein. Das kann Trost sein oder auch Bedrohung, wie man's nimmt und wie man will. Das beginnt bei der ersten Bekleidungsmusterung. Da gibt es die im neuesten, topmodisch durchgestylten Aerobic-Outfit. Da bleibt nichts dem Zufall überlassen. Selbst die Farbe des Streifens am Sportschuh ist abgestimmt mit der des Stirnbandes. Sonnenbräune aus dem Solarium inklusive. Schön anzuschauen. Dann gibt es diejenigen, die eigentlich gar nicht ins Fitnesscenter gehen wollen, es deshalb nur einmal ausprobieren und sich dafür nicht extra ein entsprechendes Outfit kaufen. Schlabberhose und ausgewaschenes T-Shirt, ihnen gehört meine Sympathie. Dann gibt es diejenigen, die eigentlich gar nicht ins Fitnesscenter gehen wollen, es nur einmal ausprobieren und sich deshalb extra ein entsprechendes Outfit kaufen. Das heißt, nicht irgendeines, sondern das teuerste. Sie sind aber mit einem Blick als Neulinge auszumachen, denn das gestylte Äußere kann nicht über Unkenntnis in der Bedienung der einzelnen Geräte und ungeübte Körper hinwegtäuschen. Dazwischen tummeln sich dann noch die echten Profis, muskelbepackte Fitnessfanatiker, schöne Menschen mit und ohne Waschbrettbauch und Fitnessgroupies, die vorzugsweise an der Bar anzutreffen sind – Make-up und Frisur würden schweißtreibende Tätigkeiten gar nicht zulassen. Es ist schon ein eigenartiges Völkchen im Fitnesscenter. Eine eingeschworene Gemeinschaft der institutionalisierten Bewegungsfreude. Und doch macht es Spaß!

Typ 6
Ist Golfen ein Sport?

„Wer keinen Sex mehr hat, spielt Golf", ist ein beliebter Kalenderspruch, der natürlich voll-

Sport – muss das sein?

Machen wir uns nichts vor: Von ganz allein kommt kein BMI von über 30 zu Stande *(➔ Seite 53)*. Und auch wenn Ihrer darunter liegt, lässt sich mit an Sicherheit grenzender Wahrscheinlichkeit annehmen, dass Sie nicht gerade das Leben einer Sportskanone führen. Das werden Sie jetzt ändern – denn Ihre bisherige Lebensweise war für Sie nicht optimal, sondern hat Sie

kommen an der Wahrheit dieses Sports vorbeigeht... Golf ist heute sicherlich kein „Altherrensport“ mehr, aber schon alleine durch den finanziellen Aufwand ist er den Reichen (und manchmal auch Schönen) vorbehalten. Mir blieb die Faszination dieser Sportart bisher verborgen, Eingeweihte versichern allerdings glaubwürdig, dass es sich dabei keinesfalls um reines Spazierengehen im Grünen mit zwischenzeitlichem Ballkontakt handelt.

Typ 7
Tennis

Der Versuch, am Tennisplatz zu punkten, scheiterte bei mir letztendlich daran, dass ich kaum einen Partner fand, der mir den Ball so zuspielte, dass ich ihn auch wieder übers Netz befördern konnte. Und dann macht das Spiel auch keinen Spaß mehr. Oder habe ich da etwas falsch verstanden?

Typ 8
Gymnastik- & Yoga-Freaks

Yoga, das klang für uns lange Zeit nach Räucherstäbchen und Zimttee. Dieses Image hat sich gewandelt, heute ist längst bekannt, dass es sich dabei um eine höchst effektive, aber auch angenehm anstrengende Art handelt, Körper und Geist in Einklang zu bringen. Aerobic, dass war die modische Hüpfvariante aus dem Amerika der 80er-Jahre. Der Körper wurde da gewissermaßen als mechanisch funktionierendes Werk gesehen, jedes Rädchen wurde trainiert, gedehnt. Yoga sagt nun, dass es nur eine Einheit von Körper und Geist gibt. Ohne richtige Atmung, ohne richtige Ernährung kann es auch kein körperliches Wohlbefinden geben. Eine richtungsweisende Variante – Ihr Leben wird mit regelmäßigen, konsequent ausgeführten Yoga-Übungen eine neue Qualität bekommen!

Dann gibt es noch die Radfahrer, die Inlineskater, Skifahrer, Langläufer, Boxer... – die Möglichkeiten sind also wirklich unbegrenzt, die „richtige“ Sportart zu finden. Ohne Ausrede. Es einfach tun. Und Sie werden sehen, mit der Regelmäßigkeit der Bewegung kommt auch die Freude daran. Geben Sie Ihrem Körper, was er braucht – und wenn er noch nicht weiß, was in ihm steckt, so geben Sie ihm die Chance, es zu entdecken!

dahin gebracht, sich ein Ziel zu setzen, das irgendwie mit einem schlankeren Körper zusammenhängt. Damit sind Sie nicht allein. Die meisten von uns bewegen sich zu wenig. Mit vielen wunderbaren Ausreden. „Ich habe keine Zeit“ und „Ich bin zu schwer dafür“ sind die schlagkräftigsten. Ebenfalls beliebt: „ Ich vergesse immer auf den Sport“.

Keine Zeit gibt es nicht

Wie Sie Ihre Zeit verwenden, ist eine Frage der Prioritäten. Und die setzen Sie. Wie ein Topmanager. Nicht ohne Grund betreiben die meisten Topmanager regelmäßig Sport. Er ist in ihrem Terminkalender ebenso fix eingebaut wie die Abende mit der Familie und die Termine mit wichtigen Geschäftspartnern. Machen Sie es Ihnen nach. Zeit, die Sie in sportliche Aktivität investieren, ist sehr gut investierte Zeit. Sport macht Sie gesünder, fitter und leistungsfähiger. Sport macht Sie auch fröhlicher, ausgeglichener und ist damit ein Gewinn für Ihre ganze Umgebung.

Wenn Sie einen Motivationskick benötigen, lesen Sie Ulrich Strunz' „Forever young" *(→ Seite 186)*. Das Buch motiviert ungemein. Die Aussagen über Nahrungsergänzungsmittel und den Trainingsaufbau überspringen Sie allerdings besser. Und natürlich sollten Sie auch nicht gleich mit Joggen anfangen, wenn Ihr BMI über 30 liegt.

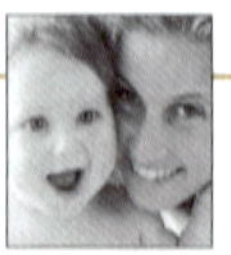

Sport einbauen

Warum verbringen Sie eigentlich immer, wenn Sie mit Ihren Kindern ins Schwimmbad gehen, den ganzen Nachmittag lesend am Beckenrand? Nutzen Sie doch die Gelegenheit, um selbst zügig ein paar Bahnen zu schwimmen! Oder beteiligen Sie sich an der Wasserballschlacht Ihrer Kinder. Auch beim Schlittschuhlaufen mit Ihren Kindern könnten Sie durchaus wieder mit aufs Eis, und wenn Sie beim Schlittenfahren mitrodeln, müssen auch Sie jedes Mal den Hügel wieder hinauf.

Frische Luft tut Ihren Kindern gut – und Ihnen auch. Karin S. beschloss, jeden Tag mindestens eine Stunde im Freien zu verbringen. Aber nicht wie bisher auf der Parkbank am Kinderspielplatz, sondern in Bewegung! Sie stellte fest, dass man auch wunderbar mit Kinderwagen joggen und walken kann, zumindest muss man nicht zwangsläufig im Schlenderschritt den Wagen vor sich herschieben. Zweimal in der Woche zog sie nun die Joggingschuhe an, wenn sie sich auf den Weg in den Park machte, und drehte erstmal ein paar flotte Runden. Den anschließenden Besuch auf dem Spielplatz nutzte sie für ihre Rückengymnastik und Dehnungsübungen.

Zu schwer? Noch! Und nicht für alles

Das Argument „Für Sport bin ich zu schwer" ist sehr ernst zu nehmen. Doch es trifft nicht für alle Sportarten zu. Und es wird sich ja bald ändern. Tatsächlich sollten Sie bei einem BMI über

! Benutzen Sie öfter die Treppe statt des Fahrstuhls. Machen Sie kleine Wege zu Fuß oder mit dem Fahrrad.

30 solche Sportarten betreiben, bei denen Sie Ihr Körpergewicht nicht selbst in die Höhe heben und abfedern müssen. Das sind vor allem Sportarten, bei denen Ihr Gewicht irgendwie getragen wird: Fahrradfahren, Inlineskaten, Eislaufen, Schwimmen. Und natürlich Gehen. Flott und mit Schwung. Dazu kommt Gymnastik, ohne zu federn, mit vielen isometrischen Übungen. Alles andere wäre eine zu große Belastung für Ihre Gelenke.

„Sport? No, na!“

Der meiste Gewichtsverlust ist zwar auf die reduzierte Kalorienzufuhr zurückzuführen, regelmäßige körperliche Aktivität ist aber am effizientesten, um eine neuerliche Gewichtszunahme zu vermeiden. Experten empfehlen für den Beginn moderate Aktivität, etwa 30 bis 45 Minuten an drei bis fünf Tagen in der Woche. Ihr langfristiges Ziel sollten mindestens 30 Minuten moderate körperliche Aktivität an (fast) allen Wochentagen sein. Beginnen Sie am besten mit einem Aktivitätsprotokoll. Schreiben Sie auf, wie oft, wie lange, wie intensiv und in welcher Form Sie sich bewegen (ohne zu diesem Zeitpunkt bereits Veränderungen an Ihrem bisherigen Lebensstil vorzunehmen). Stellen Sie damit Ihren Ist-Zustand fest. Besprechen Sie mit Ihrem Arzt, einem Orthopäden und/oder einem Sportwissenschafter mögliche Risiken beziehungsweise ob und welche Einschränkungen es für Sie gibt.

Liegt Ihr BMI unter 30, so können Sie auch ans Joggen, Schilanglaufen, Bergwandern oder Tennisspielen denken. Wenn Sie nicht gleich einem Verein beitreten wollen und sich lieber aus Büchern Tipps holen, lassen Sie sich von den Testergebnissen in unserem Sonderheft „Diäten“ anregen. Voraussetzung für eine gute Note war dabei ein gutes Sportprogramm. Angela Nowaks, Susanne Tröstls „I feel good“, Dörte Helbergs „Fit for fun“,

! Nur so schnell joggen, dass Sie noch genug Luft bekommen, um sich mühelos unterhalten zu können.

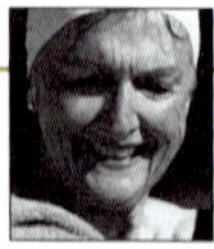

Keine Altersfrage

Sie haben Angst, sich in Ihrem Alter noch sportlich zu betätigen? Vielleicht waren Sie zeit Ihres Lebens kein sehr sportlicher Mensch, und der Gedanke, sich nun in Jogginghosen zu werfen, scheint Ihnen völlig abwegig? Erna K. ging das genauso, bis sie bei einem Spaziergang am Wienerwaldsee aus dem Staunen nicht mehr heraus kam. Rund um den See bewegten sich dutzende Damen ihres Alters, in flottem Walkingtempo oder langsam joggend. Diese erstaunliche Entdeckung gab ihr zu denken. Beim nächsten Arztbesuch ließ sie sich einmal gründlich durchchecken und war ganz überrascht zu hören, dass einem gemäßigten Ausdauertraining nichts im Weg stünde. In der folgenden Woche ging sie in ein Sportgeschäft, in dem ihr mithilfe einer Laufanalyse der ideale Laufschuh verpasst wurde. Und bereits am nächsten Morgen begann sie damit, die ersten Runden im Park zu drehen. Zunächst kaum schneller als bei ihren üblichen Spaziergängen ins nächste Kaffeehaus. Aber bereits nach wenigen Malen konnte sie schon eine schnellere Gangart einlegen, ohne dabei ins Schnaufen zu kommen. Mittlerweile geht Erna K. regelmäßig dreimal die Woche in den Stadtpark, um dort eine gute halbe Stunde zu laufen. Die Lieblingshose passt wieder ohne zu kneifen, und sie hat mehr Kondition als je zuvor in ihrem Leben.

Werner Kappus' „Ich nehme ab" und Rudolf Schobergers, Ingrid Kiefers, Michael Kunzes „Schlank ohne Diät" zählen dazu.

Hauptsache, es macht Spaß

Egal, welche Sportart Sie sich aussuchen, sie muss Ihnen Spaß machen. Räumen Sie auch beim Sport gründlich mit Ihren Erfahrungen aus der Kindheit auf. Hat da irgendjemand „Mehlsack" gesagt, wenn Sie am Reck hingen oder nicht auf den Stufenbarren hinauf kamen – und Ihnen so die ganze Lust an der Bewegung genommen?

> **! Wärmen Sie sich vor dem Joggen auf und dehnen Sie langsam und behutsam.**

Das ist jetzt vorbei. Sie lassen Reck und Stufenbarren sein, und Sie setzen sich auch keinem Vergleichskampf mehr aus. Sie gehen allein oder zu zweit, Sie gehen, weil es Ihnen Spaß macht, und nicht, weil der/die andere mitkommt, und Sie gehen für sich, ganz ohne Konkurrenzdenken. Sie gehen gleich heute zu einer Tageszeit, in der Sie sich vorstellen könnten, künftig zu gehen, zu walken, zu joggen oder zu rollerbladen, und schauen sich um. Suchen Sie sich eine hübsche, attraktive Strecke aus. Und achten Sie einmal auf die anderen Menschen auf der Straße: Sie werden sicher jemanden finden, der genauso wenig auf das Werbeplakat eines Fitnesscenters passt wie Sie (noch). Also Mut: Ran an den Speck!

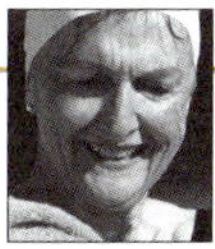

Mehr Bewegung im Alltag

Erna K. beobachtete bei sich eine schleichende, kontinuierliche Gewichtszunahme über den Zeitraum mehrerer Jahre. Obwohl sie nicht mehr aß als sonst, und sich auch nicht weniger bewegte, wurde sie nach und nach immer rundlicher.
Den Grund hierfür erfuhr sie von der Diätassistentin aus der Praxis ihres Arztes: Mit zunehmendem Alter sinkt der Grundumsatz, und damit verringert sich die täglich benötigte Kalorienmenge. Bei gleich bleibenden Essgewohnheiten ist eine Zunahme also unumgänglich. Erna K. hatte, wollte sie nicht weiter zunehmen, also zwei Möglichkeiten: Entweder sie sparte Kalorien oder sie steigerte ihren Leistungsumsatz durch mehr Bewegung. Da sie zusätzlich überschüssige Kilos loswerden wollte, entschied sie sich für eine Kombination aus beidem.
Sie überlegte, wie sich mehr Bewegung in ihren Alltag integrieren ließ, ohne dabei allzu große Änderungen herbeiführen zu müssen. Sie begann damit, kurze Wege nun grundsätzlich zu Fuß zu machen und ihre üblichen Spazierrouten ein wenig weiter auszudehnen. Statt die drei Stationen mit dem Bus ins Kaffeehaus zu fahren, marschierte sie nun jedes Mal flott hin und zurück und genoss dort ihren Kaffee samt Kuchen ganz ohne schlechtes Gewissen.

Langsam anfangen

Seien Sie zu Beginn nicht zu ehrgeizig! Besser langsam anfangen und durchhalten, als übertreiben und die Ziele zu hoch stecken. Überlegen Sie als erstes, wie Sie in Ihren Alltag mehr Bewegung einbauen können. Schreiben Sie Ihre Vorhaben so konkret wie möglich auf einen Zettel, den Sie gut sichtbar in Ihrer Wohnung oder im Büro aufhängen.

☞ Einen Einkaufskorb tragen, statt den Einkaufswagen zu schieben.
☞ Die Treppe statt des Aufzugs oder der Rolltreppe benutzen.
☞ Eine Station früher aus dem Bus aussteigen.
☞ Zu Fuß oder mit dem Rad zum Einkaufen fahren.
☞ Im Stehen bügeln.

> **!** **Ideal ist ein Ausdauertraining drei- bis fünfmal die Woche für je ca. 30 Minuten.**

☞ Das Auto so abstellen, dass Sie noch einige Minuten zu Fuß gehen müssen.
☞ Telefonate grundsätzlich im Stehen oder im Herumgehen führen.
☞ Informationen an Arbeitskollegen nicht mit der Hauspost schicken, sondern persönlich vorbeitragen.
☞ Wenn Sie Kinder haben, bewusst mehr Zeit für gemeinsame Spiele im Freien einplanen.
☞ Nach dem Büro regelmäßig eine Viertelstunde spazieren gehen.
☞ Vor dem Schlafengehen einige flotte Runden um den Häuserblock drehen.

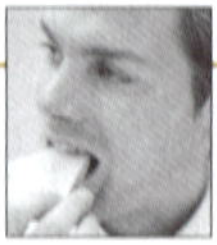

Gemächlich angehen

Halten auch Sie es mit der Devise: Ganz oder gar nicht? Gerhard A. hatte beschlossen, aktiv zu werden und seine Fettpölsterchen durch Sport in attraktive Muskelmasse zu verwandeln. Weil er die Sache gleich richtig angehen wollte, nahm er sich nicht nur vor, fünfmal in der Woche laufen zu gehen, um seine Kondition auf Vordermann zu bringen, sondern schloss zusätzlich eine Mitgliedschaft in einem Fitnessstudio ab. Der Anblick der vielen gestählten Männerkörper im Kraftraum bescherte ihm einen gewaltigen Motivationsschub – mit gutem Willen und der richtigen Disziplin würde auch er in wenigen Monaten so aussehen. Das Angebot zu einer qualifizierten Erstberatung nahm er nicht in Anspruch, wie die Geräte zu bedienen waren, konnte er sich schließlich bei den anderen abschauen. Um nicht wie ein Waschlappen zu wirken, packte er auch gleich ordentlich Gewichte auf die Trainingsgeräte und bemühte sich, die Übungen auch genauso oft zu wiederholen wie die Profis. Mit schmerzverzerrtem Gesicht und unter größter Anstrengung gelang ihm das sogar manchmal. Gleich beim dritten Besuch zog er sich durch diese gefährliche Aktivität prompt eine schmerzhafte Muskelzerrung zu. Die Aufmerksamkeit, die er dadurch erregte, war ihm schrecklich peinlich. Er musste zum Arzt und konnte nun eine ganze Weile überhaupt nicht mehr trainieren. Als die Verletzung ausgeheilt war, bat er nun doch kleinlaut um eine fachkundige Anleitung. Mit dem Wissen, welche Maschinen für ihn geeignet sind und welche Gewichtssteigerung sinnvoll und angemessen ist, trainiert er mittlerweile maßvoll und mit deutlich mehr Spaß an der Sache, und erzielt trotzdem Erfolge, die sich sehen lassen können.

Zuerst zum Arzt

Bevor Sie mit Ihrer neuen Lebensweise beginnen, gehen Sie jedoch einmal zum Arzt. Vor allem, wenn Ihr BMI bei 30 oder höher liegt. Schildern Sie ihm, was Sie vorhaben, und besprechen Sie mit ihm, welche Sportart für Sie infrage kommt und welche nicht, worauf Sie besonders achten sollen und woran Sie merken, dass Sie Ihren anfangs komplett überraschten Organismus ernsthaft überfordern. Es kann sein, dass der Arzt Ihnen zur Verwendung einer Pulsuhr rät. Es kann sein, dass er Ihnen zu einer Formula-Diät rät – manche Ärzte verkaufen bestimmte Produkte in der Ordination. Den ersten Rat nehmen Sie an, den zweiten lehnen Sie — wenn Ihr BMI unter 30 liegt – dankend, aber bestimmt ab. Denken Sie an das Steinzeitprogramm, das Sie überlisten wollen. Mit einer reinen Formula-Diät wird Ihnen

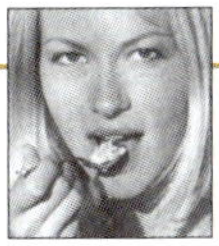

Ohne Druck

Sabine M. hatte auch erkannt, dass insbesondere Stress sie immer wieder verleitet hatte, unkontrolliert zu essen, sich für ihre Leistungen mit einem kleinen Bissen zwischendurch zu belohnen. Sich nun durch ein intensives Sportprogramm zusätzlich zu belasten, schien ihr deswegen auf den ersten Blick keine gute Idee zu sein.

Sie kannte ihre Neigung, immer nur nach besonders guten Leistungen mit sich zufrieden zu sein. Es galt also eine Sportart zu finden, die ihr wieder ein besseres Körpergefühl bescherte, sie nicht unter Druck setzte und Stress abbaute, statt ihn entstehen zu lassen.

Sie begann damit, mittags im Büro ein paar ausgleichende Gymnastikübungen zu machen. Sie achtete dabei vor allem auf ihre Rückenmuskulatur, die durch das lange Sitzen besonders beansprucht wurde. Zum Abschluss machte sie noch einige Yoga-Übungen und startete danach frisch und ausgeruht in den Nachmittag.

Schwimmen war ebenfalls eine Aktivität, bei der es ihr gelang, ruhig und entspannt zu werden. Mit jeder Bahn lösten sich mehr Verspannungen, und nach einer halben Stunde hatte sie das Gefühl, ganz bei sich zu sein. Selbst beim Joggen zählte sie nun nicht mehr krampfhaft die Runden und schaute alle paar Minuten auf die Uhr, sondern verfiel nach wenigen Minuten in einen harmonischen Rhythmus.

! Lassen Sie sich von Ihrem Arzt durchchecken, bevor Sie sich in sportliche Aktivitäten stürzen.

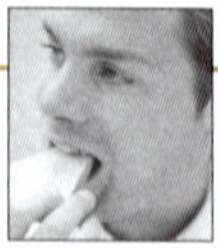

Nicht überschätzen

Folgt auch bei Ihnen der Einsicht, dass ein bisschen Joggen Ihrer Figur sicherlich gut täte, zwangsläufig kurz danach gleich der Entschluss, den nächsten Marathon mitzulaufen? Strunz und andere Laufgurus trafen bei Gerhard A. auf offene Ohren und trugen dazu bei, seine neu gewonnene Sportbegeisterung noch zu steigern. Vor allem Joschka Fischer und seine Erfolge waren ihm ein Vorbild und lieferten ihm den Ansporn, von nun an auch regelmäßig joggen zu gehen. Regelmäßig hieß, am besten täglich oder doch zumindest fünfmal in der Woche, alles andere hätte ja sonst keinen Sinn. Nachdem er sich mit Schuhen, Schweißband und Laufbekleidung für alle Witterungsbedingungen ausgestattet hatte, stand er nun jeden Morgen eine Stunde früher auf, um schon vor der Arbeit seine Runden drehen zu können. Gerhard A. war völlig untrainiert, als er damit begann, er hatte schon seit Jahrzehnten keinerlei Sport mehr betrieben. Natürlich geriet er deshalb schon nach wenigen Minuten gehörig ins Schwitzen und Schnaufen, sein Gesicht glühte, und sein Puls raste. Aber das Tempo zu verringern oder gar schon eine Pause einzulegen, kam überhaupt nicht infrage, schließlich wollte er ja seine Leistungen schnell steigern, und dafür musste man wohl oder übel erst einmal die Zähne zusammenbeißen. So sprintete er keuchend und mit Seitenstechen durch den Park, um schon nach zehn Minuten am Ende seiner Kräfte angelangt zu sein. So ungern er sich dies auch eingestand, er musste zurückschalten. Und siehe da, plötzlich konnte er auf Anhieb zwanzig Minuten laufen, ohne danach völlig erschöpft zu sein. In diesem gemäßigten Tempo konnte er seine Zeit kontinuierlich steigern, und weil ihm dabei nicht die Puste ausging, verbrannte er auch noch Fett dabei.

das nicht gelingen, damit nehmen Sie zu schnell ab und rufen unweigerlich den Jo-Jo-Effekt auf den Plan.

Am Puls des Lebens

Die Pulsuhr dagegen hat vor allem die Aufgabe, Sie daran zu hindern, sich körperlich zu überfordern. Wenn Sie nämlich vor lauter Anstrengung keine Luft bekommen (und das geht schnell), verbrennen Sie auch kaum Fett. Als völlig untrainierte Person brauchen Sie bloß eine leichte Steigung hinauf zu gehen, um über die empfohlene Herzfrequenz zu kommen. Als Faustregel gilt zumindest bei schwer adipösen Anfängern: Sobald Sie außer

! Regelmäßig mäßig. Überstrapazieren Sie sich nicht, sondern steigern Sie langsam und stetig Ihre Leistung.

Puste kommen, sind Sie zu schnell. Wenn Sie sich beim Gehen, Laufen, Radfahren, Schwimmen mühelos unterhalten können, Ihnen aber trotzdem warm ist, sind Sie wahrscheinlich im grünen, aeroben Bereich.

Die Pulsuhr kann Ihnen also helfen, sich selbst, Ihren Körper kennen und respektieren zu lernen. Sie hilft Ihnen auch, zu sich selbst zu stehen, wenn Sie mit lauter schlankeren Menschen gemeinsam eine Bergwanderung machen. Wenn Ihre Pulsuhr piepst, ist das für alle ein Zeichen, dass Sie sich überfordern. Auch für Sie selbst. Und es ist ein tolles Erlebnis für Sie, wenn die Uhr ein halbes Jahr später bei der gleichen Beanspruchung nicht mehr piepst, weil Sie inzwischen fitter geworden sind.

Der ideale Trainingspuls

Ideal ist ein leistungsdiagnostischer Check. Ist das nicht möglich, können Sie mit der groben Formel 220 minus Lebensalter Ihre maximale Herzfrequenz schätzen. Der optimale Bereich für die Fettverbrennung liegt bei 60 bis 70 Prozent der maximalen Herzfrequenz (aerobe Zone bei 70 bis 80 Prozent).

Der Puls für jenen Intensitätsbereich, in dem der größte Teil der Energie aus dem Körperfett geholt wird, liegt bei einer 45-jährigen Person etwa zwischen 105 und 123 Schlägen pro Minute. Über 140 sollte die Pulsfrequenz nicht ansteigen, sonst befindet sie sich bereits im anaeroben Bereich. Dann holt der Körper seine Energie vorwiegend aus den Kohlenhydratreserven und nicht aus den Fettreserven. Als praktische Richtschnur gilt auch folgende Faustregel:

So lange Sie sich während der Bewegung noch unterhalten können, ohne außer Atem zu kommen, befinden Sie sich im aeroben Bereich.

Übrigens: Der Körper holt bereits nach wenigen Minuten der körperlichen Belastung Energie aus den Fettreserven und nicht erst nach 20 oder 30 Minuten, wie oft behauptet wird. Und: Je besser Sie mit der Zeit trainiert sind, umso schneller schaltet Ihr Körper auf vermehrte Fettverbrennung um.

Also, los geht's!

Ohne Diät geht's auch!

Wenn Sie an Ihren Essgewohnheiten aus irgendeinem Grund nichts ändern können oder wollen, können Sie auch allein mit Bewegung versuchen, Ihre Kalorienbilanz geradezurücken. Es ist ein reines Rechenexempel. Bei leichter körperlicher Bean-

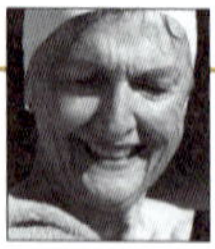

In Schwung bleiben

Je fitter Sie werden, desto mehr Spaß macht es Ihnen auch, sich zu bewegen? Erna K. genügte es bald nicht mehr, nur zwei- bis dreimal die Woche ihre Runden durch den Park zu drehen. Ihre neu erwachte Bewegungslust trieb sie dazu, sich auch nach anderen Aktivitäten umzusehen. Sie erfuhr von einem Pensionistenverein, der Gruppenwanderungen anbot. Ohne lange zu überlegen entschloss sie sich, einfach einmal mitzugehen. Gemeinsam startete man am Morgen los, marschierte in moderatem Tempo durch schöne Gegenden, genoss herrliche Ausblicke und konnte sich zudem höchst anregend dabei unterhalten. Im Frühjahr und Herbst wurden diese Ausflüge mehrmals im Monat unternommen, und Erna K. wanderte nun begeistert regelmäßig mit.
Um auch in den übrigen Monaten aktiv zu bleiben, besuchte sie mit einigen Bekannten aus der Wandergruppe einen Wassergymnastikkurs im städtischen Hallenbad. Es war angenehm, die Übungen im warmen Wasser auszuführen und kräftigte ihre Muskulatur merklich. Danach ging sie mit der Damenrunde noch in die Sauna und brachte dort ihre Durchblutung und ihren Kreislauf in Schwung.

spruchung (wie etwa Gehen im Fett verbrennenden Bereich) verbrauchen Sie je nach Körpergewicht zwischen 200 und 400 Kalorien pro Stunde – 200 sind es, wenn Sie als Mann 75 Kilo wiegen, bei Frauen liegen die Werte um bis zu 20 Prozent niedriger (Dagmar und Hans Hauner: „Wirksame Hilfe bei Adipositas", Seite 141). Um als Frau mit 90 Kilo 500 Kalorien zu verbrennen, sind Sie also schon einmal zweieinhalb Stunden unterwegs. Täglich. Das ist Ihnen unbenommen. Leichter geht es, wenn Sie gleichzeitig über Kalorienspartipps beim Essen nachdenken. Oder wenn Sie sich fürs Schwimmen in kaltem Wasser erwärmen können. Dabei verbrauchen Sie nämlich zusätzlich zu den Kalorien für die Muskelbewegung auch noch jene für die Aufrechterhaltung der Körpertemperatur.

Je regelmäßiger Sie trainieren, desto mehr Kalorien verbrauchen Sie.

Die gute Nachricht: Je regelmäßiger Sie trainieren, desto mehr Kalorien verbrauchen Sie dabei. Der Schlüssel zu diesem Effekt liegt in den Zellen, wo die Fettverbrennungsöfen, die Mitochondrien, zunehmen, wenn Sie regelmäßig gebraucht werden. Und damit setzt ein positiver Kreislauf ein: Je mehr Sie tun, desto mehr hilft es. Bringen Sie also Ihren Speck in Schwung. Bewegung bringt Energie – wie futtern auch. Es liegt bei Ihnen, sich für eine Energiequelle zu entscheiden. Jeden Tag aufs Neue.

Weg mit dem Speck

In der folgenden Tabelle sehen Sie, wie viele Kalorien Sie bei bestimmten Tätigkeiten pro Stunde verbrauchen.

	Tätigkeit	Kalorienverbrauch pro Stunde
Gehen	3 km/h	200
	5 km/h	300
	6,5 km/h	400
Tanzen (Standardtänze)		200–400
Tischtennis		200–500
Radfahren	15 km/h	400
Eislaufen		300–500
Tennis		300–500
Schilanglauf	7 km/h	500
	9 km/h	800
Joggen	8 km/h	400
	12 km/h	800
Fußball		400–700
Schwimmen		400–800

Alle Angaben für einen normalgewichtigen Mann mittleren Alters. Die hohen Werte beziehen sich auf Vereinssportbedingungen, die niedrigen auf Freizeitsport.

Quelle: *Tabelle nach Dagmar und Hans Hauner, „Wirksame Hilfe bei Adipositas", Seite 142*

Vor allem Langlaufen und Joggen bringen Ihren Speck in Schwung.

Macht Sport nicht hungrig?

Kommt Ihnen das bekannt vor: Sie kommen aus dem Schwimmbad und haben einen Mordshunger? Das ist verständlich, denn Ihr Körper möchte die Unterkühlung durch Wärmeeinheiten ausgleichen.

Statt Nahrung würde ihm allerdings auch eine warme Dusche dabei helfen. Doch das ist den wenigsten bewusst – und so prägt sich uns die Erfahrung ein: „Nach dem Schwimmen habe ich erst mal einen Mordshunger." Und wir holen uns nach dem Schwimmen alle verlorenen Kalorien wieder zurück. Versuchen Sie, diese Routine zu durchbrechen. Probieren Sie aus, was geschieht, wenn Sie nach dem Schwimmen länger unter der heißen Dusche bleiben oder danach erst mal heißen Tee trinken.

Dieser Effekt gilt keineswegs für alle Sportarten. Spaziergänge und „leichte körperliche Beanspruchung" haben den scheinbar paradoxen Effekt, das Hungergefühl zumindest für eine gewisse Zeit zu verringern. Fünf Minuten Spazierengehen hat die Gier nach Süßem bei Testpersonen des amerikanischen Psychologen Robert Thayer so stark verringert, dass sie ihren Appetit darauf doppelt so lange zügeln konnten wie die Vergleichsgruppe, die sich nicht bewegt hat.

Bewegung hilft beim Abnehmen und baut Stress ab.

Bewegung bringt's

- Sie nehmen leichter ab, wenn Sie sich mehr bewegen.
- Bewegung macht Spaß.
- Sie können sich mit anderen Leuten treffen.
- Sie fühlen sich besser, und Sie sehen besser aus.
- Sie bauen Stress und Druck ab.
- Sie verbessern Ihre Stimmung (regelmäßige Bewegung hilft nachweislich gegen Depressionen).
- Sie verbessern Ihr Selbstwertgefühl.
- Sie haben mehr Energie im Alltag.
- Sie verhindern einen zu starken Abfall Ihres Grundumsatzes während des Abnehmens, da Sie durch den Sport aktive Muskelmasse aufbauen.
- Sie zügeln Ihren Appetit durch die Ausschüttung bestimmter Hormone während des Sports.
- Sie verringern Ihren Blutdruck und verbessern Ihren Fettstoffwechsel.
- Sie erhöhen Ihre Ausdauerfähigkeit.

Hindernisse abbauen

Haben Sie wirklich keine Zeit für Sport? Dann nehmen Sie Ihre Umgebung als Fitnessparcours wahr. Bewältigen Sie alle Treppen zu Fuß, fahren Sie mit dem Bus zu weit, oder steigen Sie früher aus. Lassen Sie das Auto stehen, und benutzen Sie Ihre Beine.

Ihr Bewegungsdrang überfällt Sie immer störend am Arbeitsplatz? Lassen Sie ihm freien Lauf. Gehen Sie zügig zu der Kollegin in der anderen Abteilung hinüber, statt ihr die benötigten Infos zu mailen – und wenn sie ein Stockwerk höher arbeitet, holen Sie sich gleich eine Portion Kreislauftraining auf der Treppe.

Genieren Sie sich, abends eine Dreiviertelstunde lang allein spazieren zu gehen? Suchen Sie sich Verbündete (Aushang im Supermarkt, beim Bäcker, am Infobrett der Kirche), oder nehmen Sie einen Hund in Ihre Familie auf, mit dem Sie dann nicht viermal täglich äußerln gehen müssen, sondern dürfen!

Haben Sie Angst, ausgelacht zu werden, wenn Sie die Arme schwingend durch den Park ziehen? Unfug. Ihre Umgebung wird Sie ignorieren – oder voll Respekt aufmunternd anlächeln.

Zum Teufel mit dem inneren Schweinehund!

„Ich habe keine Zeit für Sport“: Es stimmt, körperliche Aktivität benötigt Zeit. Aber überlegen Sie einmal, wie viele Stunden pro Woche Sie vor dem Fernseher oder im Wirtshaus verbringen. Mit kleinen Hanteln, einem Heimtrainer oder einem Stepper, den Sie vor der Flimmerkiste platzieren, können Sie gleichzeitig fernsehen und Sport treiben.

„Ich habe keine Lust zu sporteln“: Vielleicht verbinden Sie Sport mit schlechten Erinnerungen wie schweißtreibenden Sit-ups, langweiligen Cross-country-Läufen in der Schule oder verschwitzten Marathon-Bergtouren. Suchen Sie sich Bewegungsarten aus, die Ihnen Spaß machen und übertreiben Sie zu Beginn nicht.

„Ich vergesse immer auf den Sport“: Stellen Sie sich die Laufschuhe neben die Haus- oder Wohnungstüre, so dass Sie sie jeden Tag sehen. Schreiben Sie konkrete Termine in Ihren Kalender. Nehmen Sie zur Arbeit ein T-Shirt zum Wechseln mit, damit Sie in der Mittagspause einen flotten Spaziergang einbauen können. Verabreden Sie sich mit Freunden, die Sie gegebenenfalls an den Termin erinnern.

„Heute passt das Wetter nicht“: Es gibt kein schlechtes Wetter, nur unpassende Kleidung! Auch ein Spaziergang im Regen hat seinen Reiz.

Nein, danke!

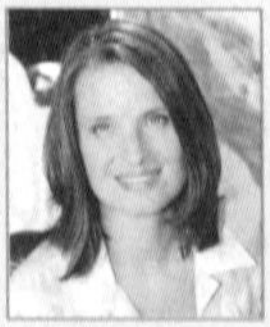

Es sind zwei entscheidende Wörter, die in Ihrem Sprachschatz Aufnahme finden müssen, wollen Sie Ihre Ernährung und Ihre Lebensgewohnheiten nachhaltig verändern. Sie kennen diese beiden Wörter, aber offenbar vergisst man sie im Alltag allzu oft, allzu leicht. Dabei ist es doch so einfach zu sagen: „Nein, danke!" Das beginnt schon in der Früh. Die nette Kollegin hat vom sonntäglichen Besuch bei einer Hochzeit eine gar köstliche Torte mitgebracht. Die steht jetzt verlockend in der Büroküche. Dann kommt es zur entscheidenden Auseinandersetzung. „Willst du ein Stück haben?" Nein, Sie wollen nicht. Jetzt muss diese Nachricht allerdings vom Hirn direkt ins Sprachzentrum befördert werden. Ein langer Weg, angesichts der köstlichen Verführung. „Nein, danke!" Sie haben es geschafft! Und es geht eigentlich einfacher als man glaubt!

Dieses „Nein, danke!" muss allerdings in Fleisch und Blut übergehen. Ohne nachzudenken. Sie bestimmen, was Sie zu sich nehmen. Sie entscheiden.

Ich weiß es nur zu gut, in vielen Situationen fällt das sehr schwer. Gerade Essen hat in unseren Breitengraden eine hohe soziale Funktion. Das Geschäftsessen mit wichtigen Partnern, das Abendessen mit Freunden, das Familienessen mit den Liebsten. Bei all diesen Gelegenheiten braucht es schon ein großes Maß an eigenem Willen und Durchhaltevermögen, will man sich den gastronomischen Vorgaben nicht beugen. „Jetzt sei doch nicht so ungemütlich, iss wieder normal!" oder „Nur heute, ausnahmsweise!" – mit solchen und ähnlichen Bemerkungen wird man da gerne konfrontiert. Und allzu leicht fällt man darauf herein.

Grenzen setzen

Wer schlank ist, hat es gut. Niemand drängt ihn, doch noch einmal zuzugreifen. Niemand wirft ihm vor, plötzlich ungemütlich geworden zu sein. Niemand…

Vergessen Sie das. Was einen schlanken Menschen von einem unterscheidet, der schlank werden will, ist nicht, dass nur einer von beiden genötigt wird – es ist die Überzeugungskraft, die hinter dem Ablehnen einer zweiten Portion steht. Es ist die selbstverständliche Auswahl der Nahrungsmittel. Es ist die

Es wird Weißbrot serviert, und auf dem Tisch steht ein Tiegelchen mit köstlichem Bratenfett! Alle nehmen davon. „Nein, danke!" Es geht, und man fühlt sich gar nicht schlecht dabei! Vor- und Hauptspeise kann man dann entsprechend wählen, da findet man auf jeder Speisekarte etwas Passendes. Und kein Koch ist böse, wenn man darum ersucht, auf die Soße zu verzichten oder die Portion Beilagengemüse zu verdoppeln! Beim Dessert kommt dann wieder die Bewährungsprobe. Mousse au chocolat, Tiramisu, Malakofftorte, es gäbe so schöne Möglichkeiten... „Nein, danke!" Sie haben es gelernt, oder Sie entscheiden sich für den Obstsalat.

Ich möchte aber auch an alle appellieren, Menschen, die gerade dabei sind abzunehmen, nicht ständig zu verführen, sondern zu unterstützen. Einfach akzeptieren, wenn jemand weniger oder gar nichts essen will. Und ihn/sie schon gar nicht als ungemütlich abtun! Wir müssen versuchen, gemeinsame Essen auch zu „entritualisieren". Was ich damit meine? Nicht das Essen ist es, das einen Abend gemütlich macht, sondern das Zusammensein mit Freunden. Stimmung und Atmosphäre müssen nicht am Essen liegen, die kann man auch ganz anders schaffen. Tischschmuck und Kerzenlicht, Blumen und gute Musik, das alles macht ein Zusammensein gemütlich. Ob dann ein Schweinsbraten auf dem Tisch steht oder eine Gemüsepfanne, sollte nicht mehr entscheidend sein! Auch wenn Ihre Geburtstagsfeier seit Kindheitstagen geprägt ist von cremiger Erdbeertorte mit viel Schlagobers – Sie können es doch einmal mit Jogurt probieren, ohne dass Ihr Geburtstag auch nur ein bisschen weniger feierlich ist! Weihnachten, ein Familienfest, das mit zahlreichen Traditionen und Ritualen verbunden ist. Da gibt es gebackenen Karpfen und gebratene Gans, Weihnachtsbäckerei bis zum Umfallen. Und ich behaupte, das Fest ist um nichts weniger stimmungsvoll, wenn der Fisch gegrillt und die Bäckerei ohne Schokoglasur ist. Und wenn es gar nicht anders geht, Sie kennen ja die Zauberworte: „Nein, danke!"

Lebensweise. Es ist die Einstellung zum Essen. Es ist das ausgeprägte Hungergefühl. Es ist die andere Art der Bewältigung von Frust. Es ist… – eine Fülle von Kleinigkeiten, die schwer einzeln zu benennen sind.

Schlanke Menschen sind nicht deshalb glücklicher, weil sie schlank sind; sie leiden genauso unter Liebeskummer, Beziehungskisten, Stress, Ärger, Ängsten und Hunger. Sie gehen nur anders damit um als Menschen, für die Schokoladeeis,

! Nein sagen und sich abgrenzen sind wichtige Voraussetzungen fürs Abnehmen.

Chips und Lasagne an oberster Stelle der Wohlfühlskala rangieren. Statt des Frustsackerls Chips kommt einem schlanken Menschen vielleicht ein zorniger Dauerlauf in den Sinn – oder das klassische Holzhacken. Der Liebeskummer schlägt vielleicht beiden auf den Magen, aber der eine kann daraufhin tagelang nichts essen, der andere begräbt seinen Schmerz in Sachertorte mit Schlagobers.

Schlanke Menschen gehen aus, gehen unter die Leute, bewegen sich... – aber für alles das ist Schlanksein keine Voraussetzung, das kann auch jeder Mensch tun, der erst am Anfang seines Lebens nach dem Speck steht.

Abnehmen hat auch viel mit Abgrenzen von anderen zu tun.

Klare Entscheidung

Wer schlank werden will, hat nicht selten den Eindruck, dass seine ganze Umgebung versucht, ihn daran zu hindern. Sei es, dass er sich überall umgeben sieht von Rumtrüffeln und Lachsbrötchen, sei es, dass er sich von anderen unter Druck gesetzt fühlt.

Ganz gleich, ob die Rumtrüffeln oder andere Menschen Sie vorwurfsvoll anschauen, weil Sie ihren Verlockungen zu widerstehen drohen – Sie sind es, der die Folgen Ihrer Entscheidung auf den Rippen trägt. Sie sind es, dem die Hose geplatzt ist, der nicht ohne Keuchen vor seiner Wohnungstür ankommt, der nur noch mit Mühe in den Flugzeugsitz passt. Sie sind es ganz allein, der die Folgen Ihrer Entscheidung ausbadet. Denn machen wir uns nichts vor: Den Rumtrüffeln und Ihrer wohlmeinenden Umgebung ist es ganz egal, wie viel Sie wiegen. Ihnen aber ist es nicht egal, und deshalb lernen Sie jetzt, andere Menschen zu enttäuschen. Sie lernen, sich abzugrenzen.

Eine Frage der Eindeutigkeit

Wo ist Ihre Grenze? Wann ist der Punkt erreicht, wo Sie sich wehren? Wie weit gehen Sie anderen zuliebe? Achten Sie einmal ganz bewusst darauf: Wenn Sie wirklich an einer Grenze sind, haben Sie eine ganz bestimmte Art, das mitzuteilen. Es ist darin etwas von dem Tonfall, den jede Mutter entwickelt, wenn ihr Kind mitten auf der Straße ein Steinchen untersuchen möchte, während ein Lastwagen näher kommt. Es ist ein Tonfall, der keinen Widerspruch zulässt. Das hat nichts mit Anschreien zu tun – es ist eher ein kristallener Unterton, der da mitschwingt. Und der signalisiert Ihrer Umgebung: Jetzt meinen Sie es ernst.

Ein Kind lotet sehr schnell aus, wie weit es bei seiner Mutter gehen kann. Es sucht seine Grenzen. Wenn es sie hat, ist es zufrieden und fühlt sich sicher. Diese Grenzen werden natürlich immer wieder überprüft und neu gesteckt, was gerade das Leben mit Babys und mit pubertierenden Jugendlichen so mühsam macht: Wichtige Veränderungen sind mit dem neuen Ausloten von Grenzen verbunden.

Das Gleiche findet auch in Ihrem Leben nach dem Speck statt. Sie müssen die Grenzen neu definieren, die Sie setzen. Ernsthaft und bestimmt. Wenn Sie anderen ebenso überzeugt wie eine schlanke Person mitteilen, dass Sie wirklich nicht mehr essen wollen, dann werden Sie auch nicht lange genötigt.

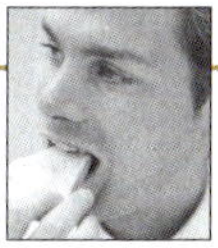

Selbst ist der Mann

Setzen Sie sich jeden Abend an den gedeckten Tisch und freuen sich über die üppigen Mahlzeiten, die ihnen wieder vorgesetzt werden? Gerhard A. sah ein, dass es nicht genügte, sein Kantinenessen sorgsamer zu wählen. Auch an den Abendessen musste er etwas ändern. Seiner Frau konnte er aber nicht zumuten, sich nun plötzlich in der Kunst der kalorienarmen, gesunden Küche schulen zu müssen, nur weil er abnehmen wollte. Es blieb ihm also nichts übrig, als zumindest hin und wieder selbst zum Kochlöffel zu greifen.
Seine Frau war begeistert und schenkte ihm sofort ein Kochbuch mit leichter, ausgewogener Mischkost. Er begann mit einigen einfachen Gerichten, einem gegrillten Stück Filet mit gedünstetem Gemüse, an das er einen Klecks Sauerrahm gab, statt es in einer dicken Oberssoße zu ertränken. Bald wagte er sich auch an kompliziertere Fischgerichte, und je mehr er ausprobierte und je besser seine Gerichte wurden, desto lieber stellte er sich auch an den Herd. Um auf die Hausmannskost nicht völlig verzichten zu müssen, ließ er sich gemeinsam mit seiner Frau immer mehr Abwandlungen einfallen. So gab es Naturreis statt Knödel, die Soßen wurden mit einer passierten Kartoffel gebunden statt mit Obers, und sie kauften eine beschichtete Pfanne, in der sich Kartoffeln auch mit ganz wenig Öl knusprig braten ließen.

Machen Sie sich ein Bild

Es ist unglaublich hilfreich für Sie, sich Grenzen vorzustellen. Bildhaft. Zum Beispiel als straffe, glatte Haut, die Ihren Körper umspannt und an der vieles abprallt. Oder als Freundin, die hinter Ihnen steht und Ihnen sagt, steh nur zu dir, ich halte dir den Rücken frei.

Oder gehen Sie zu Ihrem Bild zurück, das Sie von Ihrem Leben nach dem Speck gewonnen haben. Ihre Zukunftsreise aus dem ersten Kapitel. Wo hatten Sie es doch gleich geankert? Rufen Sie es immer dann ab, wenn Sie Ihr Leben nach dem Speck gefährdet sehen.

Wie sag ich's meinen Freunden?

Auch Ihre Umgebung muss wissen, dass es Ihnen mit dem Abnehmen ernst ist.

Kommen Sie anderen einen Schritt entgegen. Ihre Freunde kennen Sie ja noch nicht in Ihrem neuen Leben nach dem Speck. Woher sollen sie wissen, dass Sie es jetzt ernst meinen? (Und wir gehen einmal davon aus, dass Sie das jetzt tun!) Dass Sie Ihren Geschmack verändert haben und Schokolade wirklich nur noch wie Stroh für Sie schmeckt? Dass Sie tatsächlich lieber Rohkost als Chips knabbern?

Wie Sie das Ihrer Umgebung mitteilen, ist keineswegs gleichgültig. Wenn Sie sich outen und erklären, Sie nehmen ab, ist die Reaktion vorhersehbar: „Ach, wieso denn? Du Arme/r! Aber das ist doch gar nicht nötig, so dick bist du doch gar nicht! Und was darfst du jetzt alles nicht essen? Und wie lange machst du das?" – Wollen Sie das wirklich?

Eine andere Möglichkeit ist schlicht die höfliche Lüge. Wenn Sie erklären, Sie hätten leider vor einer Stunde einen fürchterlichen Hungeranfall mit einer Packung Chips niedergekämpft und daher nur wenig Hunger, wird man Sie in Ruhe lassen. Sie können auch die Ausflucht zu „irgendwas Blödes gegessen, mir grummelt der Magen" nehmen. Oder zu einem Zahnarztbesuch. Werden Sie kreativ. Auf diese Weise machen Sie kein Aufhebens von Ihrer neuen Lebensweise, leben Sie also gewissermaßen heimlich. Es kann sein, dass das für Sie der einfachste Weg ist.

Es gibt auch den Weg des Vorlebens. Laden Sie Ihre Freunde zu einer Bugs-Bunny-Fete ein, bei der es vorwiegend Knabbergemüse, Salat mit leichtem Jogurtdressing und eine klare Suppe gibt – lauter Dinge, bei denen Sie zugreifen können. Treffen Sie sich mit ihnen zum Schwimmen, Eislaufen, Inlineskaten oder Wandern. Laden Sie sie einfach ein, all das, was Ihr neues Leben ausmacht, mit Ihnen gemeinsam zu erleben. Ohne viele Erklärungen, einfach, weil es Spaß macht. Oder beginnen Sie damit nach einem Urlaub, und erklären Sie, Sie seien dort auf den Geschmack gekommen.

Einladungen als Härtetest

In Ihrem neuen Leben finden Sie sich mit Sicherheit in Situationen wieder, in denen Sie Nein sagen müssen. Klassisch ist die Einladung zu einem üppigen Abendessen, zum Stelzenessen, zum Adventskaffee. Machen Sie sich auf solche Situationen gefasst. Überlegen Sie sich schon im Voraus, wie Sie damit umgehen. Schließlich wollen Sie niemanden verletzen. Verbinden Sie also Ihre Ablehnung mit einem Angebot.

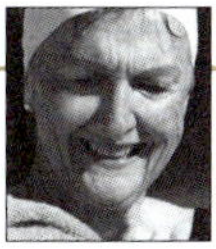

Alternativen gesucht

Schlemmen Sie besonders gerne in Gesellschaft – schließlich sind geteilte Sünden nur halb so schlimm? Erna K. konnte gemeinsam mit zwei, drei Freundinnen bei einem ausgedehnten Kaffeekränzchen, bei Schonkaffe mit Sahnehäubchen, mühelos eine ganze Schokotorte verputzen. Als sie sich dafür entschieden hatte, ein bisschen mehr auf ihre Ernährung zu achten, stellte sie sich natürlich die Frage, ob sie nun in Zukunft im Kaffeehaus immer bloß bei einem Pfefferminztee sitzen sollte, während die anderen weiterhin genüsslich Cremeschnitten verzehrten. Oder musste sie diese liebe Gewohnheit gar ganz aufgeben, um nicht in Versuchung zu geraten? In der Kalorientabelle ihres neuen Kochbuches schaute sie nach, ob sich nicht doch Alternativen finden ließen. Freudig erstaunt entdeckte sie, dass Kuchen durchaus nicht gleich Kuchen ist. Statt einem Stück Sachertorte mit Schlag, das mit 748 kcal zu Buche schlägt, kann man auf einen Marmorguglhupf ohne Schlag mit nur 279 kcal oder eine Kardinalschnitte mit 207 kcal ausweichen. Erna K. konnte ihre Kaffeekränzchen also wie gewohnt weiter besuchen, den Kaffee trank sie nun mit Milch, und statt der Sahnetorte bestellte sie nun eben einen Obstkuchen.

Am Buffet

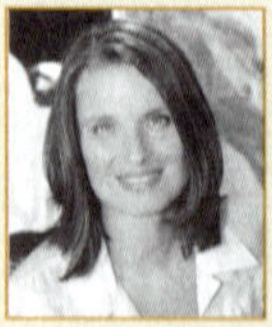

Unter uns: Wir sind doch alle gut genährt (sonst würden Sie sich nicht für dieses Buch interessieren), wir haben alle schon zig Diäten hinter uns, wir wissen, was schlank macht und welche Lebensmittel direkt durch Mund und Speiseröhre ohne Umleitung auf die Hüften wandern, wir spüren, wann wir satt sind, kurzum – eigentlich sind wir doch erwachsene Menschen, die verantwortungsbewusst und mündig mit dem Thema Essen umgehen können. Das stimmt auch, meistens. Doch alles ist anders, wenn wir vor einem Buffet stehen! Ich weiß auch nicht, woran es liegt, ich glaube, es kann einfach nur genetisch bedingt sein, dass wir bei einem Buffet alle Überlegungen, Vorhaben und Erfahrungen über Bord werfen. Wir haben die Wahl, signalisiert uns das übergroße, bunt dekorierte, köstliche Angebot. Wir haben keine Wahl, das wissen wir spätestens beim Anblick der Vorspeisenvariationen ganz genau: Wir wollen alles, und zwar auf einem Teller! Menschliche Manieren, Benimmregeln sind vergessen, wenn vor uns angerichtet ist. Von der „heißen Schlacht am kalten Buffet" ist im Lied die Rede, und das ist weiß Gott noch diplomatisch ausgedrückt! Dabei wollten wir bei den Vorspeisen sparen, bei der Hauptspeise gesund und Leichtes essen, um beim Dessert dann so richtig zuzuschlagen. Allerdings sind uns Mozzarella mit Tomaten, hauchdünn geschnittener Speck, Schinken mit Melone, Meeresfrüchtesalat, geräucherter Lachs mit Kren und Dillsauce und ein Hauch Nudelsalat dazwischengekommen. Es ist ja alles nur zum Kosten! Ein Happen von allem, gar nicht der Rede wert und nicht nötig, für die Kalorienbilanz des Tages aufgeschrieben zu werden! Während die Vorspeise sozusagen

Versuchen Sie, Einladungen umzulenken. Einem Kellner gegenüber fällt es jedem leichter, sich abzugrenzen, als gegenüber einer Freundin, die vielleicht lange in der Küche stand. Schlagen Sie zum Beispiel ein gemeinsames Essen in einem Restaurant vor, von dem Sie wissen, dass die Salatbar vorzüglich und die Küche mediterran ist.

Oder richten Sie Ihren Wochenkalorienplan auf die Einladung ein. Ein Beispiel: Am Wochenende treffen Sie zufällig einen ehemaligen Arbeitskollegen. Er lädt Sie spontan auf eine Stelze ein. Sie lehnen seine Einladung ab (eine nette Begründung wird

„nicht gilt", fällt uns der persönliche Betrug bei der Hauptspeise schon etwas schwerer. Fisch mit Blattspinat und ein paar Kartöffelchen, ganz leicht, ganz fein. Wäre da nicht noch das Spanferkel. Wann bekommt man schon Spanferkel? Knusprig und duftend. Was hat man sonst noch vom Leben, wenn nicht diesen Genuss? Und man muss doch nicht ausgerechnet heute, bei diesem Buffet mit der Ernährungsumstellung beginnen? Dieses Angebot gilt es einfach auszunutzen, tiefste Instinkte des Menschen, offenbar aus der Steinzeit des Sammlers und Jägers vererbt, melden sich lautstark. Wir kosten also das Spanferkel, mit Semmelknödel und Sauce, sonst schmeckt's nicht richtig. Spätestens jetzt ist der Zeitpunkt gekommen, an dem wir uns fragen: War das nötig? Diese Entgleisung? Wo wir doch ganz fest vorhatten, es diesmal ganz anders zu machen. Auszuwählen aus dem reichhaltigen Angebot. Sich zu erfreuen an der üppigen Dekoration. Zu wissen, wie Spanferkel schmeckt, den Duft zu genießen und zu verzichten.

Am Buffet ist einfach alles anders. Etwa zwanzig Menschen, mit leerem Teller, Messer und Gabel bewaffnet, in einer Reihe stehend und nach Essbarem lechzend, lösen in uns einfach aus: Da muss ich hin! Wir könnten getrost warten, bis alle genommen haben, es ist schließlich genug da. Nein, jetzt müssen wir zugreifen, wenn alle dort sind. Es könnte ja sein, dass sonst schon ein Teller leer wäre und wir...

Nach dem vielfach bewährten Motto: „Weil's eh schon egal ist!" gehen wir dann auch noch zum Nachspeisenbuffet. Zugegeben, ein Dessertbuffet ist auch etwas besonders Feines. Weihnachten, Ostern und Geburtstag gleichzeitig! Eiscreme, Mousse au chocolat, Törtchen und Kuchen in allen Variationen, Apfelstrudel mit Vanillesauce oder Schlagobers, exotische Früchte, Erdbeeren, Pudding, Palatschinken mit Schokoladesauce – es sind einfach paradiesische Zustände. Und die im Paradies haben schließlich ja auch vom Apfel abgebissen. Sind also gewissermaßen an allem schuld.

Ihnen schon einfallen), bieten aber an, sie nächsten Samstag nachzuholen. Dann überlegen Sie, ob Sie wirklich eine Stelze essen mögen.

Wenn ja, legen Sie in der kommenden Woche zwei Extra-Walking-Runden und einen Obsttag ein, damit Sie die Stelze guten Gewissens genießen können. Wenn nein, nehmen Sie die Einladung an, essen aber etwas, was in Ihr Leben nach dem Speck passt, also vielleicht eine Suppe und einen großen Salatteller. Essig und Öl lassen Sie sich servieren und mischen Ihr Dressing selbst.

Aufgabe:
Überlegen Sie zu folgenden Angeboten Argumente für Ihr Nein und ein Ersatzangebot:

- Nehmen Sie noch ein Stück Kuchen. Ich habe ihn extra für Ihren Besuch gebacken.
- Sie wollen keinen Nachschlag mehr? Schmeckt Ihnen das Essen nicht?
- Machen Sie heute mal eine Ausnahme, und nehmen Sie noch ein Stück Fleisch!
- Ich lade Sie zum Essen ein! Dann können wir in Ruhe miteinander reden.
- Ein Glas Wein werden Sie wohl noch trinken dürfen?

Niemanden verletzen

Einladungen nach Hause sind ein noch schwererer Prüfstein für Ihre Grenzen. Es prallen dabei zwei Interessen aufeinander: Ihr Interesse, Ihr neues Leben zu leben, und das Ihrer Gastgeber nach Wertschätzung der Speisen, die sie vorbereitet haben. Die unausgesprochene Spielregel lautet, dass die Wertschätzung sich darin ausdrückt, wie viel Sie essen. Und hier setzen Sie an.

Bei Essenseinladungen nach Hause mehr loben statt mehr essen.

Erster Schritt: Sie lassen sich absichtlich weniger geben, als Sie essen wollen (dann können Sie nämlich später mit gutem Gewissen noch einmal zugreifen).

Zweiter Schritt: Sie loben das Essen – und legen dabei das Besteck aus der Hand. Sie erkundigen sich nach Rezeptdetails – und legen dabei das Besteck aus der Hand. Sie nehmen an der Unterhaltung teil – und legen dabei das Besteck aus der Hand. Sie kauen jeden Bissen langsam und ausführlich und füllen die Gabel erst wieder, wenn Sie geschluckt haben. Wenn Sie bei der ersten Nachnehmrunde auf diese Weise noch ziemlich viel auf dem Teller haben, ist niemand beleidigt, wenn Sie diese Runde überspringen.

Dritter Schritt: Bei der zweiten Nötigung erbitten Sie mit leuchtenden Augen und lobenden Bemerkungen noch etwas Gemüse oder Salat. Dann hat niemand das Gefühl, Sie haben das Angebotene nicht zu würdigen gewusst. Und Sie haben Ihr schlankes Leben verteidigt – ohne viel Aufhebens und ohne jemanden zu verletzen. (Sollte es keine zweite Nötigung geben, auch nicht schlecht: Dann können Sie beim Dessert – ebenfalls lobend – zugreifen.)

Das Ende der Freundschaft

Kommt es dennoch zu den oben angedeuteten Nötigungsgesprächen, wechseln Sie das Thema. Notfalls ziemlich brutal. Denken Sie in solchen Momenten ganz fest an Ihr Ziel. Es sollte für Sie wichtiger sein, als anderen zuliebe mehr zu essen, als Sie wollen.

Machen Sie sich klar: Freunde werden Sie verstehen – und die Meinung anderer kann Ihnen egal sein. Und wer Sie nicht verstehen will, ist der überhaupt Ihr Freund? Nur deshalb, weil Sie sich anders ernähren und mehr bewegen, wird keine echte Freundschaft zerbrechen. Und wenn Sie bei dieser Gelegenheit gleich eine Bereinigung Ihres Bekanntenkreises vornehmen – wo werden Sie nicht unterstützt, sondern nur ausgenützt? –, umso besser. Vielleicht entscheiden Sie sich auch, künftig nur noch mit schlanken Menschen auszugehen – oder mit solchen, die Sie in Ruhe lassen. Nur eines sollten Sie nicht: sich zu Hause vergraben und nicht mehr ausgehen. Denn das halten Sie für den Rest Ihres Lebens ganz bestimmt nicht durch.

Gehen Sie unter Leute, auch wenn Sie abnehmen.

Schlanke Vorbilder

Die Erklärungen dafür, warum manche Menschen mehr Speck haben als andere, sind fast ebenso vielfältig wie die Menschen selbst. Es gibt scheinbare Rätsel – zwei Menschen ernähren sich gleich, arbeiten gleich schwer und viel, und der eine nimmt dabei zu, der andere nicht. Es gibt tausenderlei Tipps, wie man sein Gewicht reduzieren sollte – und 80 bis 85 Prozent der Menschen schaffen es nicht auf Dauer. (Denken Sie zurück an den Anfang: Die meisten brauchen vier bis fünf Anläufe für ihren Veränderungsprozess.) Es scheint also gar keine schlechte Idee zu sein, wenn Sie sich die Anleitungen und Anregungen dort holen, wo sie offenbar erfolgreich angewandt werden: bei schlanken Menschen.

Beobachten Sie einmal eine schlanke Person. Beim Essen. Beim Gehen. Beim Sprechen. Beim Arbeiten. Möglicherweise werden Sie nicht nur feststellen, dass sie erstaunlich wenig isst, sondern auch, dass sie auf Essen erstaunlich wenig Wert legt. Anderes ist vielleicht wichtiger. Sie geht vielleicht länger, schneller. Sie spricht vielleicht ernsthafter. Sie arbeitet vielleicht voll konzentriert. Wenn Sie anfangen möchten, das zu imitieren, imitieren Sie bitte nicht nur das Essverhalten. Aber das Essverhalten ist ein guter Anfang.

Schlanke essen nicht nur weniger, sie legen oft auch weniger Wert aufs Essen.

Wenn Sie zu mehreren im Restaurant essen, bestellen Sie sich das, was die schlankste Person am Tisch isst – und essen Sie wie sie. Machen Sie jede Pause mit, jeden Schluck Wasser, jedes Gespräch. Und hören Sie auf, wenn jene Person aufhört. Wie geht es Ihnen jetzt? Sind Sie eigentlich satt? Dann hören Sie auf zu essen, und lassen Sie den Kellner abservieren. Tut es Ihnen leid um das gute Essen, das noch auf Ihrem Teller liegt? Bieten Sie anderen davon an, und lassen Sie den Kellner dann abservieren. Haben Sie noch Hunger? Dann machen Sie eine kleine Pause, in der Sie vielleicht ein Glas Wasser trinken, stillen Sie Ihren Hunger, und lassen Sie den Kellner dann den Teller abservieren.

Gemeinsam stark

Ganz gleich, ob Sie Ihr neues Leben nach dem Speck in Ihrem Freundeskreis bekannt machen wollen oder nicht, es kann hilfreich sein, einen lieben Menschen in Ihr Vorhaben einzuweihen. Der Gedanke ist, dass Sie mit jemandem darüber reden können, wenn Sie eine Krise haben. Damit das Sinn macht, sollten Sie sich allerdings auch angewöhnen, diesen Menschen anzurufen, ehe Sie zur 300-Gramm-Tafel Schokolade greifen.

Vertrauenspersonen können Ihnen über manche Diät-Krise hinweg helfen.

Vermutlich werden Sie mit diesem Menschen mehr über Ihre neuen Grenzen als über Kochrezepte und Hunger sprechen. Mehr darüber, wie Sie es schaffen, trotz der vielen Arbeit in Schwung zu bleiben, als über die Lust auf ein Stück Sachertorte. Die wirklichen Schwierigkeiten beim Einführen Ihrer neuen Lebensweise bestehen nämlich eher darin, den Impuls in die neue

Richtung anhaltend genug zu setzen und eingefahrene alte Gewohnheiten abzulegen, als darin, bei 500 Kalorien am Tag weniger die akute Angst vor dem Verhungern abzubauen.

Oder gründen Sie eine Fressrunde von Menschen wie Sie, die einige Kilos Speck abbauen wollen. Gehen Sie gemeinsam essen, und befolgen Sie alle gescheiten Tipps in Ihren Treffen sehr ernsthaft. Jeden Bissen 30-mal kauen. Die Gabel hinlegen und das Essen unterbrechen. Das „Richtige" bestellen. Gemeinsam kann das ungeheuer viel Spaß machen. Und motivierend ist es auch.

Die Angst, zu kurz zu kommen

Was ist es eigentlich, das uns an einem Buffet zur Hyäne werden lässt? Die Angst, zu kurz zu kommen, weniger von den Köstlichkeiten zu erwischen als ein anderer? Die Angst, zu verhungern? Der pure Neid? Der Glaube an den Mangel?

Wer viel futtert, hat oft Angst, zu kurz zu kommen.

Wenn das so ist, dann sitzen diese Gefühle möglicherweise sehr tief. Ein Baby, das nicht gestillt wurde, nicht genug gestillt wurde, weniger zu essen bekam als es wollte, die Eltern mit Geschwistern teilen musste, kann sehr leicht das Gefühl entwickeln, dass in der Welt nicht genug für alle da ist, dass es Gefahr läuft, zu kurz zu kommen, wenn es sich nicht wehrt. Und das abzustellen, ist nicht ganz einfach. Der erste Schritt besteht darin, sich diesen Gefühlen zu stellen. Beobachten Sie sich bewusst, notieren Sie, wann bei Ihnen das Gefühl, zu kurz zu kommen oder nicht genug zu bekommen, auftritt. Und nun machen Sie sich bewusst, wie unsinnig dieses Gefühl eigentlich ist – und lachen Sie über sich selbst. Oder nehmen Sie sich ganz liebevoll in den Arm. Und planen Sie Ihren Urlaub einmal anders.

All-inclusive-Urlaub – Gefahr oder Chance?

Buchen Sie einen All-inclusive-Urlaub. Und nutzen Sie ihn aus. Nein – damit ist nicht gemeint, futtern Sie sich jeden Tag am Buffet voll. Zum All-inclusive-Angebot gehört mehr: Sport, Bewegung, Tanz, Quiz, Spiele, Unterhaltung, Ausflüge, Wohlbefinden, Sonne, Faulenzen, Schwimmen, Kosmetik, Sauna. Genießen Sie die Fülle der Möglichkeiten, durchbrechen Sie Ihre bisherige Routine – und überlegen Sie vielleicht auch, wie Sie das, was Ihnen Spaß macht, in Ihr neues Leben übernehmen können.

Und ganz nebenbei, im vollen Bewusstsein der Fülle der Möglichkeiten, gehen Sie vielleicht auch Ihren Futterneid an. Stellen Sie sich zwei Wochen lang täglich mindestens dreimal vor das Buffet, und erleben Sie ganz bewusst das Gefühl, dass die Fülle Ihnen immer, jeden Tag zur Verfügung steht. Das Gefühl, es ist im Leben genug da – auch morgen noch, auch für mich –, ist eine Chance, sich Gefühle wie Futterneid abzutrainieren.

Am Buffet können Sie herausfinden, was Sie wirklich gerne essen.

Und dann entscheiden Sie in einem zweiten Schritt: Was und wie viel will ich tatsächlich essen? Was mag ich eigentlich ohnehin nicht so gern? Worauf hätte ich heute besondere Lust? Habe ich überhaupt Hunger? Möglicherweise wird Ihnen das toll aufgebaute Buffet dann zwar in seiner Fülle beruhigend erscheinen, aber eigentlich nur wenige Dinge bieten, die Sie jetzt wirklich gern essen würden. Hier haben Sie die Möglichkeit herauszufinden, was und wie viel Sie wirklich essen möchten, ohne irgendjemanden zu beleidigen.

Wenn Sie sich nun bei dem Gedanken ertappen: „Aber ich habe doch für alles bezahlt", dann machen Sie sich bewusst, dass der Volleyballtrainer und der Tanzlehrer und die Sauna auch zu diesem „alles" gehören. Nutzen Sie das volle Angebot – ohne auf das der Küche fixiert zu sein. Das gilt übrigens für Ihr gesamtes Leben.

Wozu brauchen Sie eine Waage?

Ach ja. Wir sind auf Seite 140 dieses Buches, und da musste dieses Wort endlich wieder einmal fallen. Wozu brauchen Sie die Waage? Um zu prüfen, wie sich die Sünde von gestern bemerkbar gemacht hat? Um sich zu kasteien? Um sich zu belohnen? Um Himmels willen, nein! Sie brauchen die Waage dringend, um einmal in der Woche zu kontrollieren, ob Sie etwa zu schnell abnehmen!

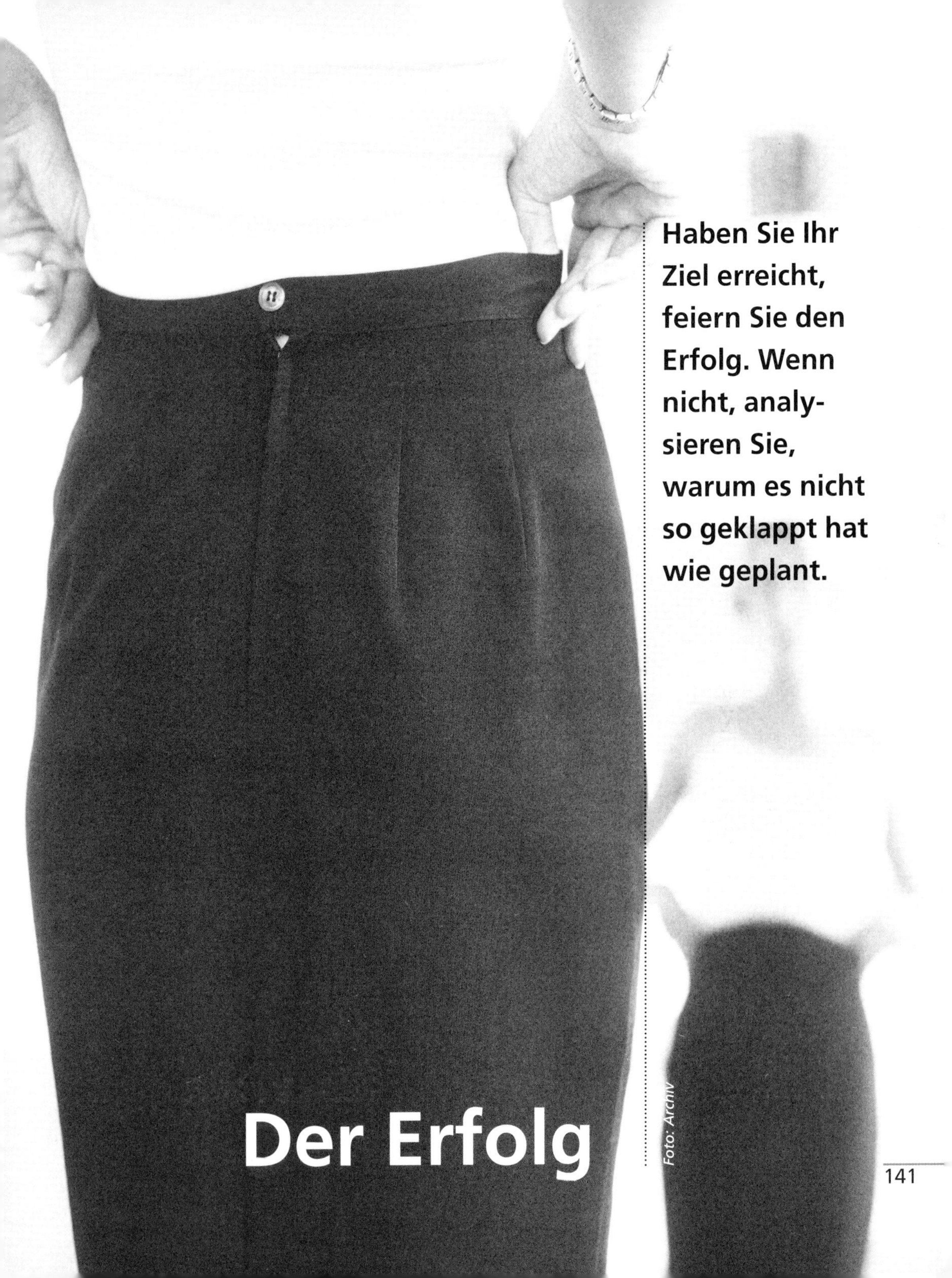

Der Erfolg

Haben Sie Ihr Ziel erreicht, feiern Sie den Erfolg. Wenn nicht, analysieren Sie, warum es nicht so geklappt hat wie geplant.

Foto: Archiv

Wenn es doch einmal passiert...

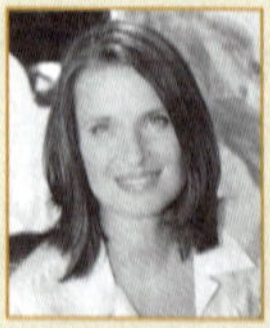

Ein Leben ohne kleine Sünden, das wäre doch kein Leben! Also: Bei aller Konsequenz, natürlich passieren zwischendurch die kleinen Ausrutscher. Es hat jahre-, bei vielen jahrzehntelang gedauert, um sich an die unausgewogene, schlechte Ernährung zu gewöhnen – wieso soll da eine Umstellung in wenigen Tagen, Wochen oder Monaten möglich sein? Wenn das Stück Schokolade, der cremige Eisbecher, Großmutters bester Guglhupf einmal unausweichlich sind, dann gönnen sie sich halt ein Stück! Tun Sie es mit Freude, genießen Sie es ohne zu jammern, ohne schlechtes Gewissen – aber mit dem tiefen Bewusstsein, am nächsten Tag umso konsequenter zu sein. Sie haben am Abend geschlemmt und zu viel Wein getrunken? Es ist halt passiert, Schwamm drüber. Aber am nächsten Tag gibt es dann wirklich nur Obst und gedünstetes Gemüse.

Viele sehen in einem Rückfall einen willkommenen Grund, mit der Diät Schluss zu machen. Nach dem Motto: Es hat ja eh alles keinen Sinn, ich schaffe das nicht! Das ist der einfachste Weg, aber der wird Sie nicht glücklich machen. Kurze Zeit später beginnen Sie ja dann doch wieder

Erfolge anerkennen und feiern

Glückwunsch! Wenn Sie an dieser Stelle angekommen sind, haben Sie schon einen weiten Weg hinter sich: Sie haben einen Entschluss gefasst, sich konkrete Ziele gesteckt und diese umgesetzt – zumindest teilweise. Allein, dass Sie angefangen haben mit Ihrem Leben nach dem Speck, ist schon ein toller Erfolg.

Ob der Weg, den Sie eingeschlagen haben, Sie tatsächlich an Ihr Ziel bringt, können Sie ganz leicht kontrollieren. Sie merken es vielleicht daran, dass die Lieblingshose immer weniger zwickt, dass Sie weniger Speck mit sich herumschleppen als früher. Oder daran, dass „Der Mond ist aufgegangen" immer besser erkennbar wird, ehe Sie nach Luft schnappen müssen, wenn Sie im dritten Stock vor Ihrer Tür angekommen sind.

mit dem nächsten Diätversuch. Also wozu auf morgen verschieben, was Sie heute erledigen können. Und ein Ausrutscher ist nun wirklich kein Grund, „das Kind mit dem Bade auszuschütten" und es ganz sein zu lassen!

Was zum Genuss der Sünden allerdings noch festzustellen ist: Die Qualität der Sünde steigt nicht mit der Quantität! Was ich meine: Wenn ein Stück Torte für den Moment zu tiefer Glückseligkeit führt, dann soll es halt sein. Fünf Stück Torte werden Sie aber um nichts zufriedener machen. Ein Stück Torte gilt also als Ausrutscher, fünf Stück als unmäßige Dummheit.

Diese Süßigkeits-, Heißhunger-, oder Fettes-Essen-Attacken (sie passieren vorzugsweise mit Cremetorten, Pommes frites, Wiener Schnitzel oder Schokoladekeks) lassen sich manchmal aber auch durch ein Glas Wasser und Gemüse-Knabbereien verhindern. Nur schnell was zur Hand, was man in den Mund stecken kann, was den Magen füllt, so kommt man manchmal ganz gut über diese Krisenzeit. Und da gilt wieder die alte Regel: Was im Kühlschrank nicht drinnen ist, das kann auch nicht gegessen werden! Also achten Sie schon beim Einkaufen darauf, die Rückfallattacken nicht selbst herbeizuführen. Ein Packerl Manner Schnitten, eine Packung Dragee Keksi, Milka Tender, Ferrero Rocher & Co haben in Ihrem Schrank einfach nichts mehr zu suchen. Dann kann wenigstens zu Hause auch nichts passieren. Stapeln sich in Ihrem Kühlschrank hingegen Wassermelonen, Erdbeeren, Birnen, Äpfel und eine Ananas, dann werden Sie – auch im Notfall – darauf zurückgreifen, wenn der „süße Hunger" droht.

Wenn Sie sich ein Ziel gesetzt haben, das dummerweise nur in Kilos formuliert ist, haben Sie es schwerer. Denn Sie sind dann auf die Waage angewiesen. Und da ist jede Menge Frust vorprogrammiert.

Unabhängigkeit von der Waage

Ihr Gewicht schwankt bis zu einem Kilogramm, nur aufgrund von Wassereinlagerungen im Gewebe. Das kann der viele Tee oder die vielen Salzbrezeln von gestern, das Schwitzen in der vergangenen Nacht, der Mond oder die Periode sein, die den

Unterschied machen. Steigen Sie also bloß nicht täglich auf die Waage, und machen Sie Ihr Wohlbefinden nicht von dem abhängig, was sie Ihnen sagt!

! Körperfettwaagen sind ein gutes Kontroll- und Motivationsinstrument während der Gewichtsreduktion.

Eine täuschende Fehlerquelle ist auch die Zusammensetzung Ihres Körpers. Speck hat ein niedrigeres spezifisches Gewicht als Muskeln. Das heißt, dass Sie möglicherweise nur wenig Gewicht verloren haben, obwohl Sie bereits viel weniger Speck mit sich herumschleppen. Sie können diesen Umbau Ihres Kör-

Körperfettwaagen

Zur Kontrolle, ob Sie tatsächlich Fett und nicht Muskelmasse abnehmen, kann die regelmäßige Bestimmung Ihres Körperfettanteils dienen. Dafür gibt es Körperfettwaagen. Durch die Bioelektrische Impedanz Analyse (BIA) wird der Körperwasser- und durch den Einsatz bestimmter mathematischer Formeln der Körperfettgehalt bestimmt. Hiezu wird schwacher Wechselstrom durch den Körper geleitet (keine Angst, Sie spüren nichts und tragen auch keinen Schaden davon). Fettmasse hat einen hohen Widerstand, leitet Strom nicht gut. Magermasse (Muskeln, Organe, Blut...) leitet Strom aufgrund des höheren Wassergehaltes gut. Ein Computerprogramm errechnet die Körperzusammensetzung. Für den klinischen Einsatz gibt es sehr genaue Geräte. Die auf dem Markt befindlichen Körperfettwaagen messen nach einem vereinfachten Prinzip mit Kontaktpunkten entweder nur an den Füßen oder an den Händen. Der große Nachteil: die BIA ist sehr störanfällig. Die Füllung der Blase, übermäßiges Schwitzen, Trinken, sportliche Betätigung, Alkohol, Haut-, Körper- und Raumtemperatur, Krankheiten, entwässernde Medikamente, der Hormonhaushalt, die Körperhaltung und das Berühren leitender Gegenstände während der Messung beeinflussen das Ergebnis. Wichtig daher: Immer unter den selben Bedingungen messen!

Am besten messen Sie morgens eine Viertelstunde nach dem Aufstehen, nüchtern, nach dem Entleeren der Blase. Verwenden Sie immer das selbe Gerät. Alkoholkonsum oder Sport am Vorabend und die Menstruation verfälschen das Ergebnis. Beachten Sie: Einzelmessungen sind sinnlos, weil die absoluten Zahlen erfahrungsgemäß nicht sehr aussagekräftig sind. Sinnvoll ist der Einsatz, um eine Entwicklung zu beobachten. Tragen Sie daher die gemessenen Werte in eine Grafik ein und beobachten Sie den langfristigen Verlauf Ihrer Körperzusammensetzung.

Zur Orientierung: Frauen haben etwa 20 bis 30, Männer 10 bis 20 Prozent Fett.

pers mit einem Maßband – an immer den gleichen Stellen – verfolgen oder mit einer Körperfettwaage dokumentieren. Wenn Sie die Messwerte nur als Anzeiger einer langfristigen Tendenz auswerten, ist das ganz vernünftig *(➜ Kasten Körperfettwaagen, Seite 144)*. Wichtiger als das, was die Waage sagt, ist allerdings das, was Sie fühlen. Besonders, wenn es um die ersten halben Kilos geht, wo die Erfolge im Bereich der täglichen Schwankungen untergehen.

Feiern will gelernt sein

Feiern kann doch jeder? Na klar! Wenn Sie eine bestandene Prüfung, eine Hochzeit oder Weihnachten feiern, wie machen Sie das? Mit einem festlichen Mahl. Und wie feiern Sie, dass Sie Ihrem Figurziel ein Stück näher gekommen sind? Da könnte ein Festmahl kontraproduktiv sein. Lassen Sie sich also etwas anderes einfallen, etwas, das mit Essen nichts zu tun hat. Ein Verwöhn-Wochenende in einem Wellness-Hotel, das schöne Kleid in Größe 40, die Ohrringe, die Sie täglich in der Auslage sehen.

Noch etwas: Dahin zu kommen, dass Ihre Oberschenkel beim Gehen nicht mehr unangenehm aneinander reiben, kann möglicherweise ein Jahresprojekt sein. Dabei laufen Sie Gefahr, die Motivation zu verlieren. Auf dem Weg gibt es jedoch jede Menge kleine Teilerfolge. Setzen Sie also Ihre Ziele und Belohnungen nicht zu langfristig. Kleine Zwischenziele (Sie haben es geschafft, zwei Kilo weniger drei Wochen lang zu halten? Sie haben sich in den letzten drei Wochen tatsächlich jeden zweiten Tag zu einem halbstündigen Spaziergang aufgerafft? Gratulation!) sind leichter zu erreichen als ein fernes Großziel, und ihr Erreichen motiviert fast genauso.

Kleine Erfolge zwischendurch motivieren, weiterzumachen.

Und wenn es nichts zu feiern gibt?

Auch Rückschläge sind an der Tagesordnung. Lassen Sie sich nicht entmutigen, Sie sind in bester Gesellschaft; 80 bis 85 Prozent der Menschen erreichen ihr Ziel nicht beim ersten Anlauf. Schließlich hebeln Sie gerade die Gewohnheiten – von wie vielen Jahren? – aus den Angeln! Sie geben jedoch nicht resigniert auf, sondern betreiben hochprofessionelles Pannenmanagement.

Fehleranalyse

Nehmen Sie sich Zeit für eine innere Analyse. Gehen Sie nicht zu streng, lieblos oder kritisch mit sich ins Gericht. Finden Sie stattdessen heraus, warum es nicht geklappt hat: Was ist passiert? Welche Ereignisse/Frustrationen gab es? Wie hätten Sie in diesen Situationen reagieren können, um sich besser zu fühlen?

Spielen Sie die Situationen nochmal durch. Welche Möglichkeiten haben Sie, neue Verhaltensmuster auszuprobieren? Seien Sie dabei ruhig kreativ. Spielen Sie ganz fremde Rollen: die Diva, das Ekel, den Drachen, die Hysterische, die Verzweifelte ... Erlauben Sie sich, unterschiedliche Gefühle einzusetzen – werden Sie dramatisch! Das darf auch Spaß machen! Sie dürfen auch lachen! Auf diese Weise durchbrechen Sie auf vergnügliche und nebenbei höchst erfolgreiche Weise Ihre Reaktionsmuster der Vergangenheit.

! Wenn es mit dem Abnehmen nicht klappt, analysieren Sie genau, woran das liegt.

Wenn Ihr Ziel nicht erreichbar ist, revidieren Sie es.

Ziele revidieren

Der zweite Schritt besteht darin, dass Sie Ihre Ziele revidieren. Sind sie überhaupt realistisch? (Die Twiggy-Figur kann utopisch sein, wenn Ihr BMI über 30 geklettert ist.) Sind sie für Sie in der denkbar besten Weise formuliert? (Oder waren Sie damals in besonders mutiger/verliebter/verrückter Laune?) Sind sie noch aktuell? (Oder ist der Mann und das taillierte Sommerkleid von damals längst nicht mehr aktuell?) Lassen sich bestimmte neue Routinen (dreimal in der Woche schwimmen gehen) nicht durchhalten, weil sie zu zeitintensiv sind?

Formulieren Sie Ihre Ziele neu. Achten Sie darauf, dass sie realistisch, konkret, überprüfbar und griffig formuliert sind. Und gehen Sie Situationen, von denen Sie wissen, dass es für Sie Versuchungen sind, nach Möglichkeit in Zukunft einfach aus dem Weg, bis sich Ihr Geschmack, Ihre Lebensweise so weit verändert hat, dass Sie daran ohnehin keinen Gefallen mehr finden und gar nicht mehr in Versuchung kommen.

Durchführung überprüfen

Vielleicht machen Sie aber auch Fehler bei der Durchführung Ihres Konzepts, die Ihnen gar nicht auf den ersten Blick auffallen? Wenn Sie sich keiner Schuld bewusst sind, Ihr Ziel aber keinen Schritt näher rückt, führen Sie doch noch einmal zwei Wochen lang genau und sorgfältig ein Ernährungs-, Bewegungs- und Motivationsprotokoll. Das sollte mögliche Fehler aufzeigen.

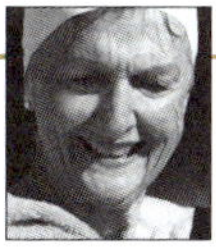

Klartext reden

Haben auch Sie das Gefühl, dass ihre besten Absichten immer durch die lieb gemeinten Überfälle Ihrer Umgebung zunichte gemacht werden? Kaum beginnen Sie mit einer Diät, werden Sie prompt zu einem opulenten Geburtstagsessen eingeladen oder ihre beste Freundin kommt überraschend zum Kaffee vorbei und hat eine Schachtel Krapfen unter dem Arm?

Erna K. hatte eine große Schwäche für Nougat und süßen Likör. Um ihr eine Freude zu machen, brachten ihre Kinder bei ihren Besuchen immer ihre Lieblingssorte Pralinen oder eine Flasche Eierlikör mit. Anfangs traute Erna K. sich nicht zu sagen, dass sie ihr damit keinen Gefallen tun würden, räumte Schachteln und Flaschen einfach in die Vorratskammer oder schenkte sie weiter. Nachdem sie aber einige Male spätabends nicht an den gehorteten Süßigkeiten vorbei gekommen war, entschloss sie sich doch dazu, ihre Lieben darum zu bitten, ihr in Zukunft etwas anderes zu schenken. Sie war erstaunt, wie wenig Aufhebens diese darum machten, und auch die gefürchteten Spötteleien blieben aus. Statt einer Bonbonniere brachten sie ihr nun einen Obstkorb oder eine Flasche guten Rotwein mit.

Kein falsches Heldentum

Kennen Sie das? Sie kommen nach einem anstrengenden Tag nach Hause. Seit einer Woche setzen Sie Ihr Vorhaben, Ihre Essgewohnheiten zu verändern, erfolgreich in die Tat um. Bis vor kurzem haben Sie nach dem Abendessen während des Hauptabendfilms im Fernsehen regelmäßig eine halbe Tafel Schokolade genascht. In dieser Woche aber waren Sie standhaft. Sie

! Speisekammer entrümpeln. Bei Heißhungerattacken zu Obst oder einem fettarmen Jogurt greifen.

haben sich nämlich vorgenommen, Schokolade in den nächsten vier Wochen nicht anzurühren.

Sie machen es sich vor dem Fernseher bequem. Da kommt zum ersten Mal eine unbändige Lust auf Schokolade auf. „Hmm, wie gut wäre jetzt eine kleine Rippe…" Sie gehen in die Küche und holen sich ein Glas Wasser. Die erste halbe Stunde des Films verläuft etwas schleppend. Immer wieder wandern Ihre Gedanken zu der Schublade, in der eine letzte Tafel Schokolade liegt (die Sie noch vor Ihren Abnehm-Vorsätzen eingekauft hatten). „So ein ganz kleines Stück… das zählt ja praktisch nicht…" Sie stellen sich vor, wie so ein Schokostückchen auf der Zunge schmelzen würde. Aber „Nein!" Sie haben einen Vorsatz, und den werden Sie auch durchhalten.

Der Film ist zu Ende. Sie machen sich fertig, um zu Bett zu gehen, wandern nochmals in die Küche, um ein Glas Wasser zu trinken. Und immer noch liegt da diese Tafel Schokolade in der Lade! „Nur ein winziges Stück! Eine halbe Rippe… das kann nun wirklich nicht schaden! Schließlich habe ich bis jetzt schon so brav durchgehalten!" denken Sie. Und greifen in die Lade. Das kleine Stückchen schmeckt auch wirklich gut! Und dann kippt die Situation. Sie lernen das „Alles-oder-nichts-Prinzip" kennen: Ihnen wird bewusst, dass Sie Ihren Vorsatz „Vier Wochen keine Schokolade" über den Haufen geworfen haben. Sie hadern mit sich und Ihrem schlechten Gewissen. „Wie konnte das passieren? Ich bin ein Versager, nicht einmal gegen ein winziges Stück Schokolade kann ich mich wehren… Jetzt ist es auch schon egal!" Sie essen die halbe Tafel auf einen Sitz auf. – Und am nächsten Abend?

Süchtig nach Schokolade?

Beim Schokoladenaschen springen die gleichen Hirnregionen an wie beim Konsum von verbotenen Rauschmitteln, etwa Kokain. Ist die Schokoorgie vorbei, überwiegen aber oft die Selbstvorwürfe, weil man seine guten Vorsätze über Bord geworfen hat. Wenn Sie zu den Schokoliebhabern gehören, gönnen Sie sich daher mit gutem Gewissen und viel Genuss hin und wieder kleinere Mengen dieser zarten Versuchung.

! Eine Sünde ist kein Anlass, Ihre guten Vorsätze über den Haufen zu werfen, Motto: „Jetzt ist es sowieso schon egal".

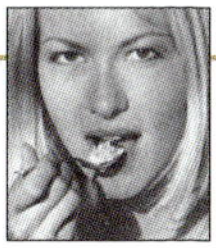

Genuss ohne Reue

Können auch Sie keine Portion Pommes mehr betrachten, ohne dass Sie sofort an deren Fett- und Kaloriengehalt denken? Sabine M. merkte, dass sie sich im jahrelangen Kampf um eine schlanke Linie ein völlig krankhaftes Verhältnis zu Nahrungsmitteln antrainiert hatte.
Die Fülle der Diätbücher und die unzähligen Ratschläge der diversen Frauenmagazine hatten ihre Spuren hinterlassen. Alles Essbare teilte sich in kalorienarm und kalorienreich, in „gute" und „schlechte" Lebensmittel. Aß Sabine M. ein Schokoladeeis, tat sie es mit furchtbar schlechtem Gewissen und dem Gefühl, zu sündigen. Als sie sich dafür entschied, das Wort Diät aus ihrem Leben zu streichen, bemühte sie sich darum, wieder eine normale Beziehung zu Nahrung aufzubauen. Nichts war mehr verboten, es kam lediglich auf das richtige Maß an.
Wenn sie Heißhunger auf eine Portion Bratkartoffeln hatte, entschied sie sich bewusst dafür, diesen Gelüsten nachzugeben und verzehrte sie mit Genuss und ohne Schuldgefühle. Dafür gab es eben abends nur noch einen großen Salat mit Jogurtdressing. Sie beurteilte ihr Essen wieder nach Nährstoffgehalt, Geschmack und Frische statt ausschließlich nach Kaloriengehalt und entwickelte ein Gefühl dafür, was ihr gut tut und was nicht.

Die Falle der rigiden Kontrolle

Man nennt diesen Vorgang „Kontrollverlust". Kontrollverlust setzt voraus, dass Sie die Absicht haben, etwas Bestimmtes nicht zu essen oder zu trinken und sich in dieser Hinsicht kontrollieren, zwingen (müssen). Je strikter Ihr Vorhaben, desto schwieriger lässt es sich umsetzen oder durchhalten. Und desto größer ist die Gefahr eines Kontrollverlustes.

Der Ansatz „Vier Wochen keine Schokolade" wäre zwar ein wesentlicher Beitrag zu Ihrer täglichen 500-Kalorien-Bilanz, doch wenn Sie sich etwas völlig verbieten – man nennt das „rigide Kontrolle" –, dann kann auch ein einziges kleines Stück zum Kippen des gesamten Vorhabens führen.

Die realistischere und bessere Variante ist die „flexible Kontrolle". Umgelegt auf unser Beispiel würde das bedeuten, Sie nehmen sich vor, die nächsten vier Wochen mit insgesamt zwei Tafeln Schokolade auszukommen. Wie Sie sich diese zwei Tafeln einteilen, ist ganz allein Ihre Sache. Sie können in jeder Situation abwägen, ob die Lust auf die süße Versuchung wirklich so groß ist, dass Sie Ihren „Vorrat" angreifen wollen. Sie können bewusst einen Schlemmerabend planen, an dem Sie mit gutem Gewissen

> **Wenn Sie schon sündigen, dann mit Genuss. Ihr schlechtes Gewissen bringt Sie keinen Schritt weiter!**

und genussvoll eine ganze Tafel verdrücken. Für die restlichen vier Wochen steht Ihnen dann eben nur mehr die zweite Tafel zur Verfügung. Sie ganz allein entscheiden in diesen vier Wochen über diese beiden Tafeln Schokolade. Ganz wichtig dabei: Genießen Sie sie mit gutem Gewissen!

Sofort belohnen

Positive Verstärker nennt man in der Verhaltenspsychologie Belohnungen, die erwünschtes Verhalten sofort, nachdem es erfolgt ist, belohnen. Das erwünschte Verhalten wird dadurch verstärkt. Je weiter weg die Belohnung liegt, desto geringer ist die Wahrscheinlichkeit, dass das erwünschte Verhalten wiederholt wird. Ein Beispiel: Bis vor kurzem haben Sie zum Frühstück ausschließlich eine Tasse Kaffee getrunken und ein Butterbrot mit Emmentaler gegessen. In Zukunft möchten Sie zum Frühstück weiter eine Tasse Kaffee genießen, dazu aber ein Brot mit magerem Kräutertopfen und ein Stück Obst essen. Als Ziel möchten Sie in den nächsten zwei Monaten vier Kilo abnehmen. Als Belohnung wollen Sie sich eine neue Jeans kaufen. Das wird vermutlich nicht so funktionieren. Der Bummel durch die Jeans-Abteilung im Kaufhaus ist zeitlich zu weit weg.

Ein Vorschlag, um Ihren Fortschritt (den Austausch des Käsebrotes gegen das Topfenbrot mit Obst) gleich zu belohnen: Schneiden Sie aus einem Modeprospekt das Foto der gewünschten Jeans aus und machen Sie daraus viele Puzzleteile. Die Anzahl der Puzzleteile sollte sich daran orientieren, wie oft Sie in den nächsten beiden Monaten frühstücken werden. Berücksichtigen Sie auch, dass wahrscheinlich einige – wenige – Tage dabei sind, an denen Sie sich nach wie vor das Käsebrot gönnen. Für jeden Tag, an dem Sie das „erwünschte Verhalten" an den Tag legen, sprich: das Topfenbrot mit Obst essen, erhalten Sie ein Puzzlestück. So können Sie Tag für Tag zusehen, wie Ihre „reale" Belohnung, die Jeans, wächst und immer näher kommt.

Natürlich können Sie dasselbe auch mit einem Foto Ihres liebsten Urlaubszieles, mit dem Prospekt des tollen neuen Schleifgerätes (das Ihr Nachbar besitzt) oder mit dem Lego-Modell eines Gartenhäuschens tun (im letzten Fall ersetzen die einzelnen Legosteine die Puzzleteile. Das hat den Vorteil, dass Sie sich das Ausschneiden ersparen und gleichzeitig eine seriöse Erklärung für Ihre Frau haben, weshalb Sie in vordergründig „kindisches" Verhalten zurückfallen). Wichtig: Belohnen Sie sich nicht für die verlorenen Kilos, sondern für die veränderten Verhaltensweisen! Wählen Sie als Belohnung nichts aus, was mit Essen oder Trinken zu tun hat!

Vorsicht! Auch ein Vertrag, den Sie mit sich und/oder anderen abschließen und der Ihrem Vorhaben eine größere Verbindlichkeit verleihen soll, kann zu einer Falle werden. Wenn Sie ihn so formulieren, dass ein einziger Verstoß einen Bruch des Vertrages bedeuten würde, boykottieren Sie sich damit nur selbst. Andererseits ist eine zu lasche Formulierung nicht bindend genug.

Frauen brauchen Schokolade

Wenn auch Sie gegen diese Versuchung zu kämpfen haben, sind Sie in bester Gesellschaft. Umfragen zufolge haben 68 Prozent der Frauen, die Essgelüste kennen, Lust auf Schokolade. Nicht auf fettarmen Frischkäse, nicht auf grünen Salat, sondern auf Schokolade. Und das nicht nur, weil sie Schokolade als die Belohnung schlechthin lieben gelernt haben: Die Kombination aus Fett und Zucker, verbunden mit Phenyläthylamin (einem Glückshormon), Theobromin (das wie Koffein die Gehirnfunktion anregt) und Magnesium (das an der Produktion von Serotonin beteiligt ist und unsere Stimmung hebt) deckt viele Bedürfnisse des weiblichen Organismus ab.

Das Buch von Debra Waterhouse „Frauen brauchen Schokolade" erklärt nicht nur, warum das so ist, sondern auch, wie

Glücklich durch Schokolade

Wenn Sie den Schokoladekonsum verschiedener Länder betrachten, können Sie ein Nord-Süd-Gefälle feststellen. So gehören etwa die Briten und die Norweger zu den größten Schokolade-Liebhabern. Eine Erklärung dafür könnte das „Glückshormon" Serotonin sein *(→ Kasten Hungern macht high!, Seite 37)*. Bei schwacher und kurzer Sonneneinstrahlung sinkt der Serotoninspiegel im Blut. Schlechte Laune ist die Folge. Durch einige Rippen kohlenhydrat(=zucker)reicher Schokolade steigt der Blutzuckerspiegel, und die Bauchspeicheldrüse schüttet Insulin aus. Die Folge: Der Serotoninspiegel im Gehirn steigt und mit ihm Ihr Stimmungspegel. Das ist eine mögliche Erklärung. Eine andere: Schokolade – und andere Süßigkeiten – stehen für bestimmte Gefühle: Süßigkeiten gab es in der Kindheit oft als Belohnung oder Trost. Auf schlechte Stimmung mit einem Schokoriegel zu reagieren, kann also auch anerzogen oder erlernt sein. Übrigens: Schokolade ist nicht die einzige Möglichkeit, den Serotoninspiegel und damit Ihre Stimmung zu heben. Das funktioniert auch mit Nudeln, Kartoffeln, Brot oder anderen Getreideprodukten.

Sie damit umgehen und trotzdem zu Ihrem Leben nach dem Speck finden. Den spezifischen Energie- und Nährstoffkick der Schokolade können Sie sich natürlich immer noch ganz gezielt gönnen. Aber muss es gleich tafelweise sein? Wer diese Wirkungsmechanismen kennt, kann seine Bedürfnisse anders stillen: Magnesium zum Beispiel ist in Mangold oder Spinat in viel höherer Konzentration enthalten.

Die Welt der Saboteure

Es gibt vermutlich tausend Gründe, warum Sie Ihr Ziel nicht so leicht erreichen, wie Sie geplant, gehofft oder erwartet hatten. Wenn Sie wissen wollen, welche auf Sie zutreffen, füllen Sie besonders sorgfältig die ganz rechte Spalte in Ihrem Ernährungsprotokoll aus. Im Folgenden sei nur eine kleine Auswahl genannt:

Übergewicht und Gene

Ihre Erbanlagen können eine Rolle bei der Entstehung von Übergewicht spielen. Wissenschafter nehmen an, dass zu etwa einem Drittel die Veranlagung am Übergewicht schuld ist. Erbfaktoren bestimmen zu einem großen Teil den Grundumsatz *(➜ Kasten Seite 60)*. Und es gibt Hinweise, dass sie auch das Essverhalten beeinflussen. Sind also die Gene Schuld an Ihrem Speck? Nicht ganz, denn letztlich bestimmt Ihr persönliches Essverhalten und Ihre persönliche Bewegungsaktivität, inwieweit Ihre Erbanlagen durchschlagen. Ihre Gene legen nämlich nur fest, ob Sie dick werden können. Sie und Ihre Umwelt entscheiden jedoch, ob Sie tatsächlich dick werden. Fazit: Von den Ursachen für Ihren Speck können Sie zwei Drittel selbst beeinflussen. Sie sind Ihren Genen nicht hilflos ausgeliefert!

Die Gene

Natürlich. Wenn Sie leicht zunehmen, kann auch eine genetische Neigung dazu bestehen. Wenn Sie allerdings ein bewegtes Leben mit abwechslungsreichem Essen führen (Sie wissen ja: fünfmal am Tag Obst und Gemüse, mindestens zwei Liter Wasser oder Kräutertee und eine um 500 Kalorien entlastete Energiebilanz), haben Ihre Gene erheblich weniger Chancen, als wenn Sie sich zum Opfer der Umstände machen lassen. Dieser Saboteur eignet sich also nicht wirklich als Ausrede.

Die Feiertage

Was haben Ostern, Weihnachten, Kindstaufe, Firmung oder Hochzeit mit Ihrem Speck zu tun? In der Praxis vermutlich sehr viel. Doch im Grunde, wenn Sie es einmal recht bedenken, gar nichts. Bei jedem Festmahl können Sie Ihre neue Lebensweise beibehalten. Niemand zwingt Sie wirklich, mehr zu essen, als Sie wollen, und Dinge zu essen, die Sie nicht mögen. Das Mädchen, das jeden Sonntag die Torte der Großmutter zerlegte und mit dem Kommentar „Wenn ich hier schon dick werden soll, dann wenigstens von Dingen, die ich mag!“ nur die Füllung aß, sei Ihnen als Vorbild ans Herz gelegt.

Auch an Feiertagen müssen Sie nicht mehr essen als Sie wollen.

Ein Glas Wasser vorweg, viele Pausen zwischendurch, viel Gemüse und Salat, wenig Paniertes, Obst statt Cremetorte ... Möglichkeiten, ein Festmahl kalorienarm zu überstehen, ohne sich zum kulinarischen Außenseiter zu machen, gibt es viele. Es liegt bei Ihnen, ob Sie sie nutzen oder sich zum Spielball der Erwartungen anderer machen lassen.

Und wenn Kalorienbomben auch weiterhin zu Ihren Leibspeisen gehören oder Sie die Malakofftorte Ihrer Tante Lisi einfach unwiderstehlich finden, verbinden Sie die Schlemmerei an den Feiertagen mit Schwimmen oder Ballspielen mit den Nichten und Neffen – die Kinder werden Sie lieben, und Sie werden kaum zum Essen und Speck Aufladen kommen!

Die anderen

Anregungen dafür, wie Sie den wohlmeinenden Ratschlägen von Freunden und Verwandten begegnen können, fanden Sie bereits im vorigen Kapitel *(➜ Seite 132 ff.)*. Besser als alle Ausweichmanöver und Tricks wäre es allerdings, Sie machten sie sich zu Verbündeten.

> **! Sagen Sie, dass Sie abnehmen möchten. Damit lassen sich lieb gemeinte Essenseinladungen und süße Überraschungen eher vermeiden.**

Warten Sie damit, bis Sie mit Ihrer Selbst- und Lebensveränderung so weit gekommen sind, dass Sie die ersten Erfolge erkennen können und dadurch auf Ihrem Weg bestätigt werden. Und dann bitten Sie Ihre Lieben um Hilfe. Gut gemeinten Killerphrasen („Aber so dick bist du doch gar nicht…“ – „Ist das in deinem Alter nicht ungesund?") können Sie in dieser Phase nämlich bereits mit jenem kristallenen Unterton vom Tisch wischen, der erkennen lässt, es ist Ihr voller Ernst. Und dann sind die anderen keine Saboteure mehr, sondern Helfer.

Der Stress

Gerade bei Stress fallen wir unwillkürlich in alle alten Gewohnheiten zurück. Kommt dann noch die jährliche Winterdepression oder die monatliche PMS-Krise dazu, so rückt die Hoffnung, unser Ziel jemals zu erreichen, ganz schnell in unerreichbare Ferne.

Damit sich Ihre alten Gewohnheiten nicht unterschwellig wieder einschleichen können, sollte alles, was mit Essen und seiner Zubereitung zu tun hat, in Ihrem neuen Leben sehr bewusst geschehen. Durchbrechen Sie so viele Routinen wie möglich. Verwirren Sie Ihren inneren Futtersucher! Räumen Sie die Nahrungsmittel um – schlichten Sie den Kühlschrankinhalt anders, vertauschen Sie Schubladeninhalte oder den Inhalt Ihrer Küchenkästen. Wenn Sie dann einen Kochlöffel statt der Scho-

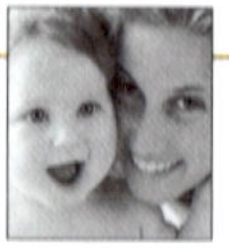

Disziplin halten

Nach einem halben Jahr mit Kalorien reduzierter, ausgewogener Mischkost und regelmäßiger Bewegung hatte Karin S. wieder dasselbe Gewicht wie vor der Geburt ihres Kindes. Doch schon nach drei weiteren Monaten waren zwei der mühevoll verlorenen Kilos wieder da.

Mit jedem Kilo weniger hatte sich auch ihr Grundumsatz ein wenig verringert, das heißt, sie kam nun nach ihrem deutlichen Gewichtsverlust auch mit deutlich weniger Kalorien aus. Zudem hatte sie nach Erreichen ihres Zieles alte Gewohnheiten wieder einschleichen lassen. Immer öfter kam ihr plötzlich etwas dazwischen, wenn sie eigentlich ins Fitnessstudio gehen wollte, sie ließ sich wieder von schlechtem Wetter davon abhalten, laufen zu gehen.

Zunächst bemühte sie sich darum, sich durch diesen kleinen Rückschlag nicht entmutigen zu lassen, und dieses Ärgernis nicht zum Anlass zu nehmen, nun alles wieder völlig schleifen zu lassen.

Die beiden Kilos hatte sie nach drei disziplinierten Wochen wieder unten. Und danach achtete sie darauf, dass den Löwenanteil ihrer Ernährung weiterhin Obst, Gemüse und Vollkorngetreideprodukte ausmachten. Tage, an denen sie über die Stränge geschlagen hatte, genoss sie ausgiebig und glich sie mit Obsttagen aus, und ihre Sporttermine nahm sie ebenso wichtig wie Termine beim Zahnarzt.

kolade in der Hand haben, fragen Sie sich, warum Sie jetzt gerade wieder etwas essen/naschen wollten.

Das Frieren

Wer abnimmt, friert leicht. Frieren ist eine natürliche Reaktion unseres Körpers auf Wärmeentzug. Wenn Sie abnehmen, entziehen Sie dem Körper gleich auf zwei Wegen Wärme: Sie nehmen ihm etwas von seiner Speckschicht, die ja ein sehr guter Wärmeisolator ist, und Sie führen ihm weniger Wärme in leicht verfügbarer Form zu als er braucht, um seine Temperatur konstant zu halten. Unsere angeborene Reaktion auf Kälte entstammt voll und ganz unserem Steinzeitprogramm: Wir essen.

Essen Sie wärmende Speisen, wenn Sie leicht frieren.

Wenn Sie das Steinzeitprogramm auch in dieser Hinsicht überlisten wollen, schlagen Sie ihm ein Schnippchen. Essen Sie Dinge, die ihm Wärme zuführen, ohne dass es in Form von Kalorien geschieht.

! Gegen das unangenehme Frieren helfen auch warmer Tee und ein heißes Bad.

Wärmende Speisen: Im Ayurveda und in der chinesischen 5-Elemente-Küche gibt es den Begriff der wärmenden Nahrungsmittel. An die sollten Sie sich halten, wenn es draußen kalt ist. Wenn Ihnen nach einer gut gewürzten Gemüsesuppe ordentlich warm wird, wissen Sie, was gemeint ist. Melanzani, Paprika, Fenchel, Karfiol und Lauch gelten bei den Gemüsen als wärmend; Kren, Galgant (ein altes Hildegard-Gewürz: warme Schärfe, ideal für warme Süßspeisen), Zimt, Ingwer, Anis und Fenchel sind es zum Beispiel bei den Gewürzen.

In der Ayurveda-Küche gilt Übergewicht als Überschuss von Kapha, einem der drei Doshas (Konstitutionstypen), und wird durch entsprechende Speisen und Gewürze ausgeglichen. Die gute Nachricht: Kapha-Churna, eine diesem Zweck dienende wärmende Gewürzmischung, können Sie nach dem Kochen auf alle Speisen geben. Sie verändern also für sich selbst deren Wärmeanteil, während Ihre Familie, die vielleicht weniger bereit ist, mal etwas Neues zu probieren, sie in der gewohnten Form zu sich nehmen kann.

Dinnercancelling

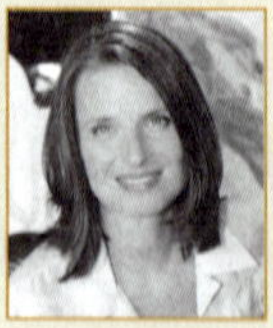

„Frühstück wie ein König, Mittagessen wie ein Edelmann, Abendessen wie ein Bettler“ sagt das Sprichwort über gesunde Essverteilung über den Tag. Das birgt aber in der Realität so seine Tücken. Es gibt Tage, da nehme ich mir vor, am Abend nichts zu essen. Ich frühstücke königlich, achte auf ein ausreichendes Mittagessen. Dann wird es Nachmittag, 16 Uhr hab ich mir vorgenommen, danach ist heute Schluss mit lustig. Diese Marke schwebt über mir wie ein Damoklesschwert.

15 Uhr 30

Halb vier, ich werde unruhig. Als würde danach in meinem Leben eine unfassbare Hungersnot ausbrechen, entsteht in mir das tiefe Bedürfnis, schnell noch Reserven anzulegen. Für alle Fälle. Also wird aus der Tasse Tee eine ausgedehnte Jause mit Vollkornbrot, Topfen und Schinken. Denn nach 16 Uhr ist es ja vorbei.

15 Uhr 50

Sicherheitshalber noch ein Müsliriegel. Dafür gibt es heute ja kein Abendessen mehr.

16 Uhr

Als hätte jetzt meine letzte Stunde geschlagen, passiert der Uhrzeiger die magische Marke. Das Wissen, dass heute nichts Essbares mehr mein Leben bereichern wird, führt dazu, dass ich ab jetzt an nichts anderes mehr denken kann. Das Leben scheint mir leer und ohne Perspektive, wenn ich jetzt an ein schönes Abendessen denke.

Dass die Ayurveda- und 5-Elemente-Diäten beim „Konsument“-Diäten-Test durchgefallen sind, liegt daran, dass Sport und Verhaltensänderungen viel zu kurz kommen, dass zum Teil ein zu hoher Fettanteil in den Rezepten der getesteten Bücher steckt – und auch daran, dass beide Konzepte nicht wissenschaftlich belegt sind.

Die schlechte Laune

Wenn es Sie interessiert, woher sie kommt, werfen Sie einen Blick in das Buch von Debra Waterhouse *(➜ Seite 186)*. Dort sind die physiologischen Schwankungen von Serotonin- und Endorphinspiegel genauestens beschrieben und ihre Konsequenzen

16 Uhr 15
Eine Kollegin stellt mich auf die Probe. Mit „Jause für alle" bringt sie Kuchen und Kaffee. Ich bleibe standhaft.

16 Uhr 30
Alle anderen haben die Büroküche bereits verlassen, ich bin durchaus stolz auf mich, den Versuchungen widerstanden zu haben und will mir auch nur eine Tasse Tee holen.

16 Uhr 35
Da steht er dann. Der letzte Rest vom Fest. Topfentorte. Eigentlich was Leichtes. Schwarzwälder Kirsch wäre viel schlimmer. Während die Maschine das Wasser Tropfen für Tropfen ablässt, ich also warte, beginne ich – gewissermaßen in Gedanken versunken –, mit dem Kuchenmesser millimetergroße Brösel abzuschaben. Nach und nach werden die „Brösel" etwas größer, man könnte sie durchaus kleine Stückchen nennen. In Gedanken verloren sitze ich also da, warte, dass der Tee fertig wird, und esse.

16 Uhr 45
Jetzt ist es auch schon egal. Selbstbetrug verabscheue ich zutiefst, noch mehr als Inkonsequenz – also schneide ich mir ein Stück von der Torte ab.

Es ist knapp vor fünf, der Beginn der trostlosen, da essenslosen Zeit wird kurzerhand auf 17 Uhr verschoben.

16 Uhr 55
Bis 17 Uhr geht sich auch noch ein zweites Stück Torte aus.

17 Uhr
Jetzt ist es vorbei. Die süße Sünde ist aus meinem Gedächtnis und vom täglichen Kalorienprotokoll gestrichen. 16 Uhr ist ohnehin sehr früh, manche essen auch erst ab 18 Uhr nichts mehr! →

für unser Wohlbefinden und unser Essverhalten dargestellt. Oder in das Buch „Schokolade ist gesund" von John und Suzy Asthon, einem Lebensmitteltechnologen der Universität von Newcastle und einer Pädagogin.

Wenn Sie es so genau gar nicht wissen wollen, reicht eine Faustregel. Für die Ausschüttung von Glückshormonen sorgen Schokolade, Sex und Sport. Sie haben die Wahl!

Der Hunger

Ein ganz wichtiges Ereignis in Ihrem bewegten, bunten neuen Leben ist, dass Sie ganz für sich allein wieder lernen und spüren, wann Sie Hunger haben und wann es etwas ganz anderes ist, das

➜ *17 Uhr 30*

Ich habe keinen Hunger. Aber das nachhaltig. Der Apfel, den ich mir als Jause ins Büro mitgenommen habe, liegt noch einsam auf meinem Schreibtisch. Ein Apfel gilt eigentlich nicht. Hiermit stelle ich dem Apfel die Legitimation aus, dass er nicht unter „Essen" fällt, und beiße kraftvoll zu. Ohne schlechtes Gewissen. Jetzt ist auch alles vernichtet, es droht keine Gefahr mehr.

18 Uhr

Ich mache mich auf den Weg nach Hause. Es ist ein gutes Gefühl, am Abend nichts mehr zu essen, sage ich mir. Ich werde den Kühlschrank nicht einmal öffnen, kochen muss ich sowieso nichts. Die Gefahr, einen TV-Abend ohne gleichzeitiges Essen zu verbringen, bereitet mir kurz ein Problem. Aber dafür schläft man dann auch viel besser. Und die Waage dankt es einem am Morgen darauf mit 1 Kilo weniger! Außerdem: Das wäre doch gelacht, wenn ich es nicht schaffe, von 18 Uhr bis, sagen wir einmal, Mitternacht nichts zu essen. Ein Armutszeugnis wäre das. Eine glatte Fünf in Willenskraft.

18 Uhr 30

Ich bin zu Hause. Schon im Eingangsbereich identifiziere ich seltsame Gerüche. Was ist hier los? Hab ich mich in der Tür geirrt?

18 Uhr 32

„Ich wollte dich einmal überraschen", sagt mein Freund, der noch nie gekocht hat. Und womit feiert ein Kochlehrling seinen Einstand? Mit Wiener Schnitzel, klar. Die

Sie in die Küche oder Ihre Hand in die Schreibtischlade mit dem Chips-Sackerl treibt. Lassen Sie das Hungergefühl ruhig einmal zu – im Unterschied zu Ihren Steinzeitvorfahren wissen Sie ja, dass Ihnen die nächste Mahlzeit nicht davonläuft. Die Angst vor dem Verhungern ist bei Ihnen wirklich unnötig – sonst hätten Sie dieses Buch nicht gekauft.

> **! Kaufen Sie niemals mit leerem, knurrendem Magen ein! Schreiben Sie sich eine Einkaufsliste.**

Immer hungrig: Wollen Sie dahinter kommen, was das ist, das Ihre Veränderungspläne immer wieder durchbricht? Versuchen Sie es einmal so: Nehmen Sie Kontakt zu dem Teil in Ihnen auf, der immer hungrig ist. Entspannen Sie sich bei sanfter Musik und gedämpftem Licht. Bitten Sie nun den hungrigen Teil in Ihnen, mit Ihnen zu sprechen. Fragen Sie ihn: Wann bist du in

sind auch gelungen, richtig fette Panier. Dazu Kartoffelsalat. Die Überraschung ist perfekt.

18 Uhr 33

„Ich wollte heute nichts mehr essen", verrate ich forsch mein Geheimnis. Nicht im Traum wäre ich auf die Idee gekommen, irgendjemanden in meine Pläne einzuweihen. Das ist meine Sache ganz alleine. Noch nie zuvor hat mich jemand zu Hause bekocht. Nie im Traum wäre ich also auf die Idee gekommen, dass knusprig braune Wiener Schnitzel auf mich warten.

18 Uhr 50

Die Schnitzel waren köstlich. Gratulation. Es muss wohl so gewesen sein, dass ich durch meine tiefen, konzentrierten Gedanken ans Essen heraufbeschworen habe, dass heute Abend überraschend dieses Mahl am Tisch stand. Anders kann das nicht sein. Ich glaube nicht an Zufälle.

19 Uhr 30

Zeit im Bild, und danach gibt es traditionellerweise noch ein Käsebrot und ein gutes Glas Wein. Heute ist ohnehin alles egal. Nach königlichem Frühstück, königlichem Mittagessen, fürstlicher Jause, königlichem Abendessen liege ich matt auf dem Sofa. Dieser Tag wird einfach gestrichen.

23 Uhr 30

Ich kann nicht schlafen, ich habe wohl heute zu viel gegessen. Eines weiß ich, und da fährt die Eisenbahn drüber: Morgen esse ich gar nichts, und zwar den ganzen Tag.

mein Leben gekommen? Was ist damals passiert? Was brauchst du von mir? Was kann heute geheilt werden? Wie soll das geschehen? Vertrauen Sie darauf, dass Sie die richtigen Antworten bekommen werden. Vertrauen Sie auf das, was Sie hören oder spüren.

Die Angst vor dem Mangel: Dass Sie für eine fünfköpfige Familie einkaufen, mag noch sinnvoll sein. Schließlich könnten Ihre Kinder, Freunde, Verwandte, Nachbarn oder wer auch immer unverhofft zu Besuch kommen, und dann ist es ein beruhigendes Gefühl, ihnen etwas anbieten zu können. Aber warum kochen Sie für vier Personen, wenn Sie allein sind? Weil die Rezepte im Kochbuch für vier Personen berechnet sind? In Ordnung, aber dann nehmen Sie die restlichen drei Portionen und frieren sie ein. Bevor Sie sich zum Essen hinsetzen. Andere Frage: Brauchen Sie die Mengenangaben aus dem Kochbuch wirklich?

Unbegrenzt essen: Zur flexiblen Kontrolle *(➜ Seite 149)* gehört auch, ohne Mengenbegrenzungen zu essen. Ja wirklich, ohne Mengenbegrenzungen, und das beim Abnehmen – stellen Sie sich das einmal vor! Keiner mehr, der Ihnen vorschreibt, wie viel oder wie wenig Sie essen sollen. Klingt das nicht paradiesisch?

Wie viel oder wie wenig Sie essen entscheiden Sie ganz allein.

Die Kehrseite der Medaille: Es gibt dann auch keinen mehr, der daran Schuld ist – wenn Sie halb verhungern oder wenn Sie dick und fett werden. Nur Sie selbst. Sie werden also sehr rasch herausfinden, wie viel Sie eigentlich essen wollen. Was Sie dabei als Vergleichsgröße heranziehen, ist Ihnen überlassen. Wenn Sie es mit dem Kopf machen, denken Sie an die Kalorien, die Ihre nächste Mahlzeit haben wird. Wenn Sie es mit den Augen machen, sorgen Sie für einen gefüllten Teller. Salatblätter, Gurkenscheiben, Salzgurken, Tomaten, Paprika, Grapefruit können Sie wirklich so viel essen, wie Platz hat.

Wenn Ihnen aber nun nicht nach einem Berg Salat ist, sondern nach Nudeln mit Basilikum-Pesto, kann es sein, dass Ihre geplante Portion, die Sie nach der Kalorienmenge konzipiert haben, auf dem großen Teller einfach erbärmlich klein aussieht. In diesem Fall hilft nur eins: Sorgen Sie dafür, dass der Teller voll wird – nehmen Sie einen kleineren.

Essen als Ersatz

Es kann sein, dass Sie den Speck immer wieder aufbauen, weil er wichtige Funktionen für Sie hat, die sich aber zunächst gar nicht zeigten *(➜ Kapitel 1, Seite 22 ff.)*. Dann haben Sie die Frage: „Brauche ich meinen Speck noch?" zwar voller Enthusiasmus verneint, sich dabei aber noch nicht gut genug gekannt. Für die Funktionen, die unser Speck für uns ausübt, müssen wir einen Ersatz finden, sonst werden wir ihn nie dauerhaft los.

Nur wenn Ihr Speck keine Funktion mehr für Sie hat, werden Sie ihn los.

Schutzpanzer: Die Speckschicht dient vielen von uns als Schutzpanzer vor Gefühlen, von denen nicht zu viele hinein- und noch weniger hinausgehen sollen. Beobachten Sie, bei welcher Gelegenheit Sie den Kühlschrank, die Schoko-Lade oder das Chips-Sackerl plündern.

Was können Sie stattdessen tun? Manchmal genügt es schon, eine bestimmte Türe nachdrücklich zu schließen oder kräftig durchzuatmen. Wenigstens die Gefühle, die in Ihnen stecken, sollten hinausdürfen. Schaffen Sie sich Möglichkeiten, Ihren Gefühlen Ausdruck zu verleihen!

- Finden Sie einen Ort, an dem Sie aufgestaute Wut hinausschreien können (im Auto, im Keller, beim Sport).
- Malen Sie, oder formen Sie aus Ton – das Ergebnis soll keinen Anspruch auf Schönheit erfüllen, sondern dient nur dem Ausdruck Ihrer Befindlichkeit.
- Schreiben Sie alles auf, was Sie nicht sagen können. Auch unsinnige Wortgebilde sind durchaus erlaubt und manchmal äußerst befreiend!
- Schütten Sie einer Person, der Sie vertrauen können, Ihr Herz aus.
- Wenden Sie sich an einen Psychotherapeuten. Keine Angst, Sie sind deswegen lange nicht „verrückt".

Drücken Sie Ihre Gefühle aus, statt sie mit Essen hinunterzuschlucken.

Wenn Ihr Speck als Schutzpanzer gegen Dinge von außen dient, so müssen Sie lernen, selbst zu bestimmen, was in Sie hineinkommt und was an Ihnen abprallt. Gehen Sie Konflikten, Streitereien nicht länger aus dem Weg. Klären Sie Ihren Standpunkt und Ihre Bedürfnisse mit Personen, die Sie stören, verletzen oder in Ihrer Entfaltung beengen.

Ersatzbefriedigung: Manche Psychologen gehen davon aus, dass Essen eine Ersatzbefriedigung ist. Ist es bei Ihnen so, dass Sie ständig etwas in den Mund stecken müssen? Etwas zum Kauen, eine Zigarette, eine Pfeife, eine Flasche Bier? Testen Sie, ob es das Nuckeln ist, nach dem Sie sich tief innen drin sehnen. Sie brauchen dazu keine Babyflasche: Die neuen Wellness-Mineralwasserflaschen haben einen Trinkaufsatz, der dem sehr nahe kommt.

Suchen Sie nach Alternativen, wenn Sie ständig etwas in den Mund stecken müssen.

Grundsätzlich gilt: Finden Sie einen Ersatz für den Ersatz! Probieren Sie einfach unterschiedliche Möglichkeiten der Befriedigung Ihrer Bedürfnisse aus: malen, schreiben, kritzeln, singen, laufen, tanzen, Kreuzworträtsel lösen, schreien, lachen, mit den Fäusten auf den Tisch trommeln…

durch einen abfälligen Blick in den Spiegel, durch einen Kommentar auf der Waage, wenn Sie sich beim Naschen erwischen.

Sagen Sie den Satz so, als ob Sie ein verzagtes kleines Kind im Arm hielten.

Ein innerer Diätcoach

Jeder Mensch hat in sich (mindestens) einen inneren Coach. Ein Anteil von uns ist immer klar, zielstrebig und willensstark. Rufen Sie diesen inneren Coach auf den Plan. Achten Sie darauf, dass es ein liebevoller und respektvoller Coach ist. Jemand, der Ihnen Gutes will. Rufen Sie nicht den Kritiker – den hören Sie sowieso täglich!

Ihr Coach sollte wohlmeinend sein und liebevoll mit Ihren inneren Tricks umgehen können. Bei Erfolgen sollte er Sie loben, bei Misserfolgen verständnisvoll nach den Ursachen forschen. Alles Wissen liegt in Ihnen!

Geduld

Haben Sie Geduld mit sich, loben Sie sich bei Erfolgen.

Auch wenn Sie so langsam abnehmen, dass Sie dem Steinzeitprogramm ein Schnippchen schlagen, kann es zu Stockungen kommen. Während der dritten Woche ist meist so eine Phase, aber es ist keineswegs die einzige. Das hängt damit zusammen, dass zunächst vor allem Wasser ausgeschieden wird, weil Sie den ganzen Kreislauf und Verdauungsapparat ankurbeln. Danach erst geht es ans Eingemachte. Und hier gibt es immer wieder eine Phase des Umbaus, die sich auf der Waage nicht oder kaum bemerkbar macht – an der zwickenden Hose, am Flugzeugsitz und an der Länge der Zeile von „Der Mond ist aufgegangen“ hingegen sehr wohl.

Hilfe von außen

Gemeinsam sind wir stark! Ein Satz, der tatsächlich wahr ist. Dennoch sollte die Gemeinsamkeit gewissen Regeln folgen. Das gilt bereits bei der Auswahl der Partner. Wenn die Person Ihres Vertrauens, die Sie in Krisenmomenten anrufen möchten, gerade Liebeskummer hat, könnte es sein, dass es ihr gar nicht recht ist, Sie aufrichten zu müssen – es könnte aber auch sein, dass Ihre Anrufe hochwillkommen sind, weil sie ablenken.

Daher: Fragen Sie diese Person, ob ihr recht ist, was Sie vorhaben.

Gründen Sie eine Selbsthilfegruppe, mit der Sie gemeinsam essen oder wandern gehen; wenn Sie das Gefühl benötigen, über Ihrer Entscheidung, Ihr Leben zu ändern, wacht eine Autorität, gehen Sie zu den Weight Watchers oder einer anderen gewerblichen Gruppe. Ihr Erfolg könnte dort größer sein, weil Sie für diese Form der Betreuung bezahlen müssen – vielleicht glauben Sie tatsächlich an den Satz „Was nichts kostet, ist nichts wert".

Gehen Sie in eine Gruppe, wenn Sie lieber gemeinsam statt einsam abnehmen.

Reicht Ihnen ein Big Brother im Internet, den Sie nie persönlich kennen lernen, der Ihnen aber aufmunternde Worte und Tipps spendet, dann versuchen Sie es mit Hilfe aus der Welt der Bits und Bytes. Alle von uns getesteten Programme erhielten sehr gute Noten.

Es kann aber auch sein, dass Sie („was nichts kostet, ist nichts wert") nicht eine befreundete Vertrauensperson, sondern einen bezahlten persönlichen Coach suchen – oder vielleicht auch „nur" jemanden, der Ihnen hilft, Ihre Ernährungs- und Bewegungsprotokolle vernünftig auszuwerten. Das leisten seriöse Ernährungsberater. Adressen finden Sie ➜ *Seite 189 ff.*.

Problemfall Essstörungen

Böse Zungen behaupten, jeder, der nicht isst, wenn er Hunger hat (sondern ständig oder gar nicht), hat eine Essstörung. Bulimie und Anorexie sind nur die Extremfälle. Auch hier kann geholfen werden. Die Psychologin und Verhaltenstherapeutin Renate Göckel schildert in „Endlich frei vom Esszwang" zwölf Beispiele, wie man die Ess-Sucht überwinden kann. Einschlägige Adressen finden Sie im Serviceteil, ➜ *Seite 189 ff.*.

So können Sie Betroffenen helfen

Essstörungen nicht auf die leichte Schulter nehmen.

Wenn Sie bei jemand Nahestehendem eine Essstörung vermuten,

- informieren Sie sich selbst über Essstörungen und Behandlungsmöglichkeiten oder Selbsthilfegruppen in Ihrer Umgebung,
- vermeiden Sie es, über Essen oder Gewicht zu reden,

Eine Essstörung beginnt oft schleichend und unauffällig.

Leiden Sie an einer Essstörung?

Sie ...

- nehmen in Gesellschaft nur kleine Portionen zu sich oder lassen Mahlzeiten aus;
- ziehen sich sozial zurück;
- bekochen Freunde und Familie, essen aber selbst kaum mit;
- wiegen sich häufig, die Waage bestimmt Ihre Laune;
- beschäftigen sich ständig mit ihrer Figur, Ihrem Gewicht und dem Essen;
- reden zwar ständig über das Essen, essen aber nicht/kaum;
- klagen auch bei kleinen Mengen nach dem Essen über Völlegefühl;
- fühlen sich zu dick, trotz normaler Erscheinung;
- leiden an Verstopfung;
- nehmen Abführmittel, Diuretika oder Appetitzügler ein;
- legen geheime Lebensmittelvorräte an;
- essen heimlich;
- treiben exzessiv Sport und haben ein schlechtes Gewissen, wenn Sie Ihr tägliches Pensum einmal nicht erfüllen;
- nehmen ab oder zumindest nicht weiter zu (bei Kindern und Jugendlichen);
- verschwinden gleich nach dem Essen ins Bad und übergeben sich;
- verbinden Essen mit Angst und Schuldgefühlen;
- haben als einziges Lebensziel das Erreichen beziehungsweise Behalten Ihrer (vermeintlichen?) Traumfigur;
- bekommen verspätet Ihre Regelblutung oder diese bleibt aus.

Achtung: Wenn nur eines der oben genannten Kriterien zutrifft, heißt das noch lange nicht, dass Sie an einer Essstörung leiden!

- zwingen Sie die Person niemals, etwas zu essen,
- machen Sie ihr keine Vorwürfe,
- hören Sie aufmerksam zu, geben Sie aber keine übereilten Ratschläge ab,
- versuchen Sie nicht, in die Rolle eines Therapeuten zu schlüpfen. Sie sind keiner!

Handelt es sich um Minderjährige, sollten Sie Ihre Beobachtung mit den Eltern oder LehrerInnen besprechen. Wenn Sie die betroffene Person auf Ihre Vermutung ansprechen, kann es vorerst zu einer Abwehrhaltung kommen. Akzeptieren Sie das, signalisieren Sie aber, dass Sie als objektiver Gesprächspartner jederzeit zur Verfügung stehen. Geben Sie unverbindlich die Telefonnummer oder Adresse einer Beratungsstelle weiter. Versprechen Sie Kindern oder Jugendlichen nicht, die Essstörung geheim zu halten.

Schönheitschirurgie

Ja, es gibt auch diese Möglichkeit. Doch auch bei chirurgischen Eingriffen ist weder garantiert, dass Sie hinterher Ihr Wunschgewicht halten, noch, dass Sie Ihre Traumfigur bekommen. Am besten, sinnvollsten und gescheitesten ist es daher, Sie lassen davon die Finger. Wenn Sie Ihr Ziel unbedingt mit chirurgischer Hilfe erreichen wollen: Lesen Sie alles, was Dagmar und Hans Hauner in „Wirksame Hilfe bei Adipositas“ zu diesem Thema schreiben, und sehen Sie sich die dazu gehörigen Grafiken an.

Auch nach einer Schönheitsoperation dürfen Sie nicht hemmungslos futtern.

Selbstbewusstsein

Das 520 Seiten starke Buch „Die Psychologie des Essens und Trinkens“ von A. W. Logue widmet dem Bereich der Adipositas ganze 43 Seiten, davon 20 den Methoden der Verringerung von übermäßigem Essen und krankhaftem Übergewicht – und kommt zu dem Schluss: „Welche Methode man anwendet, um Adipositas zu reduzieren, sollte immer individuell abgestimmt werden“ und „Im Allgemeinen sind die Statistiken über Methoden der Adipositas-Behandlung jedoch entmutigend“ (die Erfolgsquote liegt bei 8,5 bis 8,9 Prozent) und „Deshalb wurden

– während viele Forscher weitere Experimente fordern – Zweifel laut, ob die wenigen Pfunde, die tatsächlich an Gewicht verloren werden, bei leichter bis mittlerer (das heißt nicht lebensgefährlicher) Adipositas so viel Zeit, Geld und Mühe wert sind."

Eben. Sie selbst sind der Maßstab für das, was für Sie richtig ist, und Sie selbst sind der Maßstab für Ihr Wohlbefinden. Lassen Sie sich nicht verrückt machen. Lassen Sie sich inspirieren zu einem bunten, bewegten Leben, in dem das „Nein, danke" ebenso integriert ist wie das „Ja, bitte"!

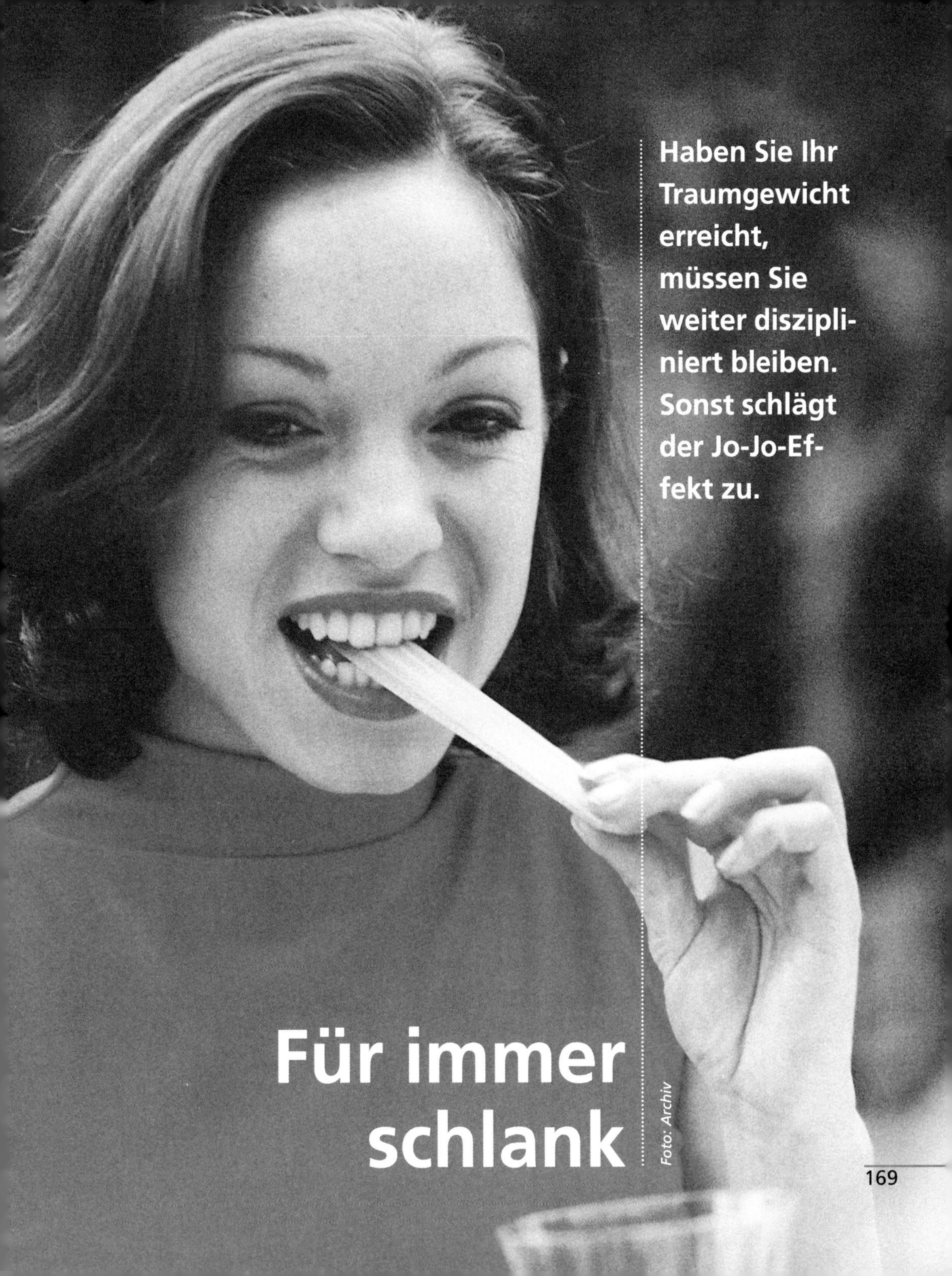

Haben Sie Ihr Traumgewicht erreicht, müssen Sie weiter diszipliniert bleiben. Sonst schlägt der Jo-Jo-Effekt zu.

Für immer schlank

Foto: Archiv

Monate später...

... und die Hose kneift wieder

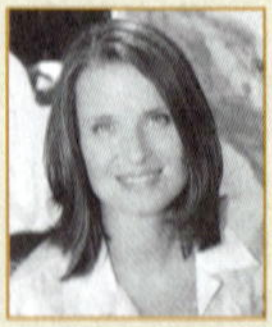

Es sind mittlerweile einige Monate ins Land gezogen. Alles, was ich in den Geschichten zuvor geschrieben habe, stimmt – und auch nicht. Denn es war Ostern, Weihnachten und auch sonst einige Geburtstage, Urlaub und all die Zeiten im Leben, in denen man sich ja gar nicht an irgendwelche klugen Leitsätze halten möchte. Feste, bei denen der Schweinsbraten einfach schmeckt, die Torte süß und cremig die Kehle hinuntergleitet, man das Eis mit Schlagobers bestellt und auch sonst gerne bereit ist, in eine Kleidergröße größer zu in-

Schlank bleiben beginnt im Kopf

Sie sind auf der letzten Stufe Ihres Veränderungsprozesses angekommen! Sie haben einen Entschluss gefasst, einen Plan erstellt, diesen durchgeführt, den Erfolg kontrolliert und bei drohendem Misserfolg gegengesteuert, und nun geht es nur noch darum, den neuen Zustand zu halten. Nur noch? Täuschen Sie sich nicht. Jetzt beginnt für Sie eine ganz andere Art von Schwerarbeit.

Selbst das Halten des Gewichts erfordert Kraft.

Aus dem Industrieanlagenbau ist das Problem bestens bekannt, vor dem Sie jetzt stehen. Wenn eine Anlage errichtet ist, müssen Wartungstechniker eingeschult werden. „Wieso?", fragt da der gesunde Menschenverstand. „Können nicht die Techniker, die die Anlage gebaut haben, auch gleich die Wartung übernehmen? Sie kennen sie doch am besten!" Der Grund, aus dem genau das nicht geht, ist die Art der Motivation. Während ein Konstruktionstechniker daraus seine Befriedigung zieht, „dass was weitergeht", muss der Wartungstechniker froh sein, wenn es für ihn keine Arbeit gibt. Das ist ein gewaltiger Unterschied.

Und Ihre Aufgabe ist es jetzt, den Mentalitätswandel vom Konstrukteur Ihres neuen Lebens nach dem Speck zum Wartung-

vestieren. Zeiten, in denen es einfach zu kalt ist, man zu viel zu tun hat, man zu müde ist, auch nur irgendeinen Sport zu betreiben. Ja, die Hose spannt wieder, aber dafür hat es geschmeckt! Und auch in diesen Zeiten sollen Sie wissen: Sie sind nicht alleine – es geht uns doch allen so! Gottes Tiergarten ist groß, deshalb sind auch die Menschen höchst unterschiedlich. So, wie es die schlanken gibt, gibt es eben uns mollige. Gut so! Denn das wichtigste bei all den Abnehmversuchen ist: Nehmen Sie es nicht allzu ernst! Lassen Sie sich die Lebensfreude durch nichts verderben! Machen Sie sich mit der ewigen Abnehmerei einfach keinen Stress! Worin nun der Unterschied besteht zwischen dem Beginn und dem Ende dieser Lektüre? Sie wissen, wie es geht. Sie wissen, dass Sie es schaffen können. Und das Erfolgserlebnis, es geschafft zu haben, das möchte wohl kaum einer missen! Und dieses Wissen ist es auch, das uns stark macht. Mit diesem Wissen gerüstet geh ich morgen wieder auf den Markt, Gemüse einkaufen. Dann beginnt alles wieder von vorne, denn morgen, morgen ist bekanntlich auch noch ein Tag...

stechniker dieses Lebens zu vollziehen. Das ist unglaublich schwer, viel schwerer, als Sie vermuten. Es ist kein Wunder, dass über 80 Prozent der Menschen mehrere Anläufe nehmen müssen.

Dazu kommt, dass der Körper sehr lange braucht, um die Veränderungen voll und ganz zu integrieren. Es dauert Jahre, bis Hormone, Stoffwechsel, Kreislauf etc. sich auf den neuen, leichteren Körper eingestellt haben und nun ihrerseits alles tun, um den Status quo zu halten. Bis es so weit ist, versuchen sie noch mit allen Mitteln, den vertrauten alten Zustand mit dem Speck wiederherzustellen.

Der Körper braucht lange, bis er Veränderungen integriert hat.

Neue Zielformulierung

Jetzt kommt es darauf an, sich Ziele zu setzen, die beiden Mentalitäten gerecht werden. Hilfreich sind Formulierungen, die den Faktor Zeit beinhalten. „Am Ende des Winters möchte ich immer noch in meine Lieblingshose passen" oder „Nächsten Sommer möchte ich genauso gut wie jetzt in den Flugzeugsitz passen" – Sie wissen, was gemeint ist. Indem Sie den Erfolgsgedanken vom Anfang weiterspinnen, suggerieren Sie Ihrem Unbewussten, dass der neue Zustand nicht eine Ausnahme ist, sondern der Dauerzustand werden soll.

Wichtig ist vor allem, dass Sie die Vergangenheit aus dem Spiel lassen. Denken Sie um Himmels willen nicht: Ich habe abgenommen. Das enthält einen Abschluss einer Entwicklung. Denken Sie lieber: Ich bin jetzt schlank und bleibe es auch.

Neue Nährwertberechnung

Auch nach dem Abnehmen müssen Sie weiter Kalorien einsparen.

Wenn Sie eine Kurve gezeichnet haben, in die Sie Ihre Gewichtsentwicklung der letzten Monate eingetragen haben, so wird Ihnen aufgefallen sein, dass diese Kurve zuletzt immer flacher wurde. Das hängt damit zusammen, dass Sie Speck losgeworden sind. Sie brauchen jetzt weniger Kalorien als früher, um Ihren Grundumsatz zu bestreiten, einfach, weil Sie diese Speckpolster nicht mehr mit sich herumtragen müssen. Wie viel weniger, das ist ernüchternd. Bei einem Gewichtsverlust von 10 Kilo sind es 300 bis 500 Kalorien weniger als bisher, die Ihr Körper benötigt, um sein Gewicht zu halten.

Das ist frustrierend, sofern Sie Ihr neues Leben nicht als Dauerfreude aufgefasst haben. Wenn Sie auch nur den kleinsten Gedanken an „Hoffentlich ist die Quälerei bald vorbei!“ drin hatten, werden Sie jetzt wieder zunehmen. Denn wenn Sie 500 Kalorien gegenüber Ihrem Leben vor dem Speck eingespart haben, um diese 10 Kilo zu verlieren, dann müssen Sie sie jetzt weiterhin einsparen, um dieses neue Gewicht zu halten. Wenn Ihr neues Leben für Sie ein Bedürfnis geworden ist, finden Sie diese Tatsache allerdings wohl kaum beunruhigend. Im Gegenteil, Sie können genauso weiterleben wie in den letzten Wochen und Monaten.

Auf in die nächste Runde

Da Ihnen Ihr Leben nach dem Speck ein Bedürfnis ist, Ihr BMI noch immer im adipösen Bereich liegt und der Flugzeugsitz sicher noch etwas bequemer werden könnte, fangen Sie jetzt erst richtig an, sportlichen Ehrgeiz zu entwickeln und gehen die nächsten 5 oder 10 Kilo an? Das ist Ihnen unbenommen. Achten Sie aber darauf, dass Sie nun nicht gleich in Untergewicht verfallen.

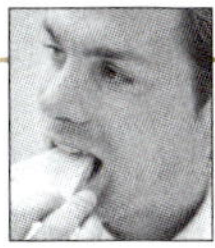

Gezielte Auswahl

Sind Sie viel unterwegs und haben oft nicht einmal genug Zeit, um mittags irgendwo eine Kleinigkeit essen zu gehen? Und greifen in diesen Situationen besonders gerne zur Leberkässemmel oder halten kurz an einer Würstelbude?
Gerhard A. hatte immer wieder Tage, an denen er dienstlich unterwegs war und deshalb nicht in der Kantine essen konnte. An diesen Tagen packte er sich einen Apfel und eine Banane mehr in die Tasche.
Zudem hatte er es sich zur Regel gemacht, wann immer es sich irgendwie einrichten ließ, trotzdem vernünftig zu essen. Fast alle Restaurants hatten Nudelgerichte mit einer Gemüsesoße auf der Karte oder servierten auf Wunsch Salz- statt Bratkartoffeln oder Reis statt Pommes frites. Fand er dennoch einmal nicht die Zeit, essen zu gehen, bestellte er nun an der Würstelbude statt einer Leberkässemmel ein Kornweckerl mit Putenextra und Gurkerl, was nur 209 kcal statt stolzer 490 kcal hat, und zudem gründlicher und länger sättigte. Auch die Frankfurter mit zwei Scheiben Brot und Senf mit 299 kcal war eine Alternative zur Burenwurst mit Senf und Semmel, die immerhin gleich 618 kcal aufzuweisen hatte.

- Sie fangen wieder an wie vorher: führen ein Ernährungs- und Bewegungsprotokoll und überlegen sich, wo Sie ganz leicht 500 Kalorien einsparen können – beim Essen oder durch mehr Bewegung. Da Ihnen ja nun schon mehr Sportarten zur Auswahl stehen, kann Ihr neues Leben nur noch abwechslungsreicher, spannender und vergnüglicher werden.
- Sie schauen wieder genauer hin, wenn Sie essen. Hat sich die Unsitte des Zwischendurchfutterns eingeschlichen? Können Sie nichts übrig lassen, sondern müssen jeden Teller aufputzen? Oder würgen Sie am Arbeitsplatz hastig alles Mögliche hinunter, weil Sie eigentlich keine Zeit haben, schon gar nicht fürs Essen?
- Sie sparen wieder gezielt Kalorien ein. Doch wer sagt da eigentlich „sparen“? Das Wort ist kontraproduktiv. Es suggeriert Mangel und Verzicht. Sie wollen nicht Kalorien sparen, um sie in der Not zu haben, sondern Sie wollen auf leckere Weise satt werden und sich dabei zugleich unerwünschte Kalorien ersparen. Also los!

Essen im Restaurant

Auch in Ihrem Leben nach dem Speck werden Sie ins Restaurant, Gasthaus oder zum Italiener essen gehen. Das soll auch so sein. Wenn Sie jede Einladung zum Essen ausschlagen, werden Sie mit der Zeit grantig und frustriert. Kommt ein Abend im Restaurant nur hin und wieder vor, genießen Sie das Essen mit gutem Gewissen und guter Laune! Falls Sie öfter auswärts essen, vielleicht aus beruflichen Gründen, macht es Sinn, wenn Sie einige Punkte beachten.

Tipps und Tricks, wie Sie auch im Restaurant die Kalorienzufuhr unter Kontrolle halten.

Zum Auftakt ein Glas Wasser

Bestellen Sie gleich zu Beginn ein Glas Mineral- oder Leitungswasser. Das füllt den Magen und leitet langsam den Sättigungsprozess ein. Ein Aperitif wäre kontraproduktiv – dient er doch dazu, den Appetit anzuregen! Falls bereits Brot und Butter am Tisch bereit stehen – lassen Sie die Finger davon, Sie sind ja wegen der Hauptspeisen gekommen.

Die Vorspeise – grün und knackig

Ideal als Vorspeisen sind Salate oder Rohkost. Lassen Sie sich Essig und Öl zum Tisch bringen und mixen Sie sich das Dressing selbst. Klare Suppen mit Gemüseeinlage, Meeresfrüchte oder mageres Fleisch auf Salat sind weitere kalorienfreundliche Alternativen.

Bei der Hauptspeise Zubereitung beachten

Bei Hauptspeisen kommt es in erster Linie auf die Zubereitungsart an. Fleischgerichte sind in Ordnung, wenn Sie eine fettsparende Zubereitung wählen: gekocht, gedünstet, gegrillt oder im eigenen Saft geschmort. Greifen Sie lieber zu mageren Fleischstücken wie Geflügelfleisch ohne Haut, Filet oder Steak, als zu fettreicheren Stücken wie Bauchfleisch.

Fisch oder Fleisch sollten nicht paniert sein, die Panier saugt viel Fett auf. Vermeiden Sie Gerichte mit fetten Soßen (Sauce hollandaise, braune Butter, Sauce bearnaise, Käsesoße...). Fragen Sie bereits beim Bestellen den Kellner, ob er das

Gericht ohne Soße oder mit der Soße in einem Extra-Schälchen servieren kann (dann müssen Sie nicht ganz auf Soße verzichten und können selbst dosieren). Ungünstig, weil fettreich, sind auch Gerichte, die mit Käse überbacken sind.

Nudeln mit Tomatensoße oder Spaghetti all'arrabiata sind fettarme Nudelgerichte. Bei Aufläufen aufpassen: Gemüseauflauf heißt nicht zwingend, dass es ein fettarmes Gericht ist. Mit Speckwürfeln, Ei-Obers-Soße und mit Käse überbacken kann selbst eine vegetarische Speise zur Fettbombe werden. Die bessere Wahl ist hier der klassische Gemüseteller.

Die Beilagen – am besten bunt

Bringen Sie Farbe auf den Teller und wählen Sie als Beilagen knackig gedünstete Gemüsesorten, Mischgemüse, Salat und Kartoffeln. Fragen Sie den Kellner, ob die Beilage ohne Extra-Butter oder -Öl serviert werden kann. Kartoffeln sollten ebenfalls nicht in Butter geschwenkt und schon gar nicht frittiert sein. Lassen Sie Pommes, Rösti und Kartoffeln mit Sauerrahm links liegen. Salzkartoffeln oder Petersilkartoffeln sind Ihre Wahl. Reis und Nudeln sind ebenfalls ok.

Das Dessert – leicht und fruchtig

Frischer Fruchtsalat, Buttermilch mit Obst der Saison oder kühles Sorbet sind genau das Richtige! Verzichten sollten Sie auf gehaltvolle Cremespeisen, Mousse au Chocolat, Blätterteigkuchen, Torten mit Schlagobers oder Käseteller. Eine Möglichkeit ist auch hier wieder: Teilen Sie sich die Nachspeise mit jemand zweitem. Und: Lassen Sie das Schlagobers weg. Möglicherweise ist Ihr Süßhunger ja auch schon mit einem (koffeinfreien) Kaffee (mit normaler Milch statt mit Obers) gestillt?

Torte ohne Schlag, Kaffee ohne Obers spart Kalorien.

Getränke – gespritzt und mit wenig Alkohol

Sparen Sie beim Alkohol. Ein G'spritzter, ein Achtel guter Wein, ein Glas Sekt oder ein kleines Bier sind drinnen. Aber lassen Sie sich Zeit. Kaum jemand in der Runde wird merken, wenn Sie nur ab und zu an dem Glas nippen und so das ganze Essen mit einem Glas auskommen. Gegen den Durst bestellen Sie lieber (Mineral-)Wasser, gespritzte Fruchtsäfte oder Tee.

Gezielte Auswahl

Anhand einiger Beispiele wollen wir Ihnen zeigen, wie Sie mit Speisekarten richtig umgehen.
Die Beurteilung ist eine grobe Orientierung, da Sie anhand der Speisekarte nicht genau beurteilen können, wie die Gerichte tatsächlich zubereitet werden, wieviel Soße oder Butter dran ist usw.

Szenelokal

Vorspeisen

Warme Pilzpastete mit Prosciutto und Blattsalat — **Prosciutto weglassen**
Lachsforellentartar mit Dillrahm und Brioche
Luftgetrockneter Hirschschinken mit Preiselbeeren und Birne

Suppen

Klare Rindsuppe mit Grießstrudel
Kürbiscremesuppe mit Kernöl
Rote Rübencremesuppe mit Sauerrahm

Pasta und Risotti

Spaghetti mit Basilikumpesto und Parmesan
Penne all'arrabiata
Penne mit weißen Bohnen, Speck und Tomatencreme
Grüne Bandnudeln mit gebratenen Pilzen, Knoblauch und Petersilie
Gnocchi mit Blattspinat, Paradeisern und Ziegenkäse — **Ziegenkäse weglassen**
Ruccolarisotto mit Scampi und Krebsensauce

Frühstück

Speise	Kaloriengehalt pro Portion
Müsli mit Jogurt und Früchten	407
Semmel mit Margarine und Honig	245
Brot mit Butter und Marmelade	240
Cornflakes mit Milch und Zucker	234
Kipferl mit Butter	215
Kornweckerl mit Topfenaufstrich	192
Toast mit Butter und Honig	116
Knäckebrot mit Leichtmargarine	55

Zeichenerklärung:

🙂 ideal, wenn Sie gerade beim Abnehmen sind
😐 nicht ganz ideal – vielleicht können Sie beim Bestellen noch etwas verändern (andere Beilage, ohne Soße, halbe Portion, natur statt paniert...)
☹ das sollten Sie eher meiden, wenn Sie gerade abnehmen wollen

Hauptspeisen

😐 Mangold-Gemüseroulade mit Paprikarahm und Kräutererdäpfeln → **ohne Paprikarahm**
😐 Rehbeuschel mit Serviettenknödel
🙂 Kürbiskuchen mit Zucchinigemüse und Blattsalat
🙂 Maishendlbrust auf Ruccolarisotto mit Kürbisgemüse
😐 Gamsrücken rosa gebraten mit Rotkraut und Mandel-Erdäpfel → **mit Salzkartoffeln**
😐 Gebratene Tintenfische in eigener Tinte auf cremiger Polenta
🙂 Anglermedaillons auf Paprikagemüse mit Erdäpfelröllchen

Nachspeisen

😐 Topfenknödel in Schokobröseln mit Birne auf Glühweinsauce
☹ Kleiner Bananen-Pistazienstrudel auf Kokoscreme
🙂 Obst der Saison in Orangenmarinade
☹ Weißes Schokomousse mit Nusskuchen und Sauerkirschen
☹ Käsevariation aus Österreich und Frankreich

Jause

Speise	Kaloriengehalt pro Portion
Käsetoast	810
Hühnerschnitzelsemmel	493
Burenwurst ohne Brot	484
Kornweckerl mit Liptauer	320
Extrawurstsemmel	265
Brot mit Leberstreichwurst	261
Salzstangerl mit Hüttenkäse	179
Sandwich mit Mozzarella und Tomate	127

Italiener

Suppen
- 😐 Tomatensuppe
- ☹ Knoblauchsuppe
- ☺ Minestrone

Vorspeisen
- 😐 Tomaten mit Mozzarella, Olivenöl und Basilikum
- ☹ Schafkäse mit Oliven
- ☹ Spinatstrudel
- 😐 Gebratene Zucchini oder Melanzani mit Kräutersauce
- ☺ Parmaschinken mit Melone

saugen sich in der Regel mit Fett an

Salate
- ☺ Grüner Salat
- ☺ Gemischter Salat (Gurken, Paprika, Oliven, Petersilie)
- 😐 Bauernsalat (Gemischter Salat mit Schafkäse und Oliven)
- ☺ Tunfischsalat (Gemischter Salat mit Tunfisch und Oliven)
- 😐 Gemischter Blattsalat mit Putenschinken und Gouda

Aus der Pfanne
- 😐 Hühnerbrust mit Kräutersoße und Butternudeln
- 😐 Lammkotelett mit Gemüse und Reis
- ☹ Kalbschnitzel gebacken mit Pommes und Salat
- ☹ Hühnerschnitzel gebacken mit Pommes und Salat
- ☹ Boef Stroganoff mit Butternudeln

Sauce im Extraschüsserl, statt Butternudeln Mischgemüse

Suppen

Speise	Kaloriengehalt pro Portion
Leberknödelsuppe	364
Serbische Bohnensuppe	240
Krautsuppe	143
Nudelsuppe	142
Tomatencremesuppe	70

☺ Gegrilltes Zanderfilet mit Petersilkartoffeln
☹ Scholle gebacken mit Petersilkartoffel und Sauce Tartare
☺ Scholle natur mit Gemüse und Reis

Nudelgerichte

☺ Spaghetti Pomodore mit Knoblauch, Basilikum und Tomatensoße
☺ Spaghetti Spinacchi mit Spinat, Kalamari, Shrimps, Knoblauch
😐 Spaghetti Bolognese mit Fleischsoße
☺ Spaghetti Primavera mit Zucchini und Broccoli
☹ Spaghetti mit Blattspinat, Obers und Knoblauch
😐 Spaghetti Aglio Olio
☺ Maccheroni all'arrabiata (mit Zwiebel, scharfen Pfefferoni und Tomatensoße)
☺ Maccheroni Primavera (mit verschiedenen Gemüsen, Knoblauch und Oliven)
☹ Lasagne all forno
☹ Tortellini mit Schinken und Obers
☹ Tortellini mit frischem Spinat und Oberssoße
☹ Tortellini Carbonara (mit Schinken, Obers und Ei)
☺ Tagliatelle Primavera (mit Champignons, Erbsen, Broccoli und Knoblauch-Tomatensoße)
☺ Tagliatelle Pomodoro (mit Knoblauch, Basilikum und Tomatensoße)
☹ Gnocchi Gorgonzola (in Gorgonzolaoberssoße)

Nachspeisen

☹ Tiramisu
☹ Marmeladepalatschinken
😐 Apfelstrudel
☺ Frischer Fruchtsalat ohne Schlagobers

Vorspeisen

Speise	Kaloriengehalt pro Portion
Gefüllte Weinblätter	372
Schinkenrolle mit Gervais	319
Carpaccio	210
Waldorfsalat	140
Apfel-Karotten-Rohkost	88

Gasthaus

Suppen

- ☺ Fritattensuppe
- ☺ Leberknödelsuppe
- ☹ Knoblauchrahmsuppe
- 😐 Kartoffelsuppe mit Steinpilzen

Salate

- 😐 Gebackenes Hühnerfilet auf Kartoffel-Vogerlsalat
- 😐 Salatschüssel mit Schinken, Käse und Ei
- ☹ Salatschüssel mit Schafkäse, Oliven und Oregano
- ☺ Salatschüssel mit Tunfisch und roten Zwiebeln
- ☺ Salatschüssel mit Putenstreifen

Hühnerfilet nicht gebacken sondern gegrillt

Beilagensalate

- ☺ Krautsalat
- 😐 Kartoffelsalat
- ☺ Blattsalat
- ☺ Gemischter Salat

Hauptspeisen

- ☺ Hauspfanne (Gegrilltes vom Huhn, Rind und Schwein mit grünen Nockerln)
- ☹ Wiener Schnitzel (vom Schwein) mit Kartoffelsalat

Hauptgerichte

Speise	Kaloriengehalt pro Portion
1/2 Backhendl	1 334
Lasagne	844
Schinkenfleckerl	842
Spare Ribs	785
Pizza Margherita	695
Cordon Bleu	617
1/2 Grillhendl	546
Wiener Schnitzel (Schwein)	449
Paprikaschnitzel	404

- 😐 Putenspieß mit Pommes und Currysoße — **statt Pommes Petersilerdäpfel**
- ☹ Puten Cordon Bleu mit Reis
- ☹ Surstelze mit Kren, Senf, roten Zwiebeln
- ☹ Schweinsbraten mit Sauerkraut und Semmelknödel
- 😐 Rindfleisch gekocht mit Rösti, Apfelkren und Schnittlauchsoße — **statt Rösti Kartoffeln in der Schale, wenig Schnittlauchsoße**
- ☹ Blunzengröstl mit Sauerkraut
- ☹ Käsespätzle mit Speck
- 😐 Schinkenfleckerl mit Käse überbacken — **ohne Käse**
- 😐 Spaghetti Bolognese

Vegetarische Speisen

- ☹ Spinatnockerl in Gorgonzolasoße
- ☹ Gebackener Edamer mit Sauce Tatare und Preiselbeeren
- ☹ Spinatstrudel mit Petersilkartoffeln und Schafkäsesoße

Nachspeisen

- 😐 Apfelstrudel mit Schlagobers — **ohne Schlagobers**
- ☹ Topfenstrudel mit Vanillesoße
- ☹ Hausgemachte Topfennougatknödel mit Erdbeersoße
- ☹ Nussauflauf mit Rumfrüchten

Speise	Kaloriengehalt pro Portion
Lachssteak	397
Schweinskotelett	392
Krautfleckerl	342
Karpfen gebacken (Portion)	287
Putenbrust gebraten (Portion)	225
Kartoffelgulasch	225
Forelle gebraten (1 Stück)	191

Quelle: Kiefer/Bernhard, Die Kalorienfibel II

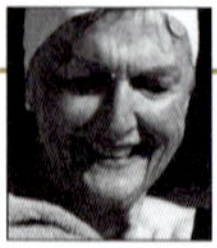

Nicht verzagen

Sie hatten erfolgreich abgenommen, waren rundum glücklich und zufrieden mit Ihrer Figur und dachten, Sie wären ihre Gewichtsprobleme für alle Zeiten los? Und nun sitzt die Hose unversehens wieder enger auf den Hüften, Ihr Lieblingsrock geht plötzlich wieder nur mit Mühe zu?

Erna K. konnte zu Recht stolz auf sich sein. Sie hatte ihre Ernährungsgewohnheiten allmählich aber konsequent geändert, war zum ersten Mal in ihrem Leben sportlich richtig aktiv geworden und hatte so mehrere Kilos verloren. Der Erfolg stellte sich nur ganz langsam ein, trotzdem war sie motiviert am Ball geblieben. Als sie ein Gewicht erreicht hatte, mit dem sie und ihr Arzt glücklich waren, hatten sich aber unmerklich alte Gewohnheiten wieder eingeschlichen. Über die Weihnachtsfeiertage hatte sie wieder einmal ordentlich geschlemmt, zum Laufen war es zu kalt, und schon hatte sie ein Kilo wieder drauf. Und im Laufe der nächsten Monate kamen weitere hinzu. Erna K. war durch diesen Rückschlag zunächst völlig entmutigt. Doch dann überlegte sie, was sie tun könnte, um ihr Gewicht langfristig zu stabilisieren. Im Grunde musste sie nur alle Regeln, die sie während der Abnehmphase beherzigt hatte, in gemäßigter Form weiterführen. Ihre regelmäßige Bewegung musste sie kontinuierlich beibehalten, ihre Mahlzeiten außer Haus noch gründlicher auf Fettfallen und Kalorienbomben untersuchen. Und vor allem durfte sie kleine Sünden nicht zum Anlass nehmen, um alle guten Vorsätze über Bord zu werfen.

Tipps und kluge Ratschläge

Sie finden in jedem Buch übers Abnehmen, in jeder Frauenzeitschrift tausenderlei Tipps, wie Sie es am besten machen. Prüfen Sie, ob Ihnen das plausibel vorkommt. Und dann probieren Sie es aus oder nicht.

Den Tipp, wärmende Speisen zu essen, damit Sie nicht frieren *(➜ Seite 155)*, sollten Sie auf jeden Fall ausprobieren. Er deckt sich mit dem Rat, der Jahreszeit entsprechend zu essen. Die Kohlsuppe im Winter wärmt und hat weniger Kalorien (199 kcal je Viertelliter) als zum Beispiel eine Frittatensuppe (260 kcal) oder eine französische Zwiebelsuppe (358 kcal). Außerdem ist Kohl ein ausgezeichneter Vitamin- und Ballaststofflieferant.

Bei manchen Menschen bleibt das Hungergefühl lange aus, wenn sie sich nach jeder Mahlzeit die Zähne putzen. Auf Zahnpasta schmeckt ja auch nichts anderes als klares Wasser. Beim Kaugummi als Ersatz scheiden sich bereits die Geister: Die einen macht er hungrig, die anderen schwören drauf.

Stellen Sie sich einen Obstkorb mit grünen Äpfeln und einer Banane auf den Schreibtisch – der Duft beruhigt. Auch der Duft der Vanille kann uns helfen, so mancher Heißhungerattacke zu widerstehen. Gönnen Sie sich echte Vanilleschoten, und riechen Sie daran, wenn Sie die Gier nach Schokolade überfällt. Vielleicht ist damit Ihr Bedürfnis nach einem warmen, mollligen, runden, satten Gefühl schon gestillt. Oder lesen Sie „Männer machen Frauen dick" von Astrid-Christina Richtsfeld (➜ *Seite 186*). Das Buch enthält viele nützliche und ungewöhnliche Tipps für Frauen, die in einer Beziehung leben und abnehmen wollen.

Vanille hilft gegen Heißhungerattacken.

Eigenverantwortlich handeln

Was immer Sie tun, um Ihren Körper, Ihr Leben zu verändern, tun Sie es für sich. Es ist Ihr Leben, auch wenn Sie es mit anderen gemeinsam verbringen, und wenn Ihre Lieblingshose zu eng ist, tut das einer einzigen Person auf der Welt weh: Ihnen ganz allein. Also liegt es auch in der Entscheidungsfreiheit dieser einzigen Person, dagegen etwas zu unternehmen. Lassen Sie sich nicht verunsichern und unter sozialen Druck setzen.

Wenn am Schluss herauskommt, dass Ihre Beziehung kracht, Ihre alten Freunde, Ihre Kinder Ihnen nur noch auf die Nerven gehen, dann sollte Sie das nicht verwundern. Sie waren – ständig damit beschäftigt, einen gefüllten Rucksack mit zig Kilo Speck mit sich herumzuschleppen – einfach gebremst, gelähmt, schüchtern, unsicher, gehemmt, kurz: nicht Sie selbst. Machen Sie das Experiment, wenn Sie Lust haben: Füllen Sie einen Rucksack mit allen Kilos, die Sie seit Ihrem heroischen Entschluss abgebaut haben, und tragen Sie ihn vier Stunden lang mit sich herum. Bei allem, was Sie tun. Und dann setzen Sie ihn ab. Und spüren Sie bewusst die Freiheit, Beweglichkeit und Lebensfreude, die Ihnen dieses Ablegen des Speckpakets gebracht hat. Ist es da ein Wunder, dass Sie sich von Partner und Kindern nicht mehr alles gefallen lassen? Dass Sie mit einem neuen Selbstbewusstsein an Ihre Mitmenschen herantreten? Gut so! Weiter so! Wir wünschen Ihnen dabei von Herzen viel Erfolg!

Ganz im Ernst

Eines möchten wir Ihnen noch mit auf den Weg geben: Und zwar eine wirklich praxisnahe Anleitung, wie Sie die kommenden Feiertage und Feste – und solche stehen ja praktisch immer vor der Tür – problemlos überstehen; natürlich ohne zuzunehmen!

Kalorienregeln für die Weihnachts- und sonstigen Festzeiten

Was alles nicht als Kalorien zählt.

- Wenn Sie etwas essen und keiner sieht es, dann hat es keine Kalorien.
- Wenn Sie eine Light-Limonade trinken und dazu eine Tafel Schokolade essen, dann werden die Kalorien in der Schokolade von der Light-Limonade vernichtet.
- Wenn Sie mit anderen zusammen essen, zählen nur die Kalorien, die Sie mehr essen als die anderen.
- Essen, das zu medizinischen Zwecken eingenommen wird (z.B. heiße Schokolade, Rotwein, Cognac) zählt nie.
- Je mehr Sie diejenigen mästen, die täglich rund um Sie sind, desto schlanker wirken Sie selbst.
- Essen, das als Teil einer Unterhaltung verzehrt wird (Popcorn, Erdnüsse, Limonade, Schokolade oder Süßigkeiten), etwa beim Videoschauen oder beim Musikhören, enthält keine Kalorien, da es ja nicht als Nahrung aufgenommen wird, sondern Teil der Unterhaltung ist.
- Kuchenstücke oder Gebäck enthalten keine Kalorien, wenn sie gebrochen und Stück für Stück verzehrt werden, weil das Fett verdampft, wenn das Kuchenstück aufgebrochen wird.
- Alles, was von Messern, aus Töpfen oder von Löffeln geschleckt wird, während man Essen zubereitet, enthält keine Kalorien, weil es ja Teil der Essenszubereitung ist.
- Essen mit der gleichen Farbe hat auch den gleichen Kaloriengehalt (z.B. Tomaten und Erdbeermarmelade, Pilze und weiße Schokolade).
- Speisen, die eingefroren sind (z.B. Sahneeis), enthalten keine Kalorien, da Kalorien eine Wärmeeinheit sind.

Wirklich schade, dass das alles schlicht gelogen ist

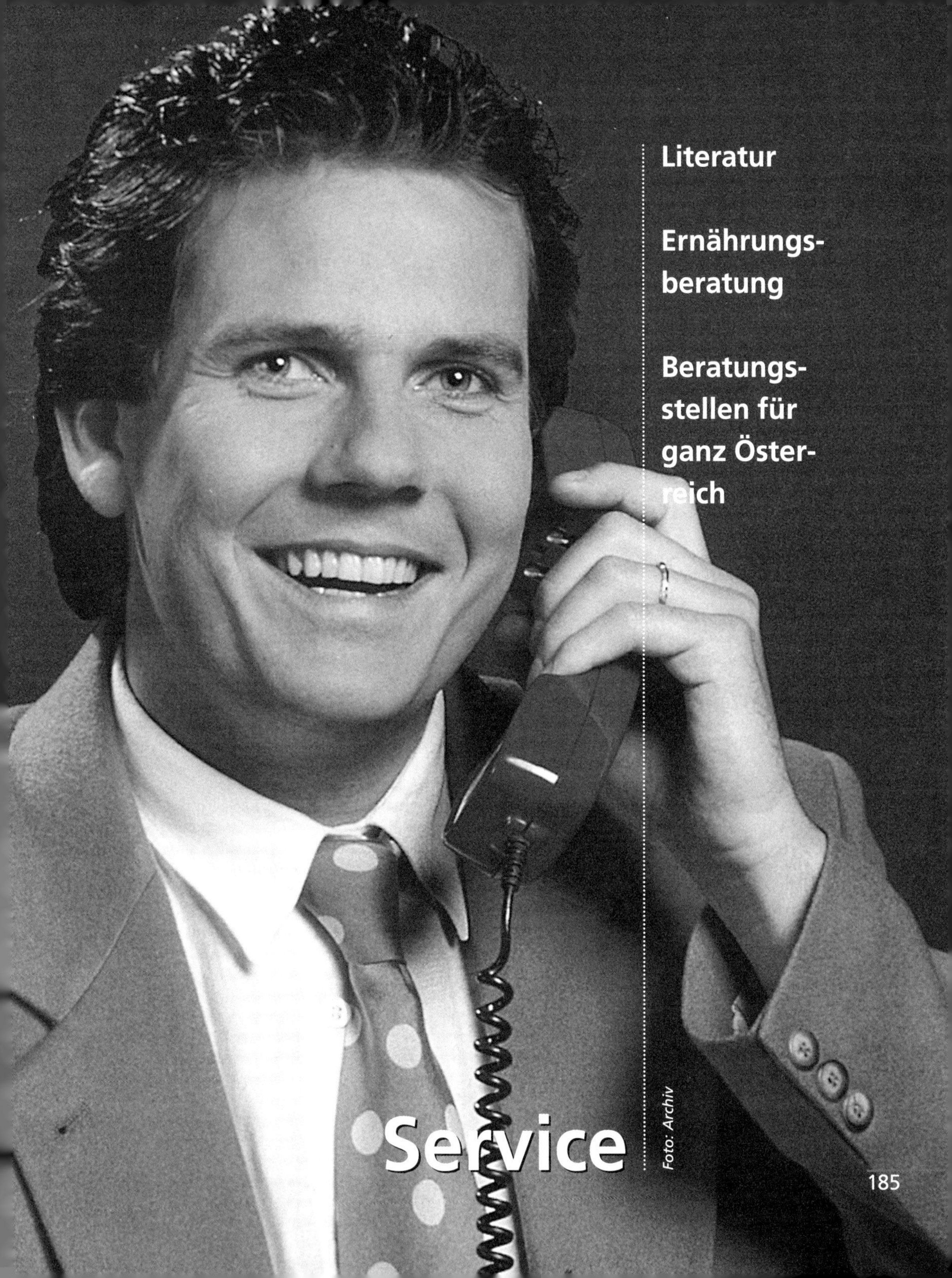

Literatur

Ernährungsberatung

Beratungsstellen für ganz Österreich

Service

Foto: Archiv

Sonderheft

Konsument-extra „Die besten Diäten“, 80 Diäten im Test

Bücher

John und Suzy **Ashton:**
Schokolade ist gesund,
Scherz, 2003

Hans **Finck,** Michel **Montignac:**
Die Montignac-Methode für Einsteiger,
Artulen, 2000

Susanne **Gerlach,** Marlies **Klosterfelde-Wentzel,** Kirsten **Khaschei:**
Brigitte Ideal Diät. Abnehmen/Fit werden/Schlank bleiben,
Mosaik Verlag, 2003

Renate **Göckel:**
Warte nicht auf schlanke Zeiten. Ein Buch für starke Frauen,
Kreuz Verlag, 2002

Renate **Göckel:**
Endlich frei vom Esszwang,
Kreuz Verlag, 2002

Prof. Dr. Michael **Hamm:**
Fit und schlank mit dem Glyx,
Midena, 2001

Dr. med. Dagmar **Hauner,** Prof. Dr. med. Hans **Hauner:**
Wirksame Hilfe bei Adipositas,
Trias, 2001

Dörte **Helberg:**
Die neue Fit for Fun-Diät,
Südwest, 2000

Werner **Kappus:**
Ich nehme ab,
DGE (Hrsg.), 1998

Ingrid **Kiefer:**
Die Kalorienfibel II.
3000 berechnete Gerichte,
Kneipp Verlag, 2002

Claus **Leitzmann,** Andreas **Hahn:**
Vegetarische Ernährung. Gesund und bewusst essen,
Trias Verlag, 1998

Alexandra W. **Logue,** Volker **Pudel:**
Die Psychologie des Essens und Trinkens,
Spektrum, 1998

Christine **Neubauer:**
Die Vollweib-Diät,
Midena, 2001

Angela **Nowak,** Susanne **Tröstl:**
Das I feel good-Geheimnis,
Orac, 1999

Susan **Powter:**
Ohne Diät geht's auch!
Heyne, 1999

Volker **Pudel,** Wolfgang **Schlicht:**
Die Pfundskur. Das Trainingsbuch,
Hampp Verlag, 2003

Astrid-Christina **Richtsfeld:**
Männer machen Frauen dick,
Orac, 2002

Univ.-Doz. Dr. Rudolf **Schoberberger,** Univ.-Doz. Dr. Ingrid **Kiefer,** Univ.-Prof. Dr. Michael **Kunze:**
Schlank ohne Diät,
Kneipp Verlag, 2002

Dr . med. Ulrich **Strunz:**
Forever young,
Gräfe & Unzer, 1999

Marlisa **Szwillus:**
Die schnelle Vitalküche für die ganze Familie,
Gräfe & Unzer Verlag, 2000

Debra **Waterhouse:**
Frauen brauchen Schokolade,
Goldmann, 1995

Die große **GU**-Nährwert-Kalorientabelle,
Gräfe & Unzer Verlag, 2003

Online-Diäten

www.surfmed.at
www.surfmed.de
www.xx-well.com
www.lean-and-healthy-programm.de

Broschüren

Abnehmen – aber wie?
Forum Ernährung Heute
www.forum-ernaehrung.at
Tel.: (01) 407 05 49

Bewegung – Bewusst lebt besser.
Ernährung – Bewusst lebt besser,
Fonds Gesundes Österreich
www.gesundesleben.at
Tel.: (01) 895 040-0
Ernährungshotline: 0810 810 227

Fit und Schlank mit Milch & Co,
Agrarmarkt Austria
www.ama.at
Tel.: (01) 331 51-435

Wundermittel gegen Übergewicht,
Arbeiterkammer Wien
www.akwien.at (auch zum Download)
Tel.: (01) 31 00 10-306

Ernährungsberater

Das Thema Ernährung nimmt in den Medien einen immer größeren Raum ein, und das Interesse an diesem Thema steigt. Damit ist oft der Wunsch nach einer persönlichen Ernährungsberatung verbunden. Diese Entwicklung hat dazu geführt, dass heute leider auch sehr viele selbst ernannte Experten ohne fundierte Ausbildung ihre Dienstleistung in diesem Bereich anbieten. Bis 31. Juli 2002 konnte beispielsweise jeder, ohne den Nachweis irgendeiner Befähigung, das freie Gewerbe der Ernährungsberatung in Österreich ausüben. Keiner hat überprüft, ob die betreffende Person auch wirklich eine fachlich gute Ausbildung mitgebracht hat. Seit 1. August 2002 ist die Lage für Konsumenten erfreulicherweise besser: Laut Gewerbeordnung ist die Ernährungsberatung seitdem ein gebundenes, befähigungspflichtiges Gewerbe, das nur mehr Ernährungswissenschafter und Diätassistenten ausüben können. Somit ist zumindest eine gewisse Qualitätssicherung gegeben.
Trotzdem dürfen jene, die noch vor dem 1. August 2002 ihren Gewerbeschein gelöst haben und keinerlei fundierte Ausbildung besitzen, weiterhin Ernährungsberatung betreiben. Vielfach werden von diesen Personen auch Nahrungsergänzungsmittel im Direktvertrieb angeboten.

Daran können Sie eine seriöse Ernährungsberatung erkennen:

- Fragen Sie immer nach der Ausbildung des Beraters, und lassen Sie sich gegebenenfalls auch das Diplom zeigen. Halten Sie sich an Ernährungswissenschafter, Diätassistenten und Ernährungsmediziner.
- Fragen Sie nach der bisherigen Berufserfahrung des Beraters.
- Falls Ihnen Ihr Berater gleich diverse Mittelchen verkaufen möchte und dabei womöglich auch nur einen Hersteller oder ein ganz bestimmtes Produkt vertritt – lassen Sie lieber die Hände davon!
- Ihr Berater verspricht Ihnen eine leichte und völlig mühelose Problemlösung, und das womöglich noch innerhalb einer einzigen Beratungsstunde? Wenn ja, sollten Sie auch hier lieber die Finger von diesem „Experten“ lassen.
- Ein guter Ernährungsberater weist Sie sinnvollerweise darauf hin, dass eine möglichst individuelle Beratung am besten mit einem Ernährungsprotokoll beginnt. So kann er sich ein konkretes Bild von Ihren Ess- und Trinkgewohnheiten machen und muss nicht bei allgemeinen Aussagen bleiben.
- Ihr Berater arbeitet grundsätzlich auch mit anderen Berufsgruppen zusammen und vertritt eine ganzheitliche Sichtweise. So ist es etwa bei der Gewichtsreduktion sinnvoll, einen Bewegungsexperten und eventuell auch einen Psychologen oder Psychotherapeuten hinzuzuziehen. Bei bestehenden Erkrankungen ist die Absprache mit dem (behandelnden) Arzt notwendig.

Einzelberatung, Gruppenberatung oder „Lonesome Rider"?

Welche Beratung würden Sie bei Ihrer Gewichtsreduktion am liebsten in Anspruch nehmen?

- Den Rat und die Unterstützung eines Experten, der Sie individuell betreut?
- Die zusätzliche Motivation und die Erfahrungsberichte der anderen Mitglieder in einer Gruppenberatung?
- Oder lehnen Sie jegliche Hilfe, die von außen kommt, kategorisch ab?

Die Menschen sind verschieden, und somit ist auch der Zugang zur Inanspruchnahme von Unterstützung unterschiedlich. Jede Methode hat Vor- und Nachteile.
Einzelberatung: Der Berater kann sich ganz auf Sie persönlich konzentrieren und auf Ihre individuellen Bedürfnisse, Fragen und Lebensumstände gezielt eingehen. Sie erhalten seine vollständige Aufmerksamkeit.
Gruppenberatung: Der Berater kann zwar nicht auf alle Details der einzelnen Gruppenteilnehmer eingehen, aber die Gruppendynamik ist nicht zu unterschätzen. Sie sitzen quasi mit mehreren „Experten“ zusammen, denn alle Teilnehmer haben dasselbe Problem und in der Regel auch bereits Erfahrungen gemacht. Diese Erfahrungen können Ihnen vielleicht nützlich sein. Ein großer Vorteil von Gruppen ist die gegenseitige Motivation und das Wissen, dass Sie nicht alleine mit Ihrem Problem sind.
„Lonesome Rider“: Wenn Sie jegliche Hilfe von außen ablehnen, so muss das nicht unbedingt ein Nachteil sein. Machen Sie sich über gute Bücher und Internet-

seiten für Ihr Problem kundig (z.B. im Konsument-Sonderheft „Die besten Diäten" oder auf www.konsument.at; weitere Literatur- und Internettipps finden Sie auf den folgenden Seiten). Sie können aber beispielsweise auch telefonische Unterstützung in Anspruch nehmen.
Wichtig ist, dass Sie Ihre eigenen Bedürfnisse berücksichtigen und auch einmal den Versuch einer Beratung wagen.

Essstörungen

Für Österreich gibt es keine konkreten Daten zur Häufigkeit von Essstörungen. Eine vom „Netzwerk Essstörungen" angestellte Berechnung schätzt das Ausmaß in Österreich so ein: Unter den 15- bis 20-jährigen Mädchen leiden mindestens 2500 an Magersucht (Anorexia nervosa) und 5000 an einer subklinischen Essstörung (einer leichteren Verlaufsform). Unter den 20- bis 30-jährigen Frauen findet man mindestens 6500 Frauen mit Ess-Brechsucht (Bulimia nervosa). Pro Jahr kann man mit über 600 Neuerkrankungen von Magersucht und mehr als 900 Neuerkrankungen von Ess-Brechsucht rechnen. 95 Prozent der Betroffenen sind Mädchen und Frauen. Mindestens 200.000 Österreicherinnen erkranken zumindest einmal in ihrem Leben an einer Essstörung. Alleine daraus können Sie erkennen, dass diese Erkrankungen nicht bagatellisiert werden dürfen und ein gravierendes Gesundheitsproblem darstellen. Die Experten gehen davon aus, dass das weit verbreitete Diätverhalten der gesellschaftliche Nährboden für die Entwicklung von Essstörungen ist. Diätverhalten ist eine zwingende, aber nicht ausschließliche Voraussetzung für die Entstehung von Essstörungen.

Magersucht (Anorexia nervosa, Anorexie)

Das Selbstbild und das Körperempfinden von Magersüchtigen ist so aus den Fugen geraten, dass die Gewichtskontrolle das Denken und Handeln im Alltag völlig dominiert. Es handelt sich dabei um eine psychische Störung, die durch einen extremen Gewichtsverlust gekennzeichnet ist. Magersüchtige verleugnen ihre Krankheit und fühlen sich aufgrund einer Körperschemastörung sogar dann noch zu „fett", wenn sie bereits deutlich abgemagert sind. Die Betroffenen verringern ihr Gewicht durch starke Kalorieneinschränkung (Fasten, Hungern), exzessives körperliches Training oder selbst herbeigeführtes Erbrechen. Für Magersüchtige ist die Essstörung ein Weg, ihr Leben unter Kontrolle zu halten, indem sie ihren Körper unter Kontrolle halten.

Ess-Brechsucht (Bulimia nervosa, Bulimie)

Dabei handelt es sich um eine psychische Störung, bei der die Betroffenen an Fressanfällen leiden. Damit es trotzdem zu keiner Gewichtszunahme kommt, werden verschiedene Maßnahmen ergriffen: selbst herbeigeführtes Erbrechen, Fasten, die Einnahme von Appetitzüglern, harntreibenden Mitteln (Diuretika) oder Abführmitteln (Laxantien) oder übermäßige Bewegung. Vielfach ist diese Störung ein Ventil für Frustration, Enttäuschung, Ärger, Wut, Einsamkeit oder Langeweile. Die wichtigsten Unterschiede zur Magersucht sind, dass den Betroffenen die Essstörung bewusst ist und dass sie unter-, normal- oder übergewichtig sein können. Von außen ist eine Essstörung daher nicht immer auf den ersten Blick erkennbar.

Binge-Eating

Manchmal wird noch das Binge-Eating als eigene Essstörung klassifiziert. Charakteristisch dafür sind ebenfalls Fressanfälle, allerdings ohne nachfolgendes Erbrechen oder andere gewichtsreduzierende Maßnahmen. Die Betroffenen sind oft übergewichtig.

Telefon-Hotlines

Ernährungshotline des Fonds Gesundes Österreich in Kooperation mit dem Verein für Konsumenteninformation
0810 810 227 (Mo–Fr 9–15 Uhr) zum Ortstarif aus ganz Österreich

Telefon-Hotline Essstörungen des Netzwerk Essstörungen
(0512) 57 60 26 (Di, Mi 15–18 Uhr)

Hotline für Essstörungen der Wiener Frauengesundheitsbeauftragten
0800 20 11 20 (Mo–Do 12–17 Uhr) Information, anonyme und kostenlose Hilfe und Beratung für Mädchen mit Magersucht, Bulimie und Esssucht

Zentrum für Essstörungen
(01) 710 34 70 (Mo 18–21 Uhr)

Wiener Lebensmittel- und Ernährungsservice
(01) 40 00-8038 (Mo–Fr 9–15 Uhr)

Wien

AKH Wien – Adipositasambulanz

Universitätsklinik für Innere Medizin III
Vorstand: o. Univ.-Prof. Dr. W. Waldhäusl
Währinger Gürtel 18–20
A-1090 Wien
Tel.: (01) 404 00-4346
Fax: (01) 404 00-4347
(nur nach Terminvereinbarung)
www.adipositasinfo.at
E-Mail: karin.schindler@akh-wien.ac.at
AnsprechpartnerIn: Dr. Karin Schindler
Ausbildung der BeraterInnen: Ernährungswissenschafterin, Diplomierte DiätassistentInnen & Ernährungsmedizinische BeraterInnen, Klinische PsychologInnen
Leistungsangebot:

- Beratung ab BMI 40
- Gruppentherapie mit Nahrungsergänzungsprogrammen
- Vorbereitung und Begleitung bei chirurgischen Verfahren in der Adipositasbehandlung

FEM (Frauen – Eltern – Mädchen) Gesundheitszentrum

Semmelweis-Frauenklinik
Bastiengasse 36–38
A-1180 Wien
Tel.: (01) 476 15-5771
Fax: (01) 476 15-5779
Mo–Do 9–17, Fr 9–12 Uhr
www.fem.at
E-Mail: fem@aon.at
AnsprechpartnerIn: Mag. Daniela Kern
Ausbildung der BeraterInnen: Ernährungswissenschafterinnen, Klinische und Gesundheitspsychologinnen, Psychotherapeutinnen
Leistungsangebot:

- Einzelberatung und Einzelpsychotherapie bei Essstörungen
- Psychotherapiegruppen für Frauen und Mädchen
- Informationsvorträge
- Körpertherapieangebote
- Heilpädagogisches Reiten
- Schlank-ohne-Diät-Kurse
- Ernährungsberatung
- Gymnastik für „starke Frauen“
- Selbsthilfegruppe „Set Point“

FEM-Süd (Frauen – Eltern – Mädchen) Gesundheitszentrum

Kaiser-Franz-Josef-Spital
Kundratstraße 3
A-1100 Wien
Tel.: (01) 601 91-5201
Fax: (01) 601 91-5209
Mo–Do 9–17, Fr 9–13 Uhr
www.fem.at
E-Mail: femsued.post@kfj.magwien.gv.at
Ausbildung der BeraterInnen: Ernährungswissenschafterinnen, Klinische und Gesundheitspsychologinnen, Psychotherapeutinnen
Leistungsangebot:

- Einzel- und Gruppenberatung bei Übergewicht und Essstörungen
- Schlank-ohne-Diät-Kurse
- Bewegung für „starke Frauen“
- Vorträge
- Gesprächsgruppe für „starke Frauen“
- Beratung bei Gewichtsproblemen für junge Mädchen

Wiener Gebietskrankenkasse Gesundheitszentrum Süd

Wienerbergstraße 13
A-1100 Wien
Tel.: (01) 601 22-4220
Mo–Fr 7–14.45 Uhr
www.wgkk.at
E-Mail: andrea.kronsteiner@wgkk.sozvers.at
AnsprechpartnerIn: Andrea Kronsteiner
Ausbildung der BeraterInnen: Diplomierte DiätassistentInnen & Ernährungsmedizinische BeraterInnen
Leistungsangebot:

- Einzel- und Gruppenernährungsberatung
- Auch in folgenden Gesundheitszentren:

Wien-Mitte – 3., Strohgasse 28
Wien-Mariahilf – 6., Mariahilfer Straße 85–87
Wien-Nord – 21., Karl-Aschenbrenner-Gasse 3
Hanusch-Krankenhaus – 14., Heinrich-Collin-Straße 30

Schlank ohne Diät

Institut für Sozialmedizin der Universität Wien
Rooseveltplatz 3
A-1090 Wien
Tel.: (01) 42 77-64685
Fax: (01) 42 77-64681
www.sod.at
E-Mail: ingrid.kiefer@univie.ac.at
AnsprechpartnerIn: Univ.-Doz. Mag. Dr. Ingrid Kiefer (*➜ auch Internet:* Verzeichnis „Therapeuten“)
Ausbildung der BeraterInnen: Ernährungswissenschafterin, Gesundheitspsychologin
Leistungsangebot:

- Schlank-ohne-Diät-Kurse
- Einzel- und Gruppenberatung
- Schlank-ohne-Diät-Kurse für Kinder

So what Wien

Beratungsstelle für Menschen mit Essstörungen
Staudgasse 7/1 (U6-Nähe)
A-1180 Wien
Tel.: (01) 406 57 17

Mo–Do 9–17, Fr 9–13 Uhr
www.sowhat.at
E-Mail: help@sowhat.at
Leistungsangebot:
- Beratung bei Essstörungen

Essstörungsambulanz AKH
(ab 17 Jahren)
Währinger Gürtel 18–20
A-1090 Wien
Tel.: (01) 404 00-3543

Niederösterreich

So what Mödling
Bahnstraße 4/201 (Nähe Bahnhof Mödling)
A-2340 Mödling
Tel.: (02236) 487 73
Mo–Do 9–17, Fr 9–13 Uhr
www.sowhat.at
E-Mail: help@sowhat.at
Leistungsangebot:
- Beratung bei Essstörungen
- Beratung bei Adipositas

Gesundheitsforum NÖ
Julius-Raab-Promenade 7
A-3100 St. Pölten
Tel.: (02742) 214 50-0
Fax: (02742) 214 50-19
www.gesundheitsforum.at
E-Mail: k.lobner@gfnoe.at
AnsprechpartnerIn: Mag. Karin Lobner
Ausbildung der BeraterInnen: ErnährungswissenschafterInnen, PsychologInnen und PsychotherapeutInnen, SportwissenschafterInnen, DiätassistentInnen
Leistungsangebot:
- Vermittlung von ErnährungswissenschafterInnen und DiätassistentInnen in NÖ für Gruppen- und Einzelberatungen
- „Durch Dick und Dünn" – Langzeitprogramm für übergewichtige Kinder und Eltern

Niederösterreichische Gebietskrankenkasse
Dr.-Karl-Renner-Promenade 14–16
A-3100 St. Pölten
Tel.: (02742) 899-6213
Fax: (02742) 899-6558
www.noegkk.at
E-Mail: irene.feichtinger@noegkk.sozvers.at
AnsprechpartnerIn: DDA&EMB Irene Feichtinger
Ausbildung der BeraterInnen: Diplomierte Diätassistentin & Ernährungsmedizinische Beraterin
Leistungsangebot:
- Einzel- und Gruppen-Ernährungsberatung
- Beratung bei Ernährungsproblemen (Magen, Darm etc.)

Rat und Hilfe
Beratungen bei Essstörungen
Heitzlergasse 2
A-3100 St. Pölten
Tel.: (02742) 35 35 10

Verein Lichtblick – Beratungsstelle für Essstörungen
Domplatz 15
A-2700 Wiener Neustadt
Tel.+Fax: (02622) 262 22
Mo–Do 9–12 Uhr
www.kindernotruf.at/homepage
E-Mail: kindernotruf@kindernotruf.at
AnsprechpartnerIn: Mag. Uta Grüner, LSB Grethe Bjerring
Ausbildung der BeraterInnen: PsychotherapeutInnen, Lebens- und SozialberaterInnen, Fortbildung zum Thema Essstörungen, SexualtherapeutInnen
Leistungsangebot:
- Selbsthilfegruppe zum Thema Essstörungen (14-tägig)
- Paarberatung/-therapie
- Einzelberatung und -therapie

Burgenland

Amt der Burgenländischen Landesregierung
Abteilung 6 – Gesundheit
Europaplatz 1
A-7001 Eisenstadt
Tel.: (02682) 600-2693
www.burgenland.at
E-Mail: post.abteilung6@bgld.gv.at
Leistungsangebot:
- Vorträge
- Gewichtsreduktionskurse

Frauenservicestelle „Die Tür"
Brunnenplatz 3
A-7210 Mattersburg
Tel.: (02626) 626 70
Fax: (02626) 674 90
Mo–Do 8–16, Fr 8–13 Uhr
www.frauenservicestelle.org
E-Mail: fsst.dietuer@aon.at
AnsprechpartnerIn: Mag. Sigrid Rohringer
Ausbildung der BeraterInnen: Psychologin, Klinische und Gesundheitspsychologin i.A.
Leistungsangebot:
- Beratung bei Essstörungen

Steiermark

Amt der Steiermärkischen Landesregierung
Fachabteilung 8B – Gesundheitswesen (Sanitätsdirektion)
Paulustorgasse 4/II.Stock
A-8010 Graz
Tel.: (0316) 877-3535
Fax: (0316) 877-3555
www.sanitaetsdirektion.steiermark.at
E-Mail: fa8b@stmk.gv.at
Ausbildung der BeraterInnen: Diplomierte DiätassistentInnen & Ernährungsmedizinische BeraterInnen

Leistungsangebot:
- Ernährungsberatung in 12 steirischen Bezirken:

Deutschlandsberg
Dir. Christine Pint
Akademie f. d. Diät- u. Ernährungsmed. Beratungsdienst
Wickenburggasse 38
A-8010 Graz
Anfragen: Tel.: (0316) 67 66 13
oder BH/Sanitätsreferat
Tel.: (03462) 26 06-251

Graz-Umgebung
Brigitte Schinnerl
Anfragen: BH/Sanitätsreferat
Tel.: (0316) 70 75-656

Feldbach
Maria Tropper
Anfragen: BH/Sanitätsreferat
Tel.: (03152) 25 11-50

Fürstenfeld
Andrea Dampf
Anfragen: BH/Sanitätsreferat
Tel.: (03382) 50 25-250

Hartberg
Melanie Preinsberger
Anfragen: BH/Sanitätsreferat
Tel.: (03332) 606-251

Leoben
Johanna Kosi
Anfragen: BH/Sanitätsreferat
Tel.: (03842) 455 71-216

Liezen
Monika Zeiser
Anfragen: Tel.: (03616) 73 32

Murau
Monika Oberberger
Anfragen: BH/Sanitätsreferat
Tel.: (03532) 21 01-242

Mürzzuschlag
Iris Wunder
Anfragen: BH/Sanitätsreferat
Tel.: (03852) 21 04-218

Radkersburg
Manuela Konrad
Anfragen: BH/Sanitätsreferat
Tel.: (03476) 40 04-251

Weiz
Hermine Faist
Anfragen: BH/Sanitätsreferat
Tel.: (03172) 600-250

Leibnitz
Frau Christine Kurzweil-Nöst
Anfragen: BH/Sanitätsreferat
Tel.: (03452) 829 11-250

Frauengesundheitszentrum Graz
Brockmanngasse 48
A-8010 Graz
Tel.: (0316) 83 79 98
Fax: (0316) 83 79 98-25
Mo, Di, Mi, Fr 9–13, Do 15–19 Uhr
www.fgz.co.at
E-Mail: frauen.gesundheit@fgz.co.at
AnsprechpartnerIn: Sylvia Groth M. A., Christine Saiko-Jogan
Ausbildung der BeraterInnen: Psychotherapeutinnen, Sportwissenschafterin, Sozialpädagogin
Leistungsangebot:
- Psychotherapeutische Beratung und Psychotherapie
- Vorträge zum Thema „Fressanfälle“
- Bewegungsprogramm „Dick und Fit“ (2 Sport- und 1 Schwimmgruppe für übergewichtige Frauen)
- Hotline Essstörungen: 0810 810 400, Do 16-19 Uhr
- Workshops für Mädchen und junge Frauen zum Thema „Essprobleme – Schönheitsideal – Selbstvertrauen“
- Workshops für Multiplikatorinnen zum Thema „Essprobleme – Schönheitsideal – Selbstvertrauen“
- Präsenzbibliothek mit aktuellen Büchern und Artikeln zu diesem Themenkomplex

Magistrat Graz
Gesundheitsamt A7, Beratungszentrum
Wielandgasse 9
A-8010 Graz
Tel.: (0316) 872-3244, -3245
Fax : (0316) 872-3249
www.graz.at/umwelt-gesundheit
E-Mail : aloisia.happer@stadt.graz.at
AnsprechpartnerIn: DSA Aloisia Happer, DSA Barbara Kleinhappl
Ausbildung der BeraterInnen: Diplomierte Diätassistentin und Ernährungsmedizinische Beraterin (Einzelberatung), Psychologin (Einzelgespräche), Ernährungswissenschafterin (Gewichtsreduktionskurs)
Leistungsangebot:
- Ernährungsberatung bei Krankheiten bzw. Diätfragen
- Gewichtsreduktionskurs in Gruppen
- bei Essstörungen
- Kochnachmittag

Steiermärkische Gebietskrankenkasse
Friedrichgasse 18
A-8010 Graz
Tel.: (0316) 80 35-5712 (Frau Scheider)
Tel.: (0316) 80 35-5438 (Frau Griess)
Fax: (0316) 80 35-5745
www.stgkk.at
E-Mail: monika.scheider@stgkk.sozvers.at
andrea.stadlmann@stgkk.sozvers.at

AnsprechpartnerInnen: Monika Scheider, Birgit Griess
Ausbildung der BeraterInnen: Diplomierte DiätassistentInnen & Ernährungsmedizinische BeraterInnen
Leistungsangebot:
- Einzel-Ernährungsberatung
- Einzel-Diabetikerberatung
- Ernährungsvorträge
- Adipositas-Schulung (Gruppenkurse, 8 Gruppen/Jahr)
- Diabetiker-Schulung (Gruppenkurse, 20 Gruppen/Jahr)

Steirische Gesellschaft für Gesundheitsschutz

Marburger Kai 51/II
A-8010 Graz
Tel.: (0316) 82 20 94-33
Fax: (0316) 82 20 94-31
Mo 8–18, Di–Fr 8–15 Uhr
www.styriavitalis.at
E-Mail: gruene.haube@styriavitalis.at
AnsprechpartnerIn: Mag. Sabine Hollomey
Ausbildung der BeraterInnen: Ernährungswissenschafterin
Leistungsangebot:
- Einzel- und Gruppenberatung
- Kurse bei Bedarf und gegen Anmeldung

Kärnten

Frauengesundheitszentrum Kärnten GmbH

Völkendorferstraße 23
A-9500 Villach
Tel.: (04242) 53 055
Fax: (04242) 53 055-15
Mo, Di 9–13, Mi 15–18.30, Do, Fr 9–13 Uhr
www.fgz-kaernten.at
E-Mail: fgz.sekretariat@fgz-kaernten.at
AnsprechpartnerIn: Mag. Regina Steinhauser, Dr. Edith Masetti
Ausbildung der BeraterInnen: Pädagogin, mehrfache spezifische Fortbildungen, Ärztin und Psychotherapeutin
Leistungsangebot:
- Beratung bei Essstörungen für Betroffene und Angehörige
- Fortbildungen
- Vorträge
- Bewegungsangebote, auch für übergewichtige Frauen

Kärntner Gebietskrankenkasse

Kempfstraße 8
A-9021 Klagenfurt
Tel.: 050 5855-5430, -5431, -5435
Fax: 050 5855-5415
E-Mail: ambulatorien@kgkk.sozvers.at
AnsprechpartnerIn: Susanne Kopeinig, Kristina Stampfer, Mag. Andrea Rainer
Ausbildung der BeraterInnen: Diplomierte DiätassistentInnen & Ernährungsmedizinische BeraterInnen, Ernährungswissenschafterin
Leistungsangebot:
Ernährungsberatung Klagenfurt
Tel.: 050 5855-5430, -5431
Mo–Do 7.15–12.45 u. 13.15–16, Fr 7.15–13.30 Uhr
Ernährungsberatung Villach
Tel.: 050 5855-5435
Mo, Di 7.45–12.45 u. 13.15–18 Uhr
Ernährungsberatung Spittal
Tel.: 050 5855-5435
Mi 8–12 Uhr, Terminvereinbarung Mo, Di 8–17 Uhr

Magistrat der Landeshauptstadt Klagenfurt

Abteilung Gesundheit/Ernährungsberatung
Bahnhofstraße 35
A-9020 Klagenfurt
Tel.: (0463) 537-4867
Fax: (0463) 537-6262
www.klagenfurt.at/neu/index.htm
E-Mail: ernaehrung@klagenfurt.at
AnsprechpartnerIn: Karoline Thurner-Seebacher
Ausbildung der BeraterInnen: Diplomierte Diätassistentin & Ernährungsmedizinische Beraterin
Leistungsangebot:
- Ernährungsberatung

Mädchenzentrum Klagenfurt

Alter Platz 30
A-9020 Klagenfurt
Tel.: (0463) 50 88 21
Fax: (0463) 50 88 21-22
Mo, Di 9–12 u. 13–17, Do 13–20, Fr 9–12 Uhr
www.maedchenzentrum.sid.at
E-Mail: maedchenzentrum.klagenfurt@aon.at
AnsprechpartnerIn: Mag. Brigitte Janshoff, Mag. Eva Krainer, Christine Erlach
Ausbildung der BeraterInnen: SozialpädagogInnen, Aus- und Weiterbildung im Bereich Essstörungen
Leistungsangebot:
- Information, Unterstützung und Begleitung bei Essstörungen
- Einzelberatung für Betroffene und Angehörige
- Hilfe bei der Suche nach geeigneter medizinischer und therapeutischer Behandlung
- Vorträge und Referate zu Essstörungen für Eltern, LehrerInnen und Interessierte
- Koordinationsstelle des Kärntner Netzwerkes Essstörungen

Oberösterreich

Amt der Oberösterreichischen Landesregierung
Landessanitätsdirektion,
Ernährungsberatung
Harrachstraße 16a
A-4021 Linz
Tel.: (0732) 77 20-14363, -14109
Fax: (0732) 77 20-14396
Mo–Fr 8.30–12 Uhr
www.ooe.gv.at/beratung/allgbera
E-Mail: san.post@ooe.gv.at
AnsprechpartnerIn: Mag. Michaela Ferge (www.ess-stoerungen.at), Sandra Stelzmüller
Ausbildung der BeraterInnen: Ernährungswissenschafterin, Diplomierte Diätassistentin & Ernährungsmedizinische Beraterin
Leistungsangebot:
- Ernährungsberatung
- Vorträge
- Beratung bei Essstörungen

Gesundheitsamt der Stadt Linz
Ernährungsberatung
Hauptstraße 1–5 (Eingang Fiedlerstraße)
A-4041 Linz
Tel.: 070 7070-2617, -2601
Fax: 070 7070-2619
Mo 16.30-18, Do 10-12 Uhr nach tel. Voranmeldung
www.linz.at
E-Mail: gesundheitsservice@mag.linz.at
AnsprechpartnerIn: Ingeborg Bauer
Ausbildung der BeraterInnen: Diplomierte Diätassistentin & Ernährungsmedizinische Beraterin
Leistungsangebot:
- Kostenlose Ernährungsberatung für LinzerInnen

Linzer Frauengesundheitszentrum
Kaplanhofstraße 1
A-4020 Linz
Tel.: (0732) 77 44 60
Fax: (0732) 77 44 60-60
Mo 9–12, Di 13–16, Mi 15–19, Do u. Fr 9–12 Uhr
www.fgz-linz.at
E-Mail: office@fgz-linz.at
AnsprechpartnerIn: Mag. Carmen Pilz
Ausbildung der BeraterInnen: Ernährungswissenschafterin, Psychotherapeutin, Lebens- und Sexualberaterin
Leistungsangebot:
- Kostenlose Erstberatung
- Therapeutische Gruppe für Frauen mit Essstörungen
- Ernährungsberatungsstunden
- Vorträge und Workshops zu den Themen Ernährung, Körpernormen, Schönheitsideale
- Kostenlose Essstörungs-Präventionsworkshops für Mädchen
- Selbsthilfegruppe für Angehörige von Frauen mit Essstörungen

Oberösterreichische Gebietskrankenkasse
Hauptstelle Linz
Gruberstraße 77
A-4020 Linz
Tel.: (0732) 78 07-2280
Fax: (0732) 78 07-2274
Termine nur nach telefonischer Voranmeldung
www.ooegkk.at
E-Mail: ooegkk@ooegkk.at
AnsprechpartnerIn: Michaela Bauer
Ausbildung der BeraterInnen: Diplomierte Diätassistentinnen & Ernährungsmed. Beraterinnen
Leistungsangebot:
- Einzel-Ernährungsberatung

Oberösterreichische Gebietskrankenkasse
Dienststelle Bad Ischl
DDA&EMB Sylvia Hohenwarter
Bahnhofstraße 12
A-4820 Bad Ischl
Tel.: (06132) 235 25

Oberösterreichische Gebietskrankenkasse
Dienststelle Braunau
DDA&EMB Eva Wagner
Jahnstraße 1
A-5280 Braunau
Tel.: (07722) 32 74-26

Oberösterreichische Gebietskrankenkasse
Dienststelle Gmunden
DDA&EMB Sylvia Hohenwarter
Franz-Keimstraße 1
A-4810 Gmunden
Tel.: (07612) 650 51

Oberösterreichische Gebietskrankenkasse
Dienststelle Perg
DDA&EMB Eva Wagner
Gartenstraße 14
A-4320 Perg
Tel.: (07262) 571 31

Oberösterreichische Gebietskrankenkasse
Dienststelle Ried
DDA&EMB Sylvia Hohenwarter
Friedrich-Thurner-Straße 14
A-4910 Ried
Tel.: (07752) 822 32-17

Oberösterreichische Gebietskrankenkasse
Dienststelle Steyr
DDA&EMB Karin Rosenfellner
Sepp-Stöger-Straße 11
A-4402 Steyr
Tel.: (07252) 539 11-17

Oberösterreichische Gebietskrankenkasse
Dienststelle Vöcklabruck
DDA&EMB Sylvia Hohenwarter
Ferdinand-Öttl-Straße 15
A-4840 Vöcklabruck
Tel.: (07672) 710

Oberösterreichische Gebietskrankenkasse
Dienststelle Wels
DDA&EMB Eva Wagner
Hans-Sachs-Straße 4
A-4600 Wels
Tel.: (07242) 699-257

Verein für Vorsorge- und Sozialmedizin
Dinghoferstraße 4
A-4010 Linz
Tel.: (0732) 77 83 71-247
Fax: (0732) 78 36 60-247
Mo–Fr 8.30–17 Uhr
www.aekooe.or.at
E-Mail: vvs@aekooe.or.at
AnsprechpartnerIn: Mag. Dr. Ilona Schöppl
Ausbildung der BeraterInnen: Ärzte, Ernährungswissenschafter, Diplomierte DiätassistentInnen & Ernährungsmedizinische BeraterInnen
Leistungsangebot:
- Kurs Ernährung
- Vorträge

Point – Beratungsstelle für Essstörungen
Starhembergstraße 11
A-4020 Linz
Tel.: (0732) 77 08 95-0
Fax: (0732) 77 08 95-75
Mo 10–16, Di u. Do 12–18, Fr 10–13 Uhr
www.promenteooe.at
E-Mail: point.linz@promenteooe.at
Ausbildung der BeraterInnen: PsychotherapeutInnen
Leistungsangebot:
- Beratung und Therapie bei Essstörungen

Salzburg

Salzburger Gebietskrankenkasse
Humboldtstraße 2
A-5020 Salzburg
Tel.: (0662) 88 89-296, -166
Fax: (0662) 88 89-189
www.sgkk.at
E-Mail: ernaehrung@sgkk.sozvers.at
AnsprechpartnerInnen: Gabriele Scheberan, Mag. Karin Gmeinhart
Ausbildung der BeraterInnen: Diplomierte Diätassistentin & Ernährungsmedizinische Beraterin, Ernährungswissenschafterin
Leistungsangebot:
- Einzel-Ernährungsberatung (auch in Außenstellen der GKK)
- Gruppenangebot für Frauen
- Unterstützende Beratung bei Essstörungen
- Vorträge in Selbsthilfegruppen

Frauengesundheitszentrum ISIS
Gesundheit und Therapie für Frauen
Willibald Hauthalerstraße 12
A-5020 Salzburg
Tel.: (0662) 44 22 55
Fax: (0662) 44 22 50
Mo, Di, Do 10–12, Mi 14.30–16.30 Uhr
www.frauengesundheitszentrum-isis.at
E-Mail: office@frauengesundheitszentrum-isis.at
Leistungsangebot:
- Psychologische Beratung bei Essstörungen
- Vorträge

Qualitätsnetzwerk Übergewicht
der Salzburg Obesity Academy Foundation in Kooperation mit der Universität Salzburg
Linzergasse 29 und Hellbrunner Straße 34
A-5020 Salzburg
Tel.: (0662) 88 43 03, 0664/1806599
www.obesity-online.com/academy
www.miller.co.at
E-Mail: soaf@magnet.at
elisabeth.ardelt@sbg.ac.at
karl.miller@kh-hallein.at
AnsprechpartnerIn: Univ.-Prof. Dr. Elisabeth Ardelt-Gattinger (Konservative interdisziplinäre Therapie), Univ.-Doz. Prim. Dr. Karl Miller (Chirurgische Therapie)
Ausbildung der BeraterInnen: Interdisziplinäre Ausbildung in salutogenem Verhalten bei Übergewicht und Adipositas unter Berücksichtigung der Suchtkomponente und der Essstörungskomorbiditäten
Leistungsangebot:
- Testung und Beratung
- Therapiegruppen für Erwachsene (BMI über 26)
- Therapiegruppen für Kinder und Jugendliche
- Durchführung, Vorbereitung und Nachbetreuung chirurgischer Interventionen zur Gewichtsreduktion (Gastric Banding)
- Vermittlung von ausgebildeten Adipositasexperten
- Koordination der Evaluationen von Maßnahmen österreichweit

Tirol

Arbeitskreis für Vorsorgemedizin Tirol

Anichstraße 6
A-6020 Innsbruck
Tel.: (0512) 58 60 63-15
Fax: (0512) 58 30 23
Öffnungszeiten: Mo–Do 8–17, Fr 8–12 Uhr
www.avomed.at
E-Mail: avomed@avomed.at
AnsprechpartnerIn: Petra Wohlfahrtstätter, Alice Klausner
Ausbildung der BeraterInnen: Diplomierte Diätassisteninnen & Ernährungsmedizinische Beraterinnen
Leistungsangebot:
- Gruppenprogramm „Natürlich Abnehmen" mit zweijähriger Nachbetreuung in Innsbruck
- „Diätassistentin in der Arztpraxis" im Tiroler Unterland
- Gruppenprogramm für übergewichtige Kinder (11–14 Jahre) in Innsbruck

Amt der Tiroler Landesregierung

Landessanitätsdirektion, Gesundheits- und Pflegereferat
Boznerplatz 5
A-6020 Innsbruck
Tel.: (0512) 508-2897
Fax: (0512) 508-2895
http://sogis.uibk.ac.at/themen/ernaehrung.cfm
E-Mail: sanitaetsdirektion@tirol.gv.at, a.marx@tirol.gv.at
AnsprechpartnerIn: Ariane Marx
Ausbildung der BeraterInnen: Diplomierte DiätassistentInnen & Ernährungsmedizinische BeraterInnen
Leistungsangebot:
- Flächendeckende Ernährungsberatungsstellen in 9 Bezirken

Verein Netzwerk Essstörungen

Fritz-Pregl-Straße 5
A-6020 Innsbruck
Tel.: (0512) 57 60 26
Fax: (0512) 58 36 54
E-Mail: Netzwerk-essstoerungen@uibk.ac.at
Leistungsangebot:
- Beratung, Kontaktstelle und Weitervermittlung bei Essstörungen
- Hotline Essstörungen: (0512) 57 60 26 Di, Mi 15–18 Uhr

Vorarlberg

Arbeitskreis für Vorsorge- und Sozialmedizin Vorarlberg

Rheinstraße 61
A-6900 Bregenz
Tel.: (05574) 645 70-1013
Fax: (05574) 645 70-61025
www.aks.or.at
E-Mail: angelika.stoeckler@aks.or.at
Terminvereinbarung
AnsprechpartnerIn: Mag. Angelika Stöckler
Ausbildung der BeraterInnen: Diplomierte Diätassistentinnen & ernährungsmedizinische Beraterinnen
Leistungsangebot:
- Ernährungsberatung in 13 Vorarlberger Gemeinden

Kontaktstelle bei Essstörungen des Sozialmedizinischen Dienstes der Caritas

Lustenauer Straße 3
A-6850 Dornbirn
Tel.: (05522) 200-4023
Fax: (05522) 200-4005
Di–Fr 8–12 u. 13–17 Uhr
www.caritas-vorarlberg.at/essstoerungen
E-Mail: essstoerungen@caritas.at
AnsprechpartnerIn: Jutta Soraperra-Herburger
Ausbildung der BeraterInnen: Sozial- und Lebensberaterin (Curriculum zur Therapie von Essstörungen)
Leistungsangebot:
- Beratung bei Essstörungen
- Information von Betroffenen, Angehörigen und MultiplikatorInnen
- Weitervermittlung an Fachpersonen zum Thema Essstörungen
- Online-Beratung

Selbsthilfegruppen

SIGIS – Service und Information für Gesundheitsinitiativen und Selbsthilfegruppen des Fonds Gesundes Österreich

Mariahilfer Straße 176
A-1150 Wien
Tel.: (01) 895 04 00-11
Fax: (01) 895 04 00-20
www.fgoe.org
www.sigis@fgoe.org
AnsprechpartnerIn: Mag. Andrea Lins
Leistungsangebot:
- Bei SIGIS erhalten Sie österreichweite Informationen über Selbsthilfegruppen und -organisationen sowie Selbsthilfeunterstützung durch Selbsthilfedachverbände und -kontaktstellen.
- Broschüren: Gründungsleitfaden (aktualisiert 2002), Verzeichnis der österreichischen Selbsthilfegruppen im Gesundheitsbereich (wird jährlich aktualisiert), Dokumentation der Janig-Studie über Wirkung von Selbsthilfegruppen auf Persönlichkeit und Lebensqualität.

Regionale Selbsthilfeunterstützungsstellen

Selbsthilfe Kärnten – Dachverband für Selbsthilfeorganisationen im Sozial- und Gesundheitsbereich, Behindertenverbände bzw. -organisationen
Kempfstraße 23/3. Stock,
Postfach 408
A-9021 Klagenfurt
Tel.: (0463) 50 48 71
Fax: (0463) 50 48 71-24
www.selbsthilfe-kaernten.at
E-Mail: selbsthilfe.kaernten@aon.at
AnsprechpartnerIn: Mag. Monika Maier

Kontaktstelle für Selbsthilfegruppen im Bereich der Landeshauptstadt St. Pölten (Soz.-med. Dienst der Gesundheitsverwaltung, Magistrat St. Pölten)
Linzer Straße 10-12
A-3100 St. Pölten
Tel.: (02742) 33 32-518
Fax: (02742) 33 32-519
www.st-poelten.gv.at
E-Mail: gesundheit@st-poelten.gv.at
AnsprechpartnerIn: DSA Gertrude Brodbeck

Selbsthilfe Niederösterreich – Dachverband der Niederösterreichischen Selbsthilfevereine und -gruppen im Sozial- und Gesundheitsbereich
Landhausboulevard, Haus 4,
Postfach 6
A-3100 St. Pölten
Tel.: (02742) 226 44
Fax: (02742) 226 86
E-Mail: noe.dvb@aon.at
Ansprechpartner: Obmann Kurt Hiess

Dachverband der Oberösterreichischen Selbsthilfegruppen im Gesundheitsbereich
Gruberstraße 77
A-4020 Linz
Tel.: (0 73 2) 79 76 66
Fax: (0 73 2) 79 76 66-14
www.selbsthilfegruppen.co.at
E-Mail: office@selbsthilfegruppen.co.at
AnsprechpartnerIn: Maria Zeppezauer (Geschäftsführung)

Dienststelle Sozialberatung des Magistrates der Stadt Wels, Kontaktstelle für Selbsthilfegruppen
Quergasse 1
A-4600 Wels
Tel.: (07242) 235-796
Fax: (07242) 235-1750
E-Mail: sb@wels.gv.at, dornerw@wels.gv.at
AnsprechpartnerIn: Mag. Wolf Dorner

Selbsthilfe Salzburg – Dachverband der Selbsthilfegruppen und Betreuungsinitiativen im Gesundheits- und Sozialbereich in Stadt und Land Salzburg
Faberstraße 19–23 (SGKK, 5. Stock, Zi. 520)
A-5024 Salzburg
Tel.: (0662) 88 89-258
Fax: (0662) 88 89-492
www.selbsthilfe-salzburg.at
E-Mail: selbsthilfe@salzburg.co.at
AnsprechpartnerIn: Dr. Anneliese Grafinger

SBZ – Verein Sozial- und Begegnungszentren – Kontaktstelle für Selbsthilfegruppen Graz
Maiffredygasse 4
A-8010 Graz
Tel.: (0316) 38 21 31
Fax: (0316) 38 23 88
www.sbz.at
E-Mail: selbsthilfe@sbz.at
AnsprechpartnerIn: Roland Moser

Styria vitalis
Marburger Kai 51/II
A-8010 Graz
Tel.: (0316) 82 20 94-6
Fax: (0316) 82 20 94-31
E-Mail: gesundheit@styriavitalis.at
AnsprechpartnerIn: Doris Paar

Selbsthilfe Tirol – Dachverband der Selbsthilfegruppen und -vereine im Gesundheitsbereich
Innran 43 (Parterre)
A-6020 Innsbruck
Tel.: (0512) 57 71 98
Fax: (0512) 56 43 11
www.selbsthilfe-tirol.at
E-Mail: selbsthilfe.tirol@tirol.com
AnsprechpartnerIn: Margit Holzmann

Selbsthilfe Tirol – Zweigstelle Osttirol
Egger-Lienz-Platz 13
A-9900 Lienz
Tel.: 0664/650 93
Fax: (04852) 650 93
E-Mail: osttirol@selbsthilfe-tirol.at
AnsprechpartnerIn: Christine Rennhofer-Moritz

Club Antenne – Arbeitsgemeinschaft für psychosoziale Selbsthilfe
Moosmahdstraße 4
A-6850 Dornbirn
Tel. + Fax: (05572) 263 74
E-Mail: club-antenne@t-online.at
AnsprechpartnerIn: Isabella Tschemernjak und Inge Kaußl

Magistrat der Stadt Wien – Servicestelle für Selbsthilfegruppen Wien
Schiffamtsstraße 14
A-1020 Wien
Tel.: (01) 531 14 DW 81515
www.wien.gv.at/ma53/selbsthilfe/index.htm
E-Mail: selbsthilfe@m12.magwien.gv.at
AnsprechpartnerIn: Edith Kollmann

Kuratorium: Martha Frühwirt Zentrum für Selbsthilfegruppen
Obere Augartenstraße 26-28
A-1020 Wien
Tel. + Fax: (01) 330 22 15
http://members.e-media.at/selbsthilfzentrum
E-Mail: info@selbsthilfezentrum-wien.at, office@selbsthilfezentrum-wien.at
AnsprechpartnerIn: Elfi Ahmadian

Adressen für Multiplikatoren

Österreichische Adipositasgesellschaft
Krankenhaus der Barmherzigen Brüder Salzburg
Kajetanerplatz 1
A-5020 Salzburg
Tel.: (0662) 80 88-0
Fax: (0662) 80 88-222
www.adipositas-austria.org
E-Mail: info@adipositas-austria.org
Gute themenrelevante Links zu verwandten Organisationen!
Die Österreichische Adipositasgesellschaft hat sich zum Ziel gesetzt, der Adipositas als eigenständiger Erkrankung Anerkennung zu verschaffen und Therapiestrategien zu entwickeln sowie diese einer breiten Anwendung zuzuführen.

Verband der Ernährungswissenschafter Österreichs (VEÖ)
Leithastraße 16/6/46
A-1200 Wien
Tel. + Fax: (01) 333 39 81
www.veoe.org
E-Mail: veoe@veoe.org
Vermittlung von ErnährungswissenschafterInnen. Veranstaltung von Seminaren und Workshops. Kontaktplattform für ErnährungswissenschafterInnen. Umfangreiche Linksammlung.

Verband der Dipl. DiätassistentInnen und Ernährungsmedizinischen BeraterInnen
Raaber Bahn Gasse 3
A-1100 Wien
Tel.: (01) 602 79 60
Fax: (01) 600 38 24
www.ernaehrung.or.at
E-Mail: dda-verband@cheese.at
Vermittlung von freiberuflichen DiätassistentInnen. Kontaktplattform für DiätassistentInnen.

Österreichische Gesellschaft für Ernährung (ÖGE)
Zaunergasse 1-3
A-1030 Wien
Tel.: (01) 714 71 93
Fax: (01) 718 61 46
www.oege.at
E-Mail: info@oege.at
Österreichweiter Ansprechpartner für verschiedenste Ernährungsbereiche. Umfangreiche Linksammlung. Interdisziplinäre Plattform. Vermittlung von ErnährungsexpertInnen.

GIVE – Servicestelle für Gesundheitsbildung im Österreichischen Jugendrotkreuz
Waaggasse 11
A-1040 Wien
Tel.: (01) 589 00-372
Fax: (01) 589 00-379
www.give.or.at
Aufgabenbereich: in erster Linie Information und Beratung von LehrerInnen sowie MitarbeiterInnen von Bildungs- und Gesundheitseinrichtungen in Fragen der Gesundheitsförderung. Darüber hinaus „vermittelnde Drehscheibe." Basis ist die GIVE-Datenbank, die neben Projekten und Materialien auch Organisationen, ExpertInnen und ReferentInnen umfasst.

Arbeitsgemeinschaft Klinische Ernährung (AKE)
Staudgasse 43
A-1180 Wien
Tel. + Fax: (01) 969 04 87
www.ake-nutrition.at/
E-Mail: ake@chello.at
Richtet sich an Gesundheitsexperten im Krankenhaus- und Pflegeheimbereich, mit den Schwerpunkten Ernährungsoptimierung durch Ernährungsteamsbildung, parenterale und enterale Ernährungstherapien sowie Mangelernährungsprophylaxe und -therapie.

Netzwerk Ernährung
www.univie.ac.at/netzwerkernaehrung/
Das Netzwerk Ernährung wurde gegründet, um Einrichtungen, die sich mit dem Thema Ernährung befassen, zu verbinden und zu unterstützen.